Der Einfluss der Migration auf Sprach- und Kulturräume /
The Impact of Migration on Linguistic and Cultural Areas

# KIELER FORSCHUNGEN
# ZUR SPRACHWISSENSCHAFT

Herausgegeben von Michael Elmentaler

in Verbindung mit
Lieselotte Anderwald, Thorsten Burkard, Elmar Eggert,
Steffen Höder, Jarich Hoekstra, Ulrich Hoinkes, Markus Hundt,
Jörg Kilian, Matthias Meyer, Oliver Niebuhr, Norbert Nübler,
John Peterson und Margaret Zellers

Für das Forschungszentrum
Arealität und Sozialität in der Sprache

## BAND 11

*Zu Qualitätssicherung und Peer Review der vorliegenden Publikation*

Die Qualität der in dieser Reihe erscheinenden Arbeiten wird vor der Publikation durch mehrere Herausgeber der Reihe geprüft.

*Notes on the quality assurance and peer review of this publication*

Prior to publication, the quality of the works published in this series is reviewed by editors of the series.

Ulrich Hoinkes / Matthias L.G. Meyer (Hrsg./eds.)

# Der Einfluss der Migration auf Sprach- und Kulturräume / The Impact of Migration on Linguistic and Cultural Areas

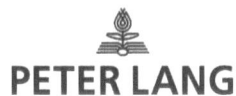
PETER LANG

**Bibliografische Information der Deutschen Nationalbibliothek**
Die Deutsche Nationalbibliothek verzeichnet diese Publikation
in der Deutschen Nationalbibliografie; detaillierte bibliografische
Daten sind im Internet über http://dnb.d-nb.de abrufbar.

Umschlagabbildung:
© Ulrich Hoinkes

Gedruckt mit freundlicher Unterstützung des Collegium Philosophicum an der
Philosophischen Fakultät der Christian-Albrechts-Universität zu Kiel und der
am Forschungszentrum Arealität und Sozialität in der Sprache beteiligten
Institute.

ISSN 1868-8365
ISBN 978-3-631-79720-4 (Print)
E-ISBN 978-3-631-81541-0 (E-PDF)
E-ISBN 978-3-631-81542-7 (E-PUB)
E-ISBN 978-3-631-81543-4 (MOBI)
DOI 10.3726/b17397

© Peter Lang GmbH
Internationaler Verlag der Wissenschaften
Berlin 2020
Alle Rechte vorbehalten.

Peter Lang – Berlin · Bern · Bruxelles ·
New York · Oxford · Warszawa · Wien

Das Werk einschließlich aller seiner Teile ist urheberrechtlich
geschützt. Jede Verwertung außerhalb der engen Grenzen des
Urheberrechtsgesetzes ist ohne Zustimmung des Verlages
unzulässig und strafbar. Das gilt insbesondere für
Vervielfältigungen, Übersetzungen, Mikroverfilmungen und die
Einspeicherung und Verarbeitung in elektronischen Systemen.

Dieses Buch wurde begutachtet.

www.peterlang.com

# Inhaltsverzeichnis / Table of Contents

*Ulrich Hoinkes & Matthias L.G. Meyer*
Der Einfluss der Migration auf Sprach- und Kulturräume / The Impact
of Migration on Linguistic and Cultural Areas .................................................. 7

## 1 Theoretische, systematische und kulturgeographische Überlegungen zu Migration und Globalisierung / Theoretical, Systematic and Cultural-geographical Reflections on Migration and Globalisation

*Carolin Patzelt*
Zur Gestaltung dynamisch-plurilingualer Räume durch Migration und
ihrer methodischen Erfassung ............................................................................ 17

*Georg Kremnitz*
Faktoren für Veränderungen der Bedingungen von Kommunikation
und Demarkation im Zeitalter der Globalisierung: Einige auch
migrationswissenschaftliche Überlegungen ...................................................... 39

*Ulrich Hoinkes*
Der Beitrag der Linguistik zu den Migrationswissenschaften ........................ 57

*Roger Schöntag*
Die Remodellierung des Strata-Theorems aus der Perspektive einer
diachronen Migrationslinguistik ........................................................................ 83

## 2 Spracherwerb, Sprachbeherrschung und Sprachverwendung im Kontext von Migration / Language Acquisition, Language Proficiency and Language Use in the Context of Migration

*Eliane Lorenz & Peter Siemund*
The Acquisition of English as an Additional Language by Multilingual
Heritage Speakers ................................................................................................. 111

*Katja F. Cantone*
Sprachgebrauch und Sprachkenntnisse in der
Migrationsgesellschaft: Ergebnisse einer Studie zu deutsch-
italienischsprachigen Jugendlichen .................................................................... 135

*Reyhan Kuyumcu*
"Die große Spinne ist die Mama. Papa ist der große Spinner." Was sprachliche Fehler von Kindergartenkindern mit Deutsch als Zweitsprache uns erzählen ................................................................................ 159

*Tilman Lanz, Eva J. Daussà & Renée Pera-Ros*
Two-way Integration of Migrants and Minoritized Speakers: Voices from Catalonia ................................................................................................ 179

## 3 Mehrsprachigkeit, interkulturelle Spannungsfelder und Schulausbildung im Zusammenhang mit Migration / Multilingualism, Intercultural Areas of Tension and School Education in Migration Contexts

*Mar Mañes-Bordes*
Bilingualism and Migration in Catalonia: Examples of the Phenomenon 'Catanyol' in Literature and in the Media ..................................... 209

*İnci Dirim & Paul Mecheril*
Diskriminierung und Ausgrenzung im Kontext von migrationsgesellschaftlicher Mehrsprachigkeit .................................................. 231

*Patricia Martínez-Álvarez & Bàrbara Roviró*
Facing the Complexity of Bilingual Special Education: An Activity Theoretical Approach to Understanding Anxiety-Mediated Tensions in Discussions with Teachers and Administrators Serving Bilingual Children with Disabilities ................................................................ 247

*Liya Yu*
Inside the No-man's-land Between Cultural Identities: A Neurophenomenological Exploration of Intercultural Life ..................... 279

Die Autorinnen und Autoren des dieses Bandes / The Authors of this Volume ............................................................................................. 299

Ulrich Hoinkes & Matthias L. G. Meyer
# Der Einfluss der Migration auf Sprach- und Kulturräume / The Impact of Migration on Linguistic and Cultural Areas

Migration ist ein Thema, das nicht nur in der öffentlichen Diskussion und Politik, sondern auch im wissenschaftlichen Bereich einen großen Raum einnimmt. Dabei zeigt sich, dass Migration als soziales Problemfeld der Gegenwart zum Teil weit zurückreichende historische Wurzeln hat und auch die Debatten um unsere drängenden Zukunftsfragen maßgeblich mitbestimmt. Die aus vielen fachlichen Forschungszweigen entstandenen Migrationswissenschaften geben selbstverständlich auch der sprachwissenschaftlichen Perspektive einen gewichtigen Raum. Dabei geht es inzwischen um viel mehr als nur die Beschreibung von sprachlichen Kontaktphänomenen. In Zusammenhang mit Fragen der Migration wird die Sprache vor allem als ein soziales und kulturelles Phänomen in den Blick genommen, wobei auch Aspekte der Sprach- und Bildungspolitik eine besondere Rolle spielen. Aber Sprache und Migration sind auch eine Herausforderung an die fachlichen Traditionen der Forschung in den Philologien, die sich in Bezug auf dieses Thema den Kulturwissenschaften in besonderer Weise öffnen.

Der vorliegende Band der Reihe "Kieler Forschungen zur Sprachwissenschaft" ist nicht der erste dieser Reihe, der Themen behandelt, die Bausteine zu einer Migrationslinguistik darstellen. Insbesondere sei hier auf den von Thorsten Burkard und Markus Hundt herausgegebenen Band *Sprachmischung – Mischsprachen: Vom Nutzen und Nachteil gegenseitiger Sprachbeeinflussung* (Peter Lang, 2018) verwiesen. Während letzterer sich vornehmlich den Auswirkungen des Sprachkontakts in Gegenwart und Geschichte widmet, behandelt dieser Band verschiedene Aspekte des Einflusses von Migration auf den Sprachgebrauch und nimmt hierfür bewusst eine weite, Nationen, Sprachen und Kulturräume übergreifende Optik ein, die sich auch interdisziplinären Fragestellungen öffnet. Er dokumentiert damit ein sehr breites Verständnis des sprachwissenschaftlichen Beitrags zu den Migrationswissenschaften und verdeutlicht zugleich die Übergänge der wesentlichen Fragestellungen zu weiteren Disziplinen.

Die Herausgeber haben die 12 Beiträge dieses Bandes in drei Themenbereiche gruppiert. Sie beginnen mit dem Bereich 'Theoretische, systematische und kulturgeographische Überlegungen zu Migration und Globalisierung', dem vier Beiträge zugeordnet sind.

Den Anfang macht Carolin Patzelt (Bremen) mit einer Studie zur Gestaltung dynamisch-plurilingualer Räume durch Migration und ihrer methodischen Erfassung. Sie stellt mit besonderem Blick auf die Romania grundsätzliche Überlegungen darüber an, ob sich plurilinguale Räume mit den bisherigen Methoden der Kontakt- oder Soziolinguistik adäquat erfassen lassen. Dabei zeigt sie die Grenzen konventioneller Methoden auf und gibt zu bedenken, dass Migration sprachliche Vielfalt durch Sprecher mit unterschiedlichem Hintergrund an einem Ort bündeln kann. Sie macht deutlich, dass Sprecher die von ihnen bevorzugten Formen aus verschiedenen Registern, Sprachen oder Dialekten auswählen, wobei die Indexikalität der Formen, also ihr Beitrag zur Selbstdefinition des Sprechers als Mitglied einer bestimmten Gruppe, eine besondere Rolle spielt.

Es folgen grundlegende Reflexionen von Georg Kremnitz (Wien) zu den Faktoren für Veränderungen der Bedingungen von Kommunikation und Demarkation im Zeitalter der Globalisierung. Kremnitz untersucht mit Blick auf mehrere Sprach- und Dialekträume sowie unter Einbeziehung ihrer historischen Entwicklung das konfliktbeladene Verhältnis von Kommunikation (insbesondere über Sprach- oder Dialektgrenzen hinweg) einerseits und der jedweder Kommunikation inhärenten Demarkation andererseits. Mit letzterer bezeichnet der Verfasser die vor allem sprachliche Abgrenzung der Sprecher von ihren Adressaten. Er zeigt ferner, wie die Demarkation etwa durch Betonung eines lokalen Dialekts vergrößert, aber auch z.B. durch den Einsatz einer *lingua franca* gemildert werden kann. Sein Beitrag beleuchtet auch die unterschiedlichen Motive für Migration sowie deren Folgen aus einer überzeitlichen Perspektive.

Ebenfalls grundlegend setzt sich Ulrich Hoinkes (Kiel) in seiner Studie mit dem Beitrag der Linguistik zu den Migrationswissenschaften auseinander. Hoinkes betont, dass Migrationen und ihre Auswirkungen auf den gesellschaftlichen Sprachgebrauch, die Sprachverbreitung und den Sprachwandel von jeher ein wichtiges Thema in der Soziolinguistik, aber auch schon in der Tradition der historischen Sprachwissenschaft seit dem 19. Jahrhundert sind. Deshalb sollte die heutige Sprachwissenschaft ihren Beitrag zur modernen Migrationsforschung kritisch reflektieren und eine methodische Grundlage dafür schaffen, die Bedeutung und die Bedingungen des Erhalts von Migrantensprachen in mehrsprachigen Gesellschaften wissenschaftlich zu beschreiben, wobei in der Regel die gemeinschaftliche Bindungsfunktion der Sprache und Formen eines sprachlich basierten kulturellen Gedächtnisses eine zentrale Rolle spielen.

Den Abschluss des Theorieteils bildet die historiographische Studie von Roger Schöntag (Erlangen) zur Remodellierung des Strata-Theorems aus der Perspektive einer diachronen Migrationslinguistik. Er beschäftigt sich mit den linguistischen Termini Substrat, Superstrat und Adstrat, deren konzeptionelle Wurzeln bis ins 15. Jahrhundert zurückreichen und die vor allem im 19. und 20. Jahrhundert eine Erklärungsgrundlage für migrationsbedingten historischen Sprachkontakt in der Romanistik darstellten. Schöntag will zu einer weiter gefassten Perspektive auf das Strata-Modell beitragen, indem er moderne Erkenntnisse zu mehrdimensionalem Sprachkontakt, Plurilingualismus und Migrationsprozessen einbezieht, deren Entwicklung und Formulierung er durchaus innerhalb des modernen romanistischen Denkens selbst verortet.

Der zweite Themenblock unseres Bandes umfasst empirische Studien zu Spracherwerb, Sprachbeherrschung und Sprachverwendung, die in Zusammenhang mit Migrationskontexten stehen.

Er beginnt mit einem englischsprachigen Beitrag von Eliane Lorenz (Trondheim) und Peter Siemund (Hamburg) zum Spracherwerb des Englischen an weiterführenden Schulen durch zwei- oder mehrsprachige Sprecher (*multilingual heritage speakers*). Die betreffenden Sprachlernenden sprechen neben einer Herkunftssprache (z.B. Russisch als Erstsprache) noch eine zusätzliche Sprache, die für sie oft die dominante Sprache ist (z.B. Deutsch als Zweitsprache). Das Hauptaugenmerk der Verfasser liegt dabei auf der Beeinflussung des Englischen durch die Herkunftssprache und/oder die dominante Sprache. So kann etwa der *Progressive-* oder der Artikelgebrauch im Englischen durch eine früher erworbene Sprache gestützt oder behindert werden. Die Autoren zeigen, dass es hier signifikante Unterschiede zwischen monolingualen, symmetrisch bilingualen und asymmetrisch bilingualen Sprechern gibt.

Einer ganz anderen Sprechergruppe, nämlich deutsch-italienischen Jugendlichen, widmet sich Katja Cantone (Duisburg) in ihrer Studie zu Sprachgebrauch, Sprachkenntnissen und Sprachhaltungen in der Migrationsgesellschaft. In ihrer empirischen Untersuchung zu einer Probandengruppe italienischstämmiger Jugendlicher filtert sie vier Sprechertypen heraus, die etwas über den Gebrauch des Italienischen als Minderheitensprache in Deutschland aussagen. Die Autorin beleuchtet ferner Hintergründe zum Verlust der Herkunftssprache in der dritten Generation und verbindet dies mit der Frage, inwieweit sich Sprachverlustmuster dieser Gruppe als typisch erweisen. Nicht zuletzt klärt ihr Beitrag auch, welche Faktoren den Spracherhalt begünstigen oder gefährden.

Ein dritter empirisch basierter Beitrag zum Sprachlernverhalten von Migranten wird von Reyhan Kuyumcu (Kiel) beigesteuert. Ihre Untersuchungsgruppe umfasst Kindergartenkinder mit türkischem Migrationshintergrund, die

Deutsch lernen und typische Fehler beim Zweitspracherwerb machen. Kuyumcus Untersuchung basiert auf dem Verfahren der Fehleranalyse und hebt sprachliche Normverstöße als Lernmuster hervor. Dabei stützt sie sich auf die soziokulturelle Theorie nach Wygotski sowie auf neurolinguistische Forschungen zum Thema. In einer Reihe von konkreten Beispielen zeigt sie auf, wie Kinder Satzbildungsmuster aus ihrer Erstsprache Türkisch fehlerhaft in die Zweitsprache Deutsch übertragen, dabei aber dennoch das Ziel sprachlicher Kommunikation erfolgreich verwirklichen.

Der vierte und letzte Beitrag in dieser Sektion ist dem Katalanischen gewidmet und stammt von Eva Daussà, Tilman Lanz (beide Groningen) und Renée Pera-Ros (Marburg). Immigranten, die in Katalonien Fuß fassen wollen, müssen sich entscheiden, ob sie zunächst das Katalanische als die Landessprache erlernen wollen oder (allein) auf das Spanische setzen, das sie zum Teil auch schon als Erst- oder Zweitsprache beherrschen. Die Bereitschaft, Katalanisch zu lernen, kann, so die Autoren, durch den sog. 'mirror effect' gefördert werden, d.h. durch die Tatsache, dass sich Einwanderer, deren Erst- oder Zweitsprache in ihrem Ursprungsland eine Regional- oder Minderheitensprache ist (z.B. Quechua in Bolivien), im Zielland die Mehrsprachigkeitsverhältnisse besser einschätzen können und somit dem integrativen, identitätsstiftenden Gebrauch der regionalen Landessprache den Vorzug geben. In einer umfassenden empirischen Untersuchung werten die Verfasser eine Reihe von Interviews zu dieser Frage mit Probanden und Betroffenen aus.

Der dritte Teil des Bandes wird thematisch durch Mehrsprachigkeit, interkulturelle Spannungsfelder und Schulausbildung im Zusammenhang mit Migration bestimmt. Auch in diesem Teil gibt es vier Beiträge, die recht unterschiedlichen Aspekten gewidmet sind.

Den Auftakt macht hier Mar Mañes-Bordes (Kiel), die ebenfalls zum Katalanischen gearbeitet hat. In ihrem Beitrag geht es zunächst grundsätzlich um den Einfluss der historischen Migrationsströme auf den Sprachgebrauch in Katalonien, insbesondere die Konkurrenzsituation der beiden offiziellen Sprachen Katalanisch und Spanisch. In einem zweiten Teil widmet sich die Verfasserin spezieller dem sog. 'Catanyol' (Blend aus *català* und *espanyol*), womit die gegenseitige Beeinflussung von Katalanisch und Spanisch als alltägliche Kontaktsprachen gemeint ist. Elemente dieser Beeinflussung werden als grammatische, lexikalische und phonetische Besonderheiten des Sprachgebrauchs illustriert. Sodann beschreibt Mañes-Bordes das spezielle Phänomen der literarischen Verarbeitung des 'Catanyol' am Beispiel von Joan Olivers adaptiver Übersetzung von George Bernard Shaws *Pygmalion* in das Katalanische, bevor sie abschließend der Frage nachgeht, ob und wie 'Catanyol' in heutigen Mustern der Alltagskonversation Verwendung findet.

Einen migrationspädagogischen Beitrag zum Themenfeld steuern Inci Dirim (Wien) und Paul Mecheril (Bielefeld) bei. Sie beschäftigen sich mit Diskriminierung und Ausgrenzung im Kontext von migrationsgesellschaftlicher Mehrsprachigkeit und richten ihr Augenmerk dabei besonders auf den schulischen Kontext. Die Verfasser erklären ausführlich, welche Formen der sozialen Diskriminierung es gibt und inwiefern Schülerinnen und Schüler mit Migrationshintergrund und anderen Erstsprachen als Deutsch im deutschen Bildungskontext von diesen betroffen sind. Sie problematisieren dabei das Konzept legitimer und illegitimer Sprachen sowie deren Gebrauchsbedingungen im Schulalltag und zeigen auf, dass eine große pädagogische Verantwortung mit dieser Frage verbunden ist. Unter anderem verdeutlichen sie den Wert persönlicher Mehrsprachigkeit und weisen darauf hin, dass die Schaffung öffentlicher Akzeptanz für den nicht diskriminierten biographisch bedingten Sprachgebrauch eine Voraussetzung dafür ist, den Schülerinnen und Schülern die notwendige Freiheit zu ihrer individuellen und sozialen Identitätsfindung zu geben. Dabei ist es wichtig, sie als Sprecher des Deutschen und ihrer jeweiligen Erstsprache gleichermaßen anzuerkennen.

Mit der Studie von Patricia Martínez Álvarez (New York) und Bàrbara Roviró (Bremen) wechselt der empirische Untersuchungshintergrund vom deutschen Bildungskontext zu demjenigen in den USA, bezieht sich aber weiterhin auf die Problematik der Mehrsprachigkeit an Schulen. Der Beitrag widmet sich den Auswirkungen des Drucks und der Ängste, die bei Bildungsverantwortlichen und Lehrenden an US-amerikanischen Schulen angesichts der Herausforderungen zu erkennen sind, eine immer größere Zahl von zweisprachigen Schülerinnen und Schülern mit Migrationshintergrund erfolgreich zu unterrichten und dabei auch geeignete Bedingungen für Inklusion zu gewährleisten. Die Verfasserinnen machen deutlich, dass entsprechende Angstdiskurse unter Lehrkräften an inklusiven bilingualen Schulen (Spanisch-Englisch) zu Problemen und Spannungen führen. Sie stützen ihre Beobachtungen empirisch auf die kritische Analyse von Interviews mit betroffenen Lehrkräften und zeigen auf, welche Auswirkungen die Sorgen um den Bildungserfolg der Schülerinnen und Schüler auf das institutionelle Lehren und Lernen haben. Schulinterne Aspekte wie curriculare Vorgaben und die Beachtung der Evaluationsbedingungen, aber auch außerschulische Faktoren wie das soziale Familienumfeld kommen in der Datenanalyse zur Sprache. Dabei zeigt sich eine systemisch bedingte Schwierigkeit, den Erfordernissen der Zweisprachigkeit und denjenigen des Inklusionsbedarfs gleichermaßen und angemessen zu begegnen.

Der letzte Beitrag dieses Bandes stammt von Liya Yu (New York), die das Thema der Identitätsfindung von mehrsprachigen Migrantinnen und Migranten aufgreift und dabei vor allem die biographische Zusammenführung sehr unterschiedlicher Sprachen und Kulturräume im Blick hat. Die Studie geht von der provokanten, aber erfahrungsbedingten These des "Niemandslandes" aus, das sich im Prozess der Migrationserfahrung des Einzelnen als Füllraum der Identitätsbestimmung zu erkennen gibt. Yu stützt ihre Studie auf eine Reihe von *case studies*, d.h. auf Informanten, mit denen sie längere Tiefeninterviews zum Thema geführt hat, um diese dann auszuwerten. Ihre analytische Referenz ist die Gehirnforschung und damit ein neurophänomenologischer Ansatz zur Beschreibung des Aufbaus persönlicher Selbstbestimmungs- und Wertebezugsmuster, die die Konstruktion der eigenen Identität unter Beteiligung zweier jeweils sehr unterschiedlicher Sprachen und Kulturen bestimmen. Yu argumentiert, dass wir einen radikal neuen theoretischen und methodischen Rahmen finden müssen, um die besondere Form des "interkulturellen Lebens" dieser Menschen zu verstehen und auch um zu zeigen, dass Erfahrungen der Verunsicherung und der Isolation bei ihrem Ringen um die innere Selbstfindung als Elemente eines konstruktiven neuropsychologischen Prozesses erklärt werden können, der durch die Funktionsweise unseres menschlichen Gehirns determiniert wird.

Als Herausgeber danken wir allen Autorinnen und Autoren sehr herzlich dafür, dass sie mit ihrer Expertise zu diesem Band über die Migrationslinguistik beigetragen haben. Das thematische Spektrum wird durch ihre Beiträge in einer Breite und Vielfalt abgedeckt, die den interdisziplinären Charakter der Migrationswissenschaften berücksichtigen, dabei aber auch den philologischen Forschungstraditionen angemessenen Raum geben. Die Sprachwissenschaft geht hier zum Teil eine enge Verbindung mit der Kulturwissenschaft ein, und beide öffnen sich ihrerseits wieder anderen Disziplinen wie der Geschichtswissenschaft, den Bildungswissenschaften oder den Neurowissenschaften. So kooperieren verschiedene wissenschaftliche Fachrichtungen in dem gemeinsamen Versuch, das Phänomen der Migration und ihre Implikationen für Individuum und Gesellschaft besser zu erklären. Wir hoffen, dass der vorliegende Band durch die Berücksichtigung der genannten Fachdisziplinen auch zu einem besseren Verständnis der Folgen von Migration auf den Sprachgebrauch beitragen möge. Angst vor sprachlicher (und somit auch vor kultureller) Vielfalt beruht oft auf Unkenntnis, so dass ein genaueres Bild der sozialen und sprachlichen Verhältnisse in Sprachkontaktzonen uns helfen kann, kulturelle Vielfalt zu respektieren und sie als eine Bereicherung anzusehen.

## Short introduction in English

Migration is widely discussed in politics, in the public at large and in various scientific disciplines. It has now become common to perceive migration as a multifaceted problem that has a long history and that features prominently in our discussion of and worries about the future. Among the numerous scientific contributions to migration that stem from a wide range of disciplines, many adhere to a linguistic point of view which goes well beyond a mere description of linguistic contact phenomena. In the context of migration, language is primarily seen as an important tool for social interaction and for establishing cultural identity. The latter is typically linked to questions of language policy and language teaching.

The present volume of the series "Kieler Forschungen zur Sprachwissenschaft" is one more to include topics that help define migration linguistics and in fact complements vol. 9 of this series, namely Thorsten Burkard and Markus Hundt's *Sprachmischung – Mischsprachen: Vom Nutzen und Nachteil gegenseitiger Sprachbeeinflussung* (Peter Lang, 2018). While the latter mainly addresses the more general topic of language contact and its history, the present volume specifically focusses on the impact of migration on language use and consciously adopts a broad, cross-national, cross-linguistic, cross-cultural and interdisciplinary perspective. As editors, we would like to thank our authors for contributing their specialist studies that on the one hand highlight the interdisciplinary character of migration studies but on the other also reflect philological research traditions. In various places, linguists here join forces with experts in cultural studies, history, education and neuroscience in an endeavour to provide a more detailed and complete picture of the phenomenon of migration and its implications for society and the individual. We hope that by embracing all these disciplines the present volume will help foster our understanding of the linguistic consequences of recent language contact. Fear of linguistic diversity (which is part of cultural diversity) is often based on ignorance and thus detailed knowledge of what happens in areas of recent language contact may better allow us to respect and to even welcome cultural diversity.

As a supplement to this concise introduction, English-speaking readers are kindly referred to the English abstract prepended to each contribution.

Ulrich Hoinkes and Matthias L.G. Meyer
Kiel, December 2019

# 1 Theoretische, systematische und kulturgeographische Überlegungen zu Migration und Globalisierung / Theoretical, Systematic and Cultural-geographical Reflections on Migration and Globalisation

Carolin Patzelt (Bremen)
# Zur Gestaltung dynamisch-plurilingualer Räume durch Migration und ihrer methodischen Erfassung

**Abstract.** The paper discusses characteristic features of multilingual areas that present specific methodological challenges to sociolinguistics and to linguistics of migration. The main focus is on an analysis of the social indexicality of multilingual repertoires. The discussion will be based on several case studies taken from Romance languages and will expose the shortcomings of static mappings 'language – language names'. To overcome these shortcomings, the paper will argue in favour of the assumption and analysis of 'feature pools' as well as in favour of a wider use of qualitative methods of investigation primarily from ethnography and discourse analysis.

**Keywords:** migration, indexicality, feature pools, ethnography, discourse analysis, in-groups

## 1 Einleitung

Ziel des vorliegenden Beitrags ist eine Reflexion über die Frage, wie dynamisch-plurilinguale Räume methodisch erfassbar sind und ob bzw. inwiefern diese Räume mit Methodiken erfasst werden können, die der Sozio- und Kontaktlinguistik bereits zur Verfügung stehen – bzw. welche Probleme hierbei auftreten. Zu betrachten ist diese Frage vor dem Hintergrund, dass die traditionelle Soziolinguistik Labovscher Prägung sprachliche Unterschiede innerhalb einer Gemeinschaft als unilineares Kontinuum sprachlicher Varietäten fokussiert, denen – ebenso unilinear – soziale Funktionen zugeordnet werden (siehe Patzelt 2018: 147). Derartige Ansätze basieren allerdings noch auf dem Primat der monolingualen Gesellschaft und erscheinen in ihrer Linearität und statischen Zuordnung sprachlicher Varietäten allenfalls bedingt anwendbar auf migrationsgeprägte, dynamisch-plurilinguale Räume, wie im Folgenden gezeigt werden soll.

Zu bedenken ist hierbei vor allem, dass Migration und Mobilität *ad hoc* eine Vielzahl sprachlicher Varietäten in unterschiedlichsten Konstellationen an einem Ort zusammenführen können. Vergleicht man dabei die aktuelle Mobilität mit traditionellen Migrationsströmen und ihrer Erfassung aus linguistischer Sicht, so lassen sich für die aktuelle Situation drei Charakteristika benennen, die wesentliche Auswirkungen auf Methodiken der (sozio-)linguistischen Forschung haben und die daher im Zentrum dieses Beitrags stehen sollen:

(a) Nach Le Page & Tabouret-Keller (1985: 181) fungieren sprachliche Identitätskonstruktionen im plurilingualen Umfeld immer auch als Ausdruck sozialer Indexikalität seitens der betreffenden Sprecher. Diese selegieren ihr sprachliches Repertoire im Wesentlichen danach, dass sie die Zugehörigkeit zu – oder auch Abgrenzung von – bestimmten sozialen bzw. gesellschaftlichen Gruppen signalisieren wollen. Daher kommt der Untersuchung von Sprachideologien (siehe u.a. Woolard 1998, Del Valle 2007), heute mehr denn je, ein nicht zu unterschätzender Stellenwert zu, wie im Folgenden an einigen Beispielen exemplarisch aufgezeigt werden soll. Nun ist die Beschäftigung mit Sprachideologien an sich nichts Neues in der Linguistik; neu in Bezug auf moderne Migrationsgesellschaften ist jedoch die Komplexität, die eine solche Untersuchung gewinnen muss, denn in plurilingualen Gesellschaften muss eine wirklich aussagekräftige Analyse von Sprachideologien "[...] ALL the different sets of language ideologies" umfassen: "Apart from the language ideologies of the main speaker group(s) [...] researchers must focus on the language ideologies of all the other speaker and non-speaker social actors [...]" (Migge & Léglise 2013: 117).

(b) Die moderne Migration ist vor allem eine transnationale (siehe Glick Schiller & Basch & Szanton Blanc 1995), d.h. die Einpassung der Migranten in die Aufnahmegesellschaft kann nicht (mehr) im Sinne einer (unidirektionalen) Assimilation betrachtet werden. Vielmehr verhält es sich so, dass die Migranten einerseits am Leben der Aufnahmegesellschaft teilhaben und hier ihren Platz finden, gleichzeitig jedoch auch vielfältige Kontakte in die Herkunftsgesellschaft aufrecht erhalten (ib.: 48). Dadurch wiederum entstehen komplexe soziale Netzwerke, und die betreffenden Migranten kombinieren Elemente der alten und neuen Heimatgesellschaft miteinander, sodass etwas ganz Eigenes, Neues entsteht (siehe Pries 2008: 62). Nach Andrade-Eeckhoff & Silva Ávalos (2004: 63) besteht das Charakteristische der modernen Migration vor allem in der Diversität und Intensität transnationaler Netzwerke: "[...] Las redes transnacionales no están limitadas solo a las remesas familiares o las visitas a los pueblos de origen, que por sí mismos no constituyen un fenómeno nuevo. Los avances más importantes por tomar en cuenta son la diversidad y densidad de estas redes, así como su frecuencia, facilitada por las innovaciones en medios de transporte y comunicaciones globales."

(c) Lange Zeit über hat das Hauptinteresse der Soziolinguistik einer Sprachvariation gegolten, die sich zwischen formelleren und informelleren Registern ein und derselben Sprache aufspannt. Standard und vernakuläre Varietäten einer einzigen Sprache allerdings sind u.a. dadurch gekennzeichnet, dass sich hier beobachtbare Unterschiede über einen längeren Zeitraum hinweg graduell herausgebildet haben und somit, wie Hinrichs (2014: 236) feststellt, "they have ended up in a unilinear continuum of form, corresponding to a unilinear continuum of social function." Wie Hinrichs weiter feststellt, ist eine solch graduelle Anordnung in diasporischen Gemeinschaften jedoch kaum zu finden. Stattdessen treten hier üblicherweise Sprachen und Varietäten von Herkunfts- und Aufnahmegesellschaft miteinander in Kontakt, die über keine historisch gewachsenen Verwandtschaftsverhältnisse verfügen (müssen): "Speech performance in diasporic settings [...] may also involve switches among historically unrelated language varieties that may well appear random to the outsider" (ib.: 236). Diese Feststellung bringt uns einmal mehr zurück zur Bedeutung von Sprachideologien als Ausdruck von (angestrebten) Zugehörigkeiten zu bestimmten sozialen Gruppen. Vor allem aber erfordert sie eine Analyse des kreativen Sprachverhaltens, wie es unter transnationaler Mobilität beobachtbar ist. Beide Aspekte sollen im Folgenden einer näheren Reflexion unterzogen werden, wobei methodologisch bei der Analyse plurilingualer Repertoires für die Annahme sog. *feature pools* (siehe Mufwene 2001, 2002; Cheshire et al. 2011) plädiert wird. Cheshire et al. (2011) verwenden diesen Terminus, um einen Fundus unterschiedlicher sprachlicher Ressourcen zu bezeichnen, der in sprachlich-kulturell heterogenen Kontexten den SprecherInnen zur Verfügung steht. Auch Mufwene (2002: 45) äußert sich bereits in diese Richtung[1] und definiert den sog. *feature pool* als Gesamtheit sprachlicher Varietäten und Elemente (*features*), von denen Individuen in ihrem Alltagsleben umgeben sind und aus denen "they select [...] which particular language variety they will target as their native variety or their vernacular." (Mufwene 2002: 51). Dieser Ansatz erscheint in migrationsgeprägten, plurilingualen Gesellschaften also deshalb lohnenswert, weil der hier jeweils zur Verfügung stehende *feature pool* umso heterogener ist, je größer die sprachliche Diversität. In einer plurilingualen Umgebung entstehen demnach neue Idiolekte durch das Selegieren von verfügbaren *features*, die miteinander in Konkurrenz treten können, also vom selegierenden Individuum indexikalisch aufgeladen und aufgrund positiver sozialer Konnotationen ins sprachliche Repertoire übernommen werden.

---

1 Wenngleich es bei ihm primär um eine Diskussion der Genese von Kreolsprachen geht, das Konzept des *feature pools* also nicht explizit auf moderne, migrationsgeprägte Gesellschaften angewendet wird.

## 2 Soziale Indexikalität plurilingualer Repertoires

### 2.1 Von "Sprachen" zu feature pools

Als Reaktion auf veränderte gesellschaftliche Bedingungen, die mit moderner Migration und Mobilität einhergehen, mehren sich inzwischen Plädoyers dafür, das traditionelle Szenario stabil mono- oder bilingualer Gesellschaften durch das dynamisch-vielsprachiger zu ersetzen (siehe hierzu u.a. Blommaert 2010). Hierbei allerdings ergeben sich noch erhebliche Forschungslücken: Zum einen sind insbesondere Fragen der Entwicklung und des Zusammenwirkens sprachlicher Varietäten in der Diaspora noch weitgehend unerforscht geblieben (Patzelt 2018: 148) – obwohl diasporische Gemeinschaften im urbanen Raum kontinuierlich zunehmen und gewissermaßen prototypische Orte der 'Superdiversität' im Sinne Vertovecs (2007) bilden. Zum anderen ist der Ansatz auch gerade in der Empirie bislang nur sehr sporadisch aufgegriffen und umgesetzt worden.

Dass – und wie sehr – empirische Untersuchungen zu sprachlicher Identitätsbildung in dynamisch-vielsprachigen Gesellschaften lohnen, zeigt exemplarisch der in Patzelt (2018) diskutierte Fall des Migranten Loïc, der hier zunächst noch einmal kurz skizziert werden soll, bevor anhand dieses Beispiels einige grundlegende methodische Überlegungen zu dynamisch-vielsprachigen Gesellschaften angestellt werden sollen:

Loïc emigrierte vor gut 10 Jahren aus St. Lucia nach Französisch-Guayana und nennt in einem eingangs geführten sprachbiografischen Interview Französisch, Portugiesisch und Saamaka[2] als aktiv beherrschte Sprachen. Loïc gibt an, Französisch mit Fremden zu sprechen, Portugiesisch mit Bewohnern aus dem Ort[3] und Saamaka mit seinen Nachbarn. Allerdings zeigen später mit ihm durchgeführte freie Sprachaufnahmen, dass die indexikalische Benennung des eigenen sprachlichen Repertoires und der tatsächliche Sprachgebrauch des Informanten offenbar weit auseinanderklaffen. Die folgende kurze Begrüßungsszene ist repräsentativ für das "Saamaka", das Loïc mit seinen Nachbarn spricht:

(1) Ça go bon?
Você vai nas *vacances*, na Caiena?
A be moro quente in Caiena. (Patzelt 2018: 149)

---

2 Das Saamaka (Saramaka) ist eine englisch-basierte, partiell portugiesisch relexifizierte Kreolsprache, die in Suriname und Französisch-Guayana beheimatet ist.
3 Loïc lebt seit mehreren Jahren in St. Georges de l'Oyapock, an der Grenze zu Brasilien, wo in der Tat mehr Portugiesisch als Französisch gesprochen wird.

Die hier verwendete und als "Saamaka" bezeichnete Sprachmischung enthält bei näherem Hinsehen sowohl Elemente aus dem Englischen (unterstrichen) als auch aus dem Französischen (kursiv) und dem Sranan Tongo[4] (Fettdruck). Die Basis bildet dabei offenbar das Portugiesische, d.h, tatsächlich ist Loïcs "Saamaka" im Wesentlichen Portugiesisch mit Einflüssen aus dem Englischen, Französischen und dem Sranan Tongo (Patzelt 2018: 149).

Das Beispiel Loïc repräsentiert damit offensichtlich ein Paradebeispiel für die in der Einleitung erwähnten "switches among historically unrelated language varieties that may well appear random to the outsider" (Hinrichs 2014: 236). Dabei zeigen sich hier bereits zwei wesentliche Charakteristika sprachlicher Identitätskonstruktionen in migrationsbedingten, plurilingualen Gesellschaften: Zum einen stößt das Konzept einer statischen Zuordnung von 'Sprache-Sprecher(gruppe)' an seine Grenzen. Der in (1) gesprochene Idiolekt entspricht offensichtlich nicht dem als "Saamaka" bezeichneten sprachlichen System, wie es in Lehrbüchern vorzufinden ist, sondern es lässt sich hier nur analysieren, aus welchen sprachlichen Ressourcen (*features*) sich der vom Sprecher selbst als "Saamaka" bezeichnete Idiolekt zusammensetzt. Zum anderen ist in (1) kein funktionales Switchen zwischen zwei oder maximal drei involvierten 'Sprachen' erkennbar, wie es mit traditionellen Konzepten wie Code-Switching, Entlehnung oder Transfer gut erfassbar wäre.

Aus methodischer Sicht stellt sich also vor allem auch die Frage, wie sich derart komplexe migrationsgeprägte Sprachmischungen kontaktlinguistisch erfassen lassen (siehe Patzelt 2018). Traditionelle Konzepte wie Code-Switching, Entlehnung oder Transfer jedenfalls scheinen hier häufig nicht zu greifen, denn diese basieren auf der Annahme eines funktionalen Alternierens zwischen klar identifizierbaren, sauber voneinander separierbaren Sprachen (siehe hierzu u.a. Myers-Scotton 1993). Ist in (1) die Identifizierung einzelsprachlicher Ressourcen grundsätzlich durchaus noch möglich, so finden sich in migrationsgepägten plurilingualen Gesellschaften aber auch sehr häufig solche, die eine klare Separierung sprachlicher Elemente und ihre Zuordnung zu einer klar definierbaren Sprache schlichtweg unmöglich machen, wie (2) aufzeigt (Laëthier 2007: 203):

(2) Mo travaille trois jou ak yon guyanais et trois jou ak yon blan. Apresmidi a, mo fè ti job. Mo touché 600/700 euros chaque mois. Mais sa mo lé, mo lé travay enpil, m'besoin kob, nou pa konnen sa ki pral rivé.

---

4   Einer englisch-basierten Kreolsprache, die in Suriname den Status einer Vehikularsprache besitzt.

«Je travaille trois jours chez un Guyanais et trois jours chez un Blanc. L´après-midi, je fais des petits boulots. Je gagne 600/700 euros par mois. Mais, ce que je veux, c'est travailler beaucoup, j'ai besoin d'argent, on ne sait pas ce qui peut arriver.»

In (2) ist nicht nur keinerlei funktionales Switchen zwischen den beteiligten Sprachen (Französisch, *créole guyanais, créole haïtien*) mehr erkennbar; sondern es lässt sich zum Teil überhaupt nicht mehr entscheiden, zu welcher der drei Sprachen ein bestimmtes Element gehört.[5] Es werden stattdessen alle drei Sprachen gleichzeitig im Repertoire des Sprechers aktiviert und zu einem neuen, idiolektalen Ganzen vereint. In solchen Fällen stoßen traditionelle Analyseverfahren, die mit Konzepten wie Code-Switching, Entlehnung etc. operieren, definitiv an ihre Grenzen. Neben unmittelbar praktischen Fragen wie der nach einer adäquaten Transkription solch plurilingualer Sprachdaten (siehe u.a. Ledegen 2012, Léglise & Alby 2016) stellt sich in methodischer Hinsicht aber auch die grundlegende Frage, ob eine Identifizierung (bzw. Identifizierbarkeit) einzelner sprachlicher Elemente und ihrer Klassifizierung überhaupt eine notwendige und sinnvolle Art des Zugangs darstellt.

Dies kann in bestimmten Kontexten sicher durchaus hilfreich sein – beispielsweise dann, wenn bestimmte sprachliche Elemente aus der Herkunftssprache/-varietät in der Aufnahmegesellschaft stigmatisiert sind, wie dies etwa im Falle des haitianischen Kreols in Französisch-Guayana beobachtbar ist. Hier ist es vor allem das Pronomen der 1. Ps. Sg., das sozial indexikalisiert bzw. stigmatisiert ist, wie Laëthier (2007: 202) erläutert:

L'emploi du pronom *mwen* (je, moi) associé à la particule aspectuelle *ap* (signifiant l'action) est un des critères linguistiques à partir duquel on reconnaît un locuteur haïtien. La forme contractée *m'ap* est devenue une moquerie fréquente pour stigmatiser le créole haïtien.

Als Konsequenz dieser Stigmatisierung verwenden viele haitianische Migranten in Französisch-Guayana statt der haitianischen Pronomina die des *créole guyanais*, wenn sie (haitianisches) Kreol sprechen (Laëthier 2007: 200):

(3) S: *Mo* guyanais, mwen fèt la. Je suis né ici. Alors, je fais comme les Guyanais.
«Je suis guyanais. Je suis né ici. Je suis né ici. Alors, je fais comme les Guyanais.»

M: *To* fèt la, oui. *To* fèt la, oui. Men, se ayisyen ou ye. Pa janm bliye se ayisyen ou ye.
«Tu es né là, oui. Tu es né là, oui. Mais, tu es haïtien. N'oublie jamais que tu es haïtien.»

---

5   Während das Pronomen *to* noch zweifelsfrei als zum *Créole Guyanais* gehörend identifiziert werden kann, bleibt bei Elementen wie *travaille* oder *chaque* unklar, ob diese aus dem haitianischen, guyanesischen Kreol oder aus dem Französischen stammen.

Obwohl in (3) die Matrixsprache zwischen Mutter (M) und Sohn (S) einer haitianischen Migrantenfamilie natürlich das haitianische Kreol ist, verwenden beide konsequent die Pronomen des *créole guyanais*, nämlich *mo, to*, etc.[6] In diesem Fall liegt also sicherlich ein funktional motiviertes Switchen zwischen zwei Kreols vor.

Häufig jedoch scheinen es, wie (1) und (2) aufgezeigt haben, vor allem plurilinguale Gesprächsmuster als solche zu sein, die in migrationsgeprägten Gesellschaften soziale Indexikalität transportieren. Dieser Gedanke wird in 2.2 weiter ausgeführt.

## 2.2 Zur Indexikalität von feature pools

Nach Storch (2016: 154) ist Mehrsprachigkeit häufig als eine Folge multipler Sprachideologien zu sehen: Sprecher können sich auf mehrere Konzepte beziehen, die in unterschiedlichen Kontexten relevant werden – je nachdem, in welcher Sprache sie sich wo artikulieren. In dieselbe Richtung geht die Argumentation von Kroskrity (2007), der insbesondere mit Blick auf kleinere, mehrsprachige Gesellschaften eben eine solche 'Vielschichtigkeit' bzw. sprachliche Anpassungsfähigkeit als wichtige soziale Strategie herausstellt. Sprache hilft nach Kroskrity (2007) dabei, soziale Beziehungen zu symbolisieren, und ist daher auch stetigen Modifikationen unterworfen.

Dass dies in der Empirie eindrucksvoll belegbar ist, zeigt wiederum unser Fallbeispiel Loïc. Bei ihm nämlich basiert die in (1) herausgestellte Form der Sprachmischung und -bezeichnung mitnichten auf einem statisch-homogenen Konzept der Sprachwahl und der damit verbundenen Ideologien. Im Gegenteil: Die soziale Indexikalität seiner Sprachwahl und -bezeichnung entfaltet ihre Wirkung erst in einem ethnographisch-diskursanalytischen Ansatz, denn Sprecher wie Loïc scheinen die Gewichtung der beteiligten sprachlichen Varietäten durchaus abhängig von Gesprächssituation und/oder Gegenüber zu verändern und darüber hinaus sogar Sprachbezeichnungen indexikalisch anzupassen. Mit gebürtigen Franzosen und Touristen nämlich spricht Loïc eigenen Angaben

---

6   Neben einer Zurschaustellung der sprachlichen Integration nach außen und der offensichtlichen Abgrenzung vom Bild des stigmatisierten haitianischen Migranten fungiert die Mischung der Sprachen hier offenbar auch als Mittel zur Konstruktion einer eigenen Identität als *guyanais*. Auch die in Haiti geborene Mutter nämlich integriert Elemente des *créole guyanais* in ihren Diskurs – vorwiegend handelt es sich dabei neben den erwähnten Pronomen um Diskursmarker und Konjunktionen –; offenbar um ihre Integration ins Aufnahmeland zu demonstrieren und um vor ihrem Sohn nicht als 'Außenseiterin' der Gesellschaft dazustehen, in dieser aufgewachsen ist.

zufolge 'Französisch', so auch bei der Beschreibung seines Herkunftslandes in (4), bei der ein französischsprachiger, nicht in St. Georges ansässiger Interviewpartner zugegen war und bei der zumindest auf lexikalischer Ebene tatsächlich das Französische zu dominieren scheint:

> (4) Créole est langue étudiée. Langue geral est anglais. Mo étudié anglais. Moi, étudié anglais. Ça, c'est langue étudié. [...] Então, quand je viens ici, j'aprann français, des français et portugais. Et même saamaka aussi [...] un petit peu, il y a des mots qui sont igual [...]. (Patzelt 2018: 150)

Aus methodischer Sicht verdeutlicht dieses Beispiel mehrere Herausforderungen: Zum einen wird es bei der Analyse sprachlicher Identitätskonstruktionen unter den Bedingungen moderner Mobilität offenbar zunehmend wichtig, die konkrete Gesprächssituation zu berücksichtigen und sprachliche Verhaltensweisen immer als potenziell indexikalisch im Bezug auf sozial-gesellschaftliche Positionierungen zu werten. In (4) beispielsweise ist die Lexik bei näherem Hinsehen alles andere als homogen: Das Pronomen *mo* (statt frz. *moi*) etwa stammt aus dem *créole guyanais*. Allerdings spricht der Informant nicht einfach nur ein L2-Französisch auf kreolischer Basis, sondern seine Ausführungen sind zudem von portugiesischem Vokabular (*igual, geral, então,* etc.) durchsetzt; z.T. verwendet er im Gespräch auch englische Elemente. Letztlich scheint also in (1) und (4) – trotz unterschiedlicher Akzentuierung der beteiligten Sprachen – derselbe sprachliche *feature pool* zur Anwendung zu kommen: Loïcs sprachliches Repertoire setzt sich aus Kwéyòl, Englisch, Portugiesisch und (rudimentärem) Französisch zusammen; diese sprachlichen Ressourcen werden jedoch offenbar abhängig von der Gesprächssituation unterschiedlich akzentuiert und von den SprecherInnen selbst unter eine Sprachbezeichnung subsumiert, die indexikalisch aufgeladen ist.

Eine solche Beobachtung macht methodisch zweierlei erforderlich: Erstens eine Loslösung von der eurozentrisch geprägten Vorstellung von "Sprachen" als fixen Entitäten, die nicht nur fix an eine Sprechergemeinschaft, sondern ebenso fix an einen bestimmten Ort gebunden sind – Storch (2016: 149ff.) spricht in diesem Zusammenhang von 'kolonialen Konzepten von Sprache'. Stattdessen erfordern dynamisch-vielsprachige Gesellschaften einen primär sprecher- statt sprachenbezogenen Zugang, der den situationsspezifischen Gebrauch sprachlicher Varietäten und das indexikalische Zugreifen auf einen *feature pool* zum Zentrum der Analyse macht. Eine Ethnographie des Sprechens wird außerdem wichtig, um zu verstehen, welchen Stellenwert ein bestimmter sprachlicher Code im Leben eines Sprechers hat (siehe Storch 2016: 153), d.h., welche soziale Indexikalität ein Sprecher einem bestimmten Code zumisst.

Eine (Sozio-)Linguistik, die dynamisch-plurilinguale Sprachräume erfassen will, muss somit nicht nur der Frage nachgehen, welches sprachliche Repertoire sich Migranten in der Diaspora aneignen, und welche sprachideologischen Motivationen dahinterstehen, sondern v.a. auch der Frage, nach welchen Mechanismen die situationsspezifische Auswahl aus einem vorhandenen 'Pool' sprachlicher Merkmale erfolgt (Patzelt 2018: 151). Dies wiederum impliziert eine in hohem Maße dynamische Herangehensweise, in der es nicht darum gehen kann, Fälle von Sprachmischung als statischen Ausdruck einer plurilingualen Identität zu untersuchen. Anstatt also innerhalb eines plurilingualen Diskurses bestimmten Einschüben in bestimmten Sprachen mechanisch eine spezifische Funktionalität zuzuweisen (siehe hierzu Auer 1999), muss der Fokus hier vielmehr auf die situativ konstruierten plurilingualen und -kulturellen Identitäten als solche geworfen werden. Zur Untersuchung solcher Muster – für die die Sprecher häufig auch eigene, mit der linguistischen Analyse nicht übereinstimmende Bezeichnungen wählen – scheint sich zum einen ein Ansatz wie der in Meeuwis & Blommaert (1998) vorgeschlagene, der hybridolektale Codes als "Sprachen" in sich auffasst und ihre Verwendung untersucht, eher anzubieten als traditionelle Ansätze. Zum anderen erscheint auch ein verstärkt diskursanalytisches Vorgehen sinnvoll, wie erste punktuelle Studien im Bereich der Migrationslinguistik zeigen. Raymond (2012) etwa analysiert den Pronominalgebrauch salvadorianischer Migranten in den USA aus diskursanalytischer Perspektive:

Da im Spanischen El Salvadors als 2.Ps.Sg. *vos* vorherrscht (*vos hablás*), im mexikanisch geprägten Spanisch in Los Ángeles dagegen *tú* (*tú hablas*), geht Raymond der Frage nach, welche Pronomen salvadorianische Migranten in Los Ángeles wohl verwenden. Dabei zeigt er auf, dass die erste Generation (G1), d.h. in El Salvador geborene Sprecher, untereinander konsequent den *Voseo* verwendet, während die in den USA geborene zweite Generation (G2) untereinander konsequent den *Tuteo* selegiert – beides ist sicherlich nicht überraschend. Für die in El Salvador geborene G1 stellt Raymond jedoch innerhalb ein und derselben Konversation Wechsel zwischen *Voseo* und *Tuteo* fest, und zwar zunächst einmal abhängig von der angesprochenen Person – in (5) wird Juan, ein Kumpel der in den USA geborenen Kinder, im *Tuteo* angeredet, wogegen die in El Salvador geborene Tante im selben Gespräch im *Voseo* angesprochen wird (Raymond 2012: 677):

(5) Mother: *Déjala,* Juan, por favor.
¿Qué *querés* que haga con Andresito?

Der zunächst als Ingroup-Marker erscheinende *Voseo* der G1 wird allerdings auch im Gespräch mit Nicht-Salvadorianern verwendet, und zwar u.a. in Erzählungen über nicht anwesende G1-Salvadorianer.

(6) Mother: Pero *vos* lo que *hiciste* es que ¡*te fuiste* a Las Vegas sin decir nada!

Die Inkorporation neuer sprachlicher Varietäten in die Herkunftssprache von Migranten und ihr Einsatz im Diskurs scheinen somit ein hochinteressantes und bislang noch unzureichend erschlossenes Forschungsfeld darzustellen, das weitere Analysen erforderlich macht und wichtigen Aufschluss über sprachliche Identitätsbildung unter den Bedingungen von Migration und Diaspora geben kann.

## 2.3 Indexikalische Aushandlung von Mehrfachidentitäten

Eine eingehendere Untersuchung sprachideologischer Prämissen bei der Konstruktion plurilingualer Identitäten lohnen auch Divergenzen zwischen Eigen- und Fremdwahrnehmung einer migrierten Ethnie. Dies scheint vor allem in plurikulturellen Gesellschaften ein wichtiger Aspekt zu sein, wie hier nur an zwei kurzen Fallbeispielen aufgezeigt werden soll. Ein anschauliches Beispiel bietet etwa der Status des Spanischen in den USA und seine soziale Indexikalität auf verschiedenen Ebenen: So betrachtet die anglophone Bevölkerung in den USA 'Spanisch' in der Regel als eine homogene Sprache, die als indexikalisch für 'Latino-Identität' gesetzt wird. Die etwa aus Sicht der Hispanistik notwendigen Differenzierungen zwischen verschiedenen Gruppen von 'Latinos' werden hier weitgehend ausgeblendet. In den USA ansässige Hispanos dagegen verfügen auch und vor allem über eine nationale Identität, die sie aus dem Herkunftsland mitbringen und die für sie auch in der Aufnahmegesellschaft weiterhin relevant bleibt. Folglich stellen für sie sprachliche Unterschiede zwischen ihren Spanischvarietäten identitätskonstituierende Merkmale dar (siehe De Genova & Ramos-Zayas 2003, Zentella 2009), sodass sie häufig eine 'doppelte' sprachliche Identität kultivieren: als Vertreter einer bestimmten Ethnie (Mexikaner, Puertoricaner, etc.) und als "Latino".[7] Ähnliche Beispiele sind auch in anderen Gesellschaften zu beobachten, z.B. in Französisch-Guayana. Hispanophone und brasilianische

---

7 Als indexikalisch für eine panethnische Latino-Identität wird dabei das "Inverted Spanglish" kultiviert, ein Register, das nach Rosa (2014: 42) lexikalische Elemente aus verschiedenen nationalen Varietäten des Spanischen mit englischer Phonetik kombiniert und somit Herkunfts- und Aufnahmegesellschaft sprachlich miteinander verknüpft. Die Entstehung und Verwendung solcher transnationaler Codes stellt zweifellos eine zentrale Herausforderung der Migrationslinguistik dar.

Migranten kultivieren hier eine doppelte Identität als Peruaner/Brasilianer/etc. einerseits und als "Südamerikaner" andererseits.[8] Allerdings resultiert die soziale Indexikalität, die hier die Ausbildung einer sprachlichen Mehrfachidentität motiviert, nicht einfach nur aus einer Außenwahrnehmung der Südamerikaner als weitgehend homogener Gruppe (siehe hierzu Patzelt 2018: 163f.), sondern ist auch als aktive und sehr bewusste Positionierung hispanophoner Migranten in der Gesellschaft des Aufnahmelandes zu verstehen: Die quantitativ aktuell dominanten Gruppen von Hispanos in Französisch-Guayana sind die Peruaner, Kolumbianer und Dominikaner. Letztere allerdings bilden eine stark stigmatisierte Gruppe, die von der nicht-hispanophonen Bevölkerung Französisch-Guayanas häufig mit der (dann natürlich negativ konnotierten) Bezeichnung "Hispanos" belegt wird. Als Reaktion hierauf bezeichnen sich die hispanophonen Nicht-Dominikaner eben nicht als "Hispanos", sondern wahlweise als "Peruaner" – was häufig auch Kolumbianer, Venezolaner und hispanophone Migranten anderer Nationalitäten einschließt – oder eben als "Südamerikaner". Letzteres geschieht häufig gegenüber nicht-hispanophonen Gesprächspartnern und signalisiert diesen eine Nähe zu den bereits länger im Land lebenden und etablierteren Brasilianern (siehe Patzelt 2016). Auffällig ist in diesem Zusammenhang zum einen das Bemühen hispanophoner Migranten – auch bereits in der ersten Generation –, portugiesische Elemente in ihr Spanisch einfließen zu lassen und somit der Nähe zur etablierteren Gruppe der Brasilianer bzw. Südamerikaner Ausdruck zu verleihen[9], zum anderen zeigt sich die Konstituierung von Allianzen und Abgrenzungen in der Diaspora auch in der aufmerksamen Beobachtung varietätenspezifischer Gemeinsamkeiten und Unterschiede, die

---

8   Diese panethnische Identität wird sprachlich vor allem kultiviert durch Calques aus der jeweils anderen Sprache, wie etwa folgendes Beispiel aus dem Gespräch einer Brasilianerin mit ihrer kolumbianischen Freundin illustriert: "E ele agora mesmo *se jubilou*, acho que [...] eu falei com ele a *Noite Boa* [...]" (Patzelt 2016: 248).
    Sowohl beim Verb *se jubilou* als auch beim Substantiv *Noite Boa* handelt es sich um Calques aus dem Spanischen (*jubilarse* bzw. *Nochebuena*), die im Gespräch zwischen luso- und hispanophonen Migranten in Französisch-Guayana immer wieder systematisch verwendet werden – das Portugiesische hat für die hier verwendeten Calques die Entsprechungen *aposentar-se* bzw. *Véspera de Natal*. Interessanterweise verwendet die Brasilianerin die portugiesischen Ausdrücke im Gespräch mit anderen Brasilianern auch systematisch, sodass davon auszugehen ist, dass die Entscheidung für die spanischen Calques hier durchaus bewusst und indexikalisch erfolgt.
9   Typisch hierfür ist die regelmäßige Verwendung portugiesischer Verben, Konjunktionen und Diskursmarker im spanischen Diskurs, z.B. "Yo te ligo [llamo] mañana.", "Él estaba falando [hablando] con su hermano."

alle in Patzelt (2016) befragten hispanophonen Migranten überraschend präzise benennen konnten – die aber wiederum nicht immer der varietätenlinguistischen Realität entsprechen, wie etwa (7) zeigt:

> (7) Los colombianos tienen una pronunciación un tanto diferente de nosotros. Por ejemplo, pour [sic] [ven], ellos dicen [veŋ], pour [sic] [bjen] ellos dicen [bjeŋ], cosas así (...). [venezolanischer Migrant der ersten Generation] (Patzelt 2016: 296)

Die hier angesprochene, als 'typisch kolumbianisch' gewertete velare Realisierung des Nasals ist tatsächlich lediglich typisch für die kolumbianische Küstenzone, d.h., hier wird ein bei einzelnen kolumbianischen Migranten offenbar beobachtetes sprachliches Phänomen generisch (und indexikalisch) einer nationalen Varietät des Spanischen zugesprochen. Da das Phänomen des velaren Nasals aber beispielsweise auch in Zonen der Dominikanischen Republik vorkommt, wäre es hier interessant zu beobachten, wie sich Konstruktionen von Ingroups und die indexikalische Zuschreibung bestimmter sprachlicher Elemente zu Sprechern/Sprechergruppen evtl. wandeln, wenn sich Sprecher bewusst werden, dass nicht alle vermeintlichen Mitglieder der aktuellen Ingroup das betreffende Element teilen, bzw. dass auch Nicht-Mitglieder dieses aufweisen. Was (7) also verdeutlicht, ist, dass sich die Selegierung aus in plurilingualen Räumen vorhandenen *feature pools* nicht nur dann dynamisch verändert, wenn (migrationsbedingt) neue sprachliche Varietäten im Raum hinzukommen, sondern auch, wenn sich sprecherseitige Wahrnehmungen und Bewertungen sprachlicher Elemente aufgrund individueller Erfahrungen und Netzwerke im bestehenden Raum verändern.

## 3 Komplexität und Dynamik der sozialen Indexikalität

### 3.1 Sprachbezeichnungen vs. soziolinguistische Realitäten

In 2.3 wurde bereits am Beispiel hispanophoner Migranten in Französisch-Guayana deutlich, wie problematisch die Zuordnung von "Sprache" zu einer bestimmten Sprechergruppe in migrationsgeprägten plurilingualen Gesellschaften sein kann. Bei diesem nach wie vor sehr präsenten Mechanismus der Zuordnung handelt es sich zweifelsohne um ein eurozentrisch geprägtes Konstrukt, das gerade in vielen außereuropäischen Gesellschaften nicht haltbar ist und in vielen Kontexten sogar schlichtweg soziolinguistische Realitäten verhüllt. Dies soll im Folgenden am Beispiel des *Takitaki* aufgezeigt werden, welches auf den ersten Blick einfach eine übergeordnete Bezeichnung der in Französisch-Guayana gesprochenen englisch-basierten Kreols darstellt. Tatsächlich aber scheinen verschiedene ethnische Gruppen unter dem Terminus *Takitaki* unterschiedliche sprachliche Realitäten zu verstehen, wie Tafel 1 – in etwas simplifizierter Form – zusammenfasst:

|  | frankophone Mittelklasse | | engl. Kreols als Bestandteil der eigenen Sozialisierung | | |
|---|---|---|---|---|---|
|  | – Kenntnisse des Takitaki | + Kenntnisse des Takitaki | indigene Sprecher (Arawak) | junge Maroons | junge Saamaka |
| Anzahl diff. Varietäten | 1 | 1 | 2 | 4 | 5 |
| sozioling. Status | keine Sprache | Lingua Franca | mehrere L1-Varietäten | pan-ethn. L1 aller Maroons | L1-Varietäten FG vs. Suriname |
| ling. Status | schlechtes Engl. | L1 der Maroons | L1-Varietäten versch. Ethnien | L1-Varietäten der Maroons | L1/L2-Varietäten des Businenge & des Samaaka |
| funktionaler Wert | – | praktische LF, da einfach | ethn. Positionierung der Arawak | urbane Maroon-Identität | Herkunft/Länge des Aufenthalts in FG |

**Tafel 1.** Komplexität einer Sprachbezeichnung am Beispiel des *Takitaki* (nach Migge & Léglise 2013: 160).

Der soziolinguistische Status des *Takitaki* ist völlig unklar: Verschiedene ethnische Gruppen klassifizieren es als Dialekt, Lingua Franca oder Varietät(en) unterschiedlicher Reichweite. Auch die Einschätzung seines funktionalen Werts scheint in hohem Maße abhängig vom jeweiligen Informanten zu sein: Mitglieder der frankophonen Mittelklasse betrachten es in der Regel als homogene Sprache bzw. Lingua Franca, die generisch den *(Noirs)Marrons*[10] zugeschrieben wird und der ein sehr geringes Prestige attestiert wird. Indigene Informanten dagegen, v.a. junge Arawak, unterscheiden zwei Varietäten des *Takitaki*: eine eigene und die der Marrons. Junge Marrons im urbanen Kontext wiederum verwenden den Terminus *Takitaki* in der Regel als pauschale Bezeichnung für "Sprache(n) der Marrons". Sie kennen in der Regel die ethnischen Namen der von den Eltern noch gesprochenen und differenzierten Varietäten nicht mehr, da sie 1) *Takitaki* nur als L2 und innerhalb ihrer Ingroup verwenden, und sich 2) im urbanen Milieu auch mit anderen Marrons als panethnische Gruppe

---

10 Als *Marrons* werden die Nachfahren von Sklaven bezeichnet, die im 18.Jh. von den Plantagen in Suriname flohen. Viele von ihnen ließen sich in den Wäldern und an den Flüssen Französisch-Guayanas nieder, daher auch die – ebenfalls geläufige – Bezeichnung als *nègres de bois* bzw. Bushi-Nengé (auch: Bushinengués).

zusammenschließen. Junge Saamaka schließlich differenzieren zwischen dem *Takitaki* der in Französisch-Guayana (FG) lebenden Marrons und dem der Sprecher aus Suriname (siehe Migge & Léglise 2013: 157f.).

Letztlich splittet sich also das, was in der linguistischen Fachliteratur üblicherweise uniform als 'englisch-basierte Kreols' oder *Kreols von Suriname* bezeichnet wird, in Varietäten auf, die verschiedenen ethnischen Gruppen zugewiesen, mit verschiedenen Konnotationen besetzt werden, und denen wiederum verschiedene ethnische Gruppen unterschiedliche Charakteristika und Verwandtschaftsgrade zuordnen (Patzelt 2018: 153f.).

Und die Lage wird dadurch weiter verkompliziert, dass nicht nur die offensichtlich hochdynamische Zuordnung sprachlicher Praktiken zu Sprachbezeichnungen und damit verbundene Konnotationen von einer gesellschaftlichen Gruppe zur anderen variieren, sondern auch die Anpassung an bestimmte Gesprächspartner – und hier zeigt sich anschaulich das, was Kroskrity (2007) als 'sprachliche Anpassungsfähigkeit als soziale Strategie' bezeichnet – beobachtbar ist:

> "[...] younger Maroons make extensive use of non-Maroon practices (Sranan Tongo, Dutch, etc.) in order to negotiate social and interactional identities; they are also levelling features, creating a modern pan-Maroon variety, and regularly engage in foreigner talk when interacting with non-Maroons, both of which involve drawing on Sranan Tongo practices. These linguistic practices are taken up (...) by non-Maroons. Maroons, in turn, (...) partially use these practices when accommodating non-Maroons and when displaying certain social stances with fellow Maroons." (Migge & Léglise 2013: 327)

Das hier zitierte Beispiel der Maroons offenbart zweierlei: (a) Die Aushandlung von Gruppenzugehörigkeiten und sog. 'Ingroup-Identitäten' (siehe Gumperz 1982) ist sehr komplex und vor allem nicht statisch, sondern hochdynamisch. (b) Bei der Versprachlichung neuer Ingroup-Identitäten wird sich durchaus aus *feature pools* anderer, der persönlichen Sprachbiographie fremder Ethnien bedient. Beide Aspekte müssen stärker als bisher von der Forschung beachtet werden und sollen im Folgenden durch einige weitere Beispiele näher ausgeführt werden.

### 3.2 "Sprach-"Erhalt durch Formierung ständig neuer Ingroups

Wenn wir mit Kroskrity (2007) multiple Sprachideologien als Ausdruck sprachlicher Anpassungsfähigkeit und als soziale Strategie verstehen, und wenn wir weiter der Annahme folgen, dass Sprache dabei hilft, soziale Beziehungen zu symbolisieren, dann sind diese Ideologien – und der auf ihnen basierende, indexikalische Sprachgebrauch – auch immer Wandelprozessen unterworfen,

beispielsweise wenn sich Gruppenidentitäten (häufig infolge neuer Migrationsströme) verändern. Ein solcher Fall lässt sich etwa am Beispiel des Kreols in Französisch-Guayana zeigen:
Die grundsätzliche Präsenz des *Créole* dort scheint maßgeblich dadurch befördert zu werden, dass sich in plurilingualen Gesellschaften auch immer wieder neue Gruppen (*Ingroups*) formieren. Zu beobachten ist dies insbesondere an der jüngeren Generation von Kreolsprechern, denen häufig ein "mauvais créole" bescheinigt wird:

> (8) De nos jours les jeunes n'ayant pas eu le droit de dialoguer en créole avec les anciens ont beaucoup de mal à s'exprimer avec le «bon» créole. Le français est très présent dans le créole. [38-jährige Kreolsprecherin, gebürtig aus Cayenne (Patzelt 2016: 148)]

Tatsächlich scheint das *Créole* in der jüngeren Generation einen Funktionswandel zu durchlaufen, denn anstatt als unmarkierte Alltagssprache gesprochen zu werden, scheint es immer mehr dazu verwendet zu werden, Außenstehende bewusst auszugrenzen, wie folgendes Zitat deutlich macht:

> (9) [...] tout le monde ici parle le français et tout le monde le comprend, mais si nous, entre les copains, on parle créole, ceux qui ne sont pas d'ici [gemeint: Kinder aus Migrantenfamilien, namentlich erwähnt werden die Brasilianer und Migranten aus Suriname], ils ne comprennent plus ce qu'on dit. (Patzelt 2016: 226)

Das *Créole* wird in den jüngeren Generationen offenbar also zunehmend von der unmarkierten Nähesprache der autochthonen Bevölkerung in die Rolle einer markierten Sprachform gedrängt, es wird zu einer Art gruppenspezifischem 'Geheimcode'. Junge Kreolsprecher scheinen eine neue (gesamt-)kreolophone Ingroup zu kreieren, die nicht (mehr) strikt zwischen autochthonen und allochthonen Individuen trennt, sondern die generisch L1-Sprecher französischer Kreols umfasst und sich explizit abgrenzt von Migranten, die kein (französisches) Kreol sprechen. Die jüngeren Sprecher gehen bei der Bestimmung dessen, was unter Kreolsprecher gefasst wird, offenbar nicht mehr vom Kriterium "né dans le pays" aus, sondern suchen eine (neue) gemeinsame Identität der Sprecher französisch-basierter Kreols.

Wie dieses und ähnliche Beispiele zeigen, scheinen in plurilingualen, von Migration geprägten Gesellschaften solche Uminterpretationen von Sprechergruppen nicht nur charakteristischer Bestandteil der dynamischen sozialen Indexikalität von Sprachen zu sein, sie scheinen auch den Effekt zu haben, sog. 'kleinere' Sprachen innerhalb einer plurilingualen Gesellschaft zu stabilisieren – und dafür bieten die Repräsentationen des *Créole* in Französisch-Guayana ein anschauliches Beispiel: Viele Immigranten gliedern sich über das *Créole* in die Gesellschaft ein, weil sie sich damit als 'autochthon' bzw. heimisch positionieren wollen.[11] Dies aber bewirkt eine sich verändernde Bewertung des *Créole* unter den Einheimischen, wie Tafel 2 symbolisiert:

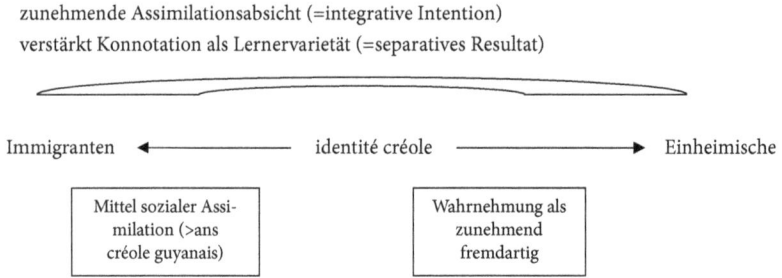

**Tafel 2.** Wechselnde Bewertung des *Créole* unter Einheimischen (nach Patzelt 2016: 176).

Je mehr (kreolophone) Immigranten über eine Assimilation an die autochthone Sprechergemeinschaft des *créole guyanais* eine "identité créole" aufzubauen suchen, desto mehr verstärkt sich bei Einheimischen die Wahrnehmung des *Créole* als gerade nicht autochthoner Sprache, sondern die Definition des *Créole* als Lernervarietät und Kommunikationsmittel der "Fremden" (= Immigranten) gewinnt an Bedeutung.[12] Dass die Wahrnehmung des *Créole* dennoch nicht in einer Konnotation als "typische Sprache von Migranten" aufzugehen droht, liegt daran, dass die Verortung des *Créole* in der Gesellschaft einen gleichzeitig migrations- und generationsbedingten Wandel zu erfahren scheint: Die traditionelle Konnotation des *Créole* – die Identifikation mit der einheimischen

---

11 Eine solche Tendenz belegen zahlreiche Äußerungen wie die folgende: "Le créole guyanais occupe une très grande plasse [sic], parce qu'on peu [sic] constater que chez les migrants, il [sic] parle créole avant de parler français." [23-jährige Studentin aus Cayenne, die Französisch und Créole als L1 angibt, Patzelt 2016: 147] Häufig werden dabei offenbar fälschlicherweise auch Lernervarietäten des Französischen als 'Kreol' bezeichnet.

12 Neben dem *créole guyanais* als autochthoner Sprache wird ein stigmatisiertes 'Migrantenkreol' identifiziert, das kreolophonen Migranten, v.a. solchen aus der Karibik sowie dem benachbarten Suriname, zugeschrieben wird. Die folgende Äußerung eines 63-jährigen gebürtigen Guyaners ist diesbezüglich repräsentativ: "[…] Ce créole, c'est seulement pour se communiquer avec les étrangers de la Martinique ou du Surinam" (Patzelt 2016: 150).

Bevölkerung ("c'est la langue du pays") – scheint sich zwar durch zunehmende Migration allmählich ins Gegenteil zu verkehren ("créole comme langue des immigrés"). Dieser durch allochthone Gruppen angestoßene Wandel wird jedoch von autochthonen Bevölkerungsgruppen aufgegriffen und für die eigene Positionierung nutzbar gemacht: Die jüngeren Guyaner, die von der älteren Generation sowieso häufig für ein 'schlechtes', weil französiertes Kreol kritisiert werden, integrieren sich in eine neue Sprechergruppe, die sich durch eine Öffnung für interlektale Einflüsse charakterisiert – in einer Sprache, die traditionell einer begrenzten einheimischen Sprechergruppe vorbehalten ist. Dadurch werden auch sie wieder zu 'guten' Kreolsprechern. Der Terminus 'Créole' erfährt also einen hochdynamischen Wandel, denn eine vertikale – diagenerationelle – Entwicklung geht einher mit einer Entwicklung auf horizontaler Ebene: Es entsteht eine neue Definition derer, die das Kreolische aktiv verwenden.[13] Motiviert werden derartige Definitionswandel offenbar durch das Bestreben verschiedener Bevölkerungsgruppen, sich sprachlich unter einem als 'autochthon' konnotierten Label zu positionieren.

### 3.3 Zur Rolle nicht-muttersprachlicher Sprachproduktion und Sprachperzeption

Ein letzter zentraler Aspekt, der hier angesprochen werden soll, betrifft die unter Migration sicherlich zunehmende Bedeutung nicht-muttersprachlicher Sprachproduktion. In modernen Migrationsgesellschaften scheinen es zunehmend gerade nicht-muttersprachliche Realisierungen zu sein, die im Alltag an Bedeutung gewinnen. Außerhalb der Fremdsprachendidaktik und der Spracherwerbsforschung jedoch sind die Besonderheiten von Lernervarietäten als L2-Varietäten und ihre Entwicklung bislang allenfalls sporadisch untersucht worden. Gerade mit Blick auf diasporische Kontexte jedoch ist zu bedenken, dass Lernervarietäten 'nativisieren', d.h., zur Muttersprache der nachfolgenden Generation und somit zu Soziolekten werden können (siehe Sinner 2014: 250). Escobar (2014) zeigt darüber hinaus am Beispiel Perus auf, wie sich durch migrationsbedingte Varietätenkontakte neue Sozio- wie auch Ethnolekte innerhalb einer Gesellschaft herausbilden können. Die bislang in Sozio- und Varietätenlinguistik vernachlässigte Frage nach der Konstituierung und Konsolidierung von L2-Varietäten innerhalb einer Gesellschaft erscheint somit höchst relevant.

---

13 Auch diese Dynamik zeigt einmal mehr die Unzulänglichkeit traditionell statischer, unilinearer Zuordnungen wie "Sprache-Sprechergruppe" auf.

Dies betrifft neben der Sprach*produktion* auch einen Bereich, in dem bislang fast ausschließlich Muttersprachler als Informanten herangezogen werden: Akzeptabilitätsurteile. Bei L2- und mehrsprachigen Sprechern[14] können sich Perzeptionen und Akzeptabilitätsurteile bzgl. sprachlicher Merkmale und durch sie gekennzeichnete Varietäten empfindlich verschieben (Patzelt 2018: 155). Sinner (2014: 248) weist etwa zu Recht darauf hin, dass in einem Großteil der Dokumentationen bedrohter Sprachen kontaktlinguistische Einschränkungen nicht einmal erwähnt werden und es stattdessen zur Verbreitung von Grammatiken auf der Grundlage nicht repräsentativer Idiolekte kommt. Mindestens ebenso relevant wie bei der Dokumentation bedrohter Sprachen sind Akzeptabilitätsurteile jedoch auch im Kontext von Migration und Diaspora. Auch hierzu gibt Sinner (2014) ein Beispiel: Anhand italienischer Einwanderer aus Luxemburg zeigt er auf, dass eine Äußerung wie "faccio caffè per noi" als grammatikalisch korrekt eingestuft werden kann, obwohl im Italienischen Konstruktionen vom Typ "ich mache uns einen Kaffee" ungrammatikalisch sind. Wahrscheinlich geschieht dies im Falle italienischer Migranten in Luxemburg unter dem Einfluss des Französischen und Deutschen, da hier die betreffende Struktur sehr wohl grammatikalisch ist. Somit wird sie in Luxemburg unter mit Französisch, Deutsch und Luxemburgisch aufgewachsenen Nachfahren italienischer Einwanderer auch aktiv verwendet (Sinner 2014: 248). Analoge Beispiele lassen sich auch aus anderen Gesellschaften anführen. In Französisch-Guayana z.B. ist unter hispano-amerikanischen Migranten die Konstruktion "por favor de + INF" breit akzeptiert, was wohl auf den Kontakt mit dem Französischen (prière de + INF) zurückzuführen sein dürfte – so etwa in folgendem Aufruf zur Beteiligung an Karnevalsvorbereitungen in der Hauptstadt Cayenne (Patzelt 2016: 147):

(10) *Por favor de acercarse* [acérquense] a las muchachas de la asociación.
[frz.:] *Prière de s´adresser* aux filles de l´association.

Über die Rolle und Bedeutung kontaktbedingter Akzeptabilitätsurteile, sowie generell über die Entwicklung von Herkunftssprachen (*heritage languages*) und die Herausbildung neuer sprachlicher Varietäten in der Diaspora, ist derzeit noch wenig bekannt. Ein wichtiges Desiderat der modernen Soziolinguistik besteht also sicherlich darin, zur systematischen Aufarbeitung nicht-muttersprachlicher Sprachproduktionen und -perzeptionen, insbesondere durch sog. *heritage speakers*, beizutragen.

---

14 Bei Letzteren bedingt durch den permanenten alltäglichen Kontakt mit anderen Sprachen.

## 4 Fazit

Ziel dieser Ausführungen war es, Charakteristika von migrationsgeprägten plurilingualen Räumen zu benennen, die die Sozio- und Kontaktlinguistik vor besondere Herausforderungen methodischer Art stellen. Hierbei konnte anhand verschiedener Fallbeispiele vor allem das hohe Maß an Dynamik und Komplexität herausgearbeitet werden, das dem Selegieren und der situationsspezifischen Verwendung plurilingualer Repertoires zugrunde liegt. Diese, so wurde gezeigt, verfügen in migrationsgeprägten Räumen über einen hohen Grad an sozialer Indexikalität; die von Kroskrity (2007) angeführte 'sprachliche Anpassungsfähigkeit als soziale Strategie' wird in entsprechenden empirischen Studien deutlich sichtbar und zieht in methodischer Hinsicht verschiedene hier angesprochene Konsequenzen nach sich: So erweisen sich etwa fixe Zuordnungen wie 'Sprache-Sprachbezeichnung' oder auch die statische Zuordnung von 'Sprachen' zu einer bestimmten Sprechergruppe als häufig nicht haltbar. Eben solche statischen Zuordnungen, so scheint es, verwehren allzu oft tiefere Einblicke in indexikalischen Sprachgebrauch und dahinter stehende soziale Dynamiken. Als vielversprechende Herangehensweisen an die Analyse solch indexikalischer Sprachverwendung haben sich in den hier diskutierten Fallbeispielen vor allem die Annahme und Untersuchung sog. *feature pools* (u.a. Cheshire et al. 2011) sowie eine ethnographisch orientierte Gesprächs-/ Diskursanalyse herauskristallisiert. Eine Abkehr von (rein) quantitativen Analysen der traditionellen Soziolinguistik und eine verstärkte Einbeziehung qualitativer Studien, die neben ethnographischen Faktoren vor allem auch die individuelle Sprachvariation stärker in den Fokus rücken, scheint geboten.

Da migrationsgeprägte Sprachgemeinschaften derzeit – v.a. in den großen Metropolen – zunehmend komplexer werden und gewissermaßen prototypische Räume von *Superdiversität* im Sinne Vertovecs (u.a. 2007) darstellen, scheint eine systematische Untersuchung der hier beobachtbaren Sprachdynamiken dringend erforderlich, denn zahlreiche Fragen sind hier noch offen: Welche Funktionsbereiche erschließen sich *Herkunftssprachen* in der Diaspora? Welche Auswirkungen haben dabei neu entstehende plurilinguale Räume auf die Konstruktion sprachlicher Identitäten von Individuen? Welche Arten von Sprachmischung entstehen in diesen Räumen? Neben zahlreichen inhaltlichen Desiderata dürften dabei, wie aufgezeigt, auch weitere theoretisch-methodologische Überlegungen erforderlich sein und grundlegende Konzepte der traditionellen Soziolinguistik auf den Prüfstand stellen.

## Literatur

Andrade-Eeckhoff, Katharine & Claudia Marina Silva Avalos. 2004. La globalización de la periferia: Flujos transnacionales migratorios y el tejido socioproductivo local en América Central. *Revista Centroamericana de ciencias sociales* 1/I, julio 2004, 57–86.

Auer, Peter. 1999. From code-switching via language mixing to fused lects: Towards a dynamic typology of bilingual speech. *International journal of bilingualism* 3, 209–332.

Blommaert, Jan. 2010. *The sociolinguistics of globalization*. Cambridge: Cambridge University Press.

Cheshire, Jenny et al. 2011. Contact, the feature pool and the speech community: The emergence of multicultural London English. *Journal of sociolinguistics* 15, 151–196.

De Genova, Nicholas & Ana Yolanda Ramos-Zayas. 2003. *Latino crossings: Mexicans, Puerto Ricans, and the politics of race and citizenship*. London: Routledge.

Escobar, Anna María. 2014. Los etnolectos y la difusión contrajerárquica: nuevas normas en el español peruano. In Klaus Zimmermann (Hg.). *Prácticas y políticas lingüísticas: Nuevas variedades, normas, actitudes y perspectivas*. Madrid: Iberoamericana, 259–284.

Glick Schiller, Nina & Linda Basch & Cristina Szanton Blanc. 1995. From immigrant to transmigrant: Theorizing transnational migration. *Anthropological quarterly* 68, 48–63.

Gumperz, John. 1982. *Discourse strategies*. Cambridge: Cambridge University Press.

Hinrichs, Lars. 2014. Diaspora and sociolinguistic space: the Jamaican Community in Toronto. In Judith Misrahi-Barak & Claudine Raynaud (Hgg.). *Diasporas, cultures of mobility, 'race'*. Montpellier: Presses universitaires de la Méditerranée, 235–268.

Kroskrity, Paul. 2007. Language ideologies. In Alessandro Duranti (Hg.). *A companion to linguistic anthropology*. London: Wiley-Blackwell, 496–517.

Laëthier, Maud. 2007. Yo nan peyi laguyan tou: Pratiques langagières des Haïtiens dans l'île de Cayenne. In Isabelle Léglise & Bettina Migge (Hgg.). *Pratiques et représentations linguistiques en Guyane: Regards croisés*. Paris: IRD Editions, 193–207.

Ledegen, Gudrun. 2012. Prédicats 'flottants' entre le créole acrolectal et le français à La Réunion: Exploration d'une zone ambiguë. In Claudine Chamoreau & Laurence Goury (Hgg.). *Changement linguistique et langues en contact: Approches plurielles du domaine prédicatif*. Paris: CNRS Éditions, 251–270.

Léglise, Isabelle & Sophie Alby. 2016. Plurilingual corpora and polylanguaging, where corpus linguistics meets contact linguistics. *Sociolinguistic studies* 10, 357–381.

Le Page, Robert & Andrée Tabouret-Keller. 1985. *Acts of identity: Creole-based approaches to language and ethnicity*. Cambridge: Cambridge University Press.

Meeuwis, Michael & Jan Blommaert. 1998. A monolectal view of code-switching: Layered code-switching among Zairians in Belgium. In Peter Auer (Hg.). *Code-switching in conversation: Language, interaction and identity*. London: Routledge, 76–100.

Migge, Bettina & Isabelle Léglise. 2013. *Exploring language in a multilingual context: Variation, interaction and ideology in language documentation*. Cambridge: Cambridge University Press.

Mufwene, Salikoko. 2001. *The ecology of language evolution*. Cambridge: Cambridge University Press.

Mufwene, Salikoko. 2002. Competition and selection in language evolution. *Selection* 3, 45–56.

Myers-Scotton, Carol. 1993. *Dueling languages: Grammatical structures in codeswitching*. Oxford: Clarendon Press.

Patzelt, Carolin. 2016. *Sprachdynamiken in modernen Migrationsgesellschaften: Romanische Sprachen und romanisch-basierte Kreolsprachen in Französisch-Guayana*. Stuttgart: Franz Steiner.

Patzelt, Carolin. 2018. Sprachkontakte in motu: Desiderata einer (Sozio-)Linguistik der Diaspora. *Romanische Forschungen* 130, 147–169.

Pries, Ludger. 2008. *Die Transnationalisierung der sozialen Welt: Sozialräume jenseits von Nationalgesellschaften*. Frankfurt: Suhrkamp.

Raymond, Chase Wesley. 2012. Reallocation of pronouns through contact: In-the-moment identity construction amongst Southern Californian Salvadorans. *Journal of sociolinguistics* 16, 669–690.

Rosa, Jonathan. 2014. Nuevo Chicago? Language, diaspora, and Latina/o panethnic formations. In Rosina Márquez Reiter & Luisa Martín Rojo (Hgg.). *A sociolinguistics of diaspora: Latino practices, identities, and ideologies*. London: Routledge, 31–47.

Sinner, Carsten. 2014. *Varietätenlinguistik: Eine Einführung*. Tübingen: Narr.

Storch, Anne. 2016. Sprachideologien in kolonialen Kontexten: Sprachideologien in Afrika. In Thomas Stolz, Ingo Warnke & Daniel Schmidt-Brücken (Hgg.). *Sprache und Kolonialismus: Eine interdisziplinäre Einführung zu Sprache und Kommunikation in kolonialen Kontexten*. Berlin, Boston: de Gruyter, 147–168.

Valle, José del. 2007. *La lengua, ¿patria común? Ideas e ideologías del español*. Madrid, Frankfurt am Main: Iberoamericana/Vervuert.

Vertovec, Stephen. 2007. Super-diversity and its implications. *Ethnic and racial studies* 30, 1024–1054.

Woolard, Kathryn. 1998. Language ideology as a field of inquiry. In Bambi Schieffelin & Kathryn Woolard & Paul Kroskrity (Hgg.). *Language ideologies: Practice and theory*. New York, Oxford: Oxford University Press, 1–27.

Zentella, Ana Celia. 2009. Latin@ languages and identities. In Marcelo Suárez-Orozco & Mariela Páez (Hgg.). *Latinos: Remaking America*. Berkeley: University of California Press, 21–35.

Georg Kremnitz (Wien)
# Faktoren für Veränderungen der Bedingungen von Kommunikation und Demarkation im Zeitalter der Globalisierung: Einige auch migrationswissenschaftliche Überlegungen[1]

**Abstract.** The paper proceeds from a discussion of the state of tension between the concepts 'communication' and 'demarcation' via the development of the world population and of man as a traveller through time to a consideration of the changing conditions for communication and demarcation in more recent times. Conceivable future consequences of such developments are also discussed.

**Keywords:** communication, demarcation, language contact, world population

## 1 Kontakt: Kommunikation und Demarkation

Jeder *Kontakt*, ich verwende diese Bezeichnung im Folgenden als Oberbegriff, zwischen zwei Menschen besteht aus *kommunikativen* und *demarkativen* Elementen, zwischen denen ein Spannungsverhältnis besteht. Diese Einsicht ist nicht neu und kommt nicht von mir, meines Wissens war der erste, der explizit darauf hinwies, Roman Jakobson (Jakobson & Pomorska 1982: 72). Auch in Saussures *Cours de linguistique générale* lassen sich leise Hinweise darauf erkennen. Später hat Mihail Mihailowitsch Bachtin (2017: 61–99) vielfach auf den dialogischen Charakter von Sprache hingewiesen. Von Claude Hagège (1985: 275ff) stammt der schöne Begriff des *homme dialogal*. Den unterschiedlichen Annäherungsversuchen liegt letztlich *ein* Gedanke zugrunde: nämlich, dass Sprache zur Kommunikation dient, und dass neben die sprachliche Produktion gleichberechtigt die Rezeption tritt[2].

Wenn ich mich an andere wende, versuche ich, mich ihnen genügend anzunähern, damit die Verständigung gelingt, aber ich grenze mich gleichzeitig so

---
1 Zur besseren Lesbarkeit habe ich darauf verzichtet, den Text zu gendern; ich bitte dafür um Nachsicht.
2 Manche Richtungen der zeitgenössischen Sprachwissenschaft stellen die Bedeutung der Dialektik von Sprechen und Verstehen in Frage; ich denke, das ist eine Schwäche (aber auch im Index von Saussures *Cours de linguistique générale* taucht das Stichwort *communication* nicht auf).

weit von meinem jeweiligen Partner ab, um ihm deutlich zu machen, dass meine Identität sich von der seinen unterscheidet. Dieses demarkative Element ist für die Konstitution des Subjekts und der Identität von hoher Bedeutung. In der alltäglichen Kommunikation funktioniert diese Dialektik ohne bewusste Anstrengung, ich kann meinen Abstand indes deutlicher machen, indem ich etwa meine heimische Mundart gegenüber einem anderen betont einsetze; ich kann umgekehrt versuchen, mich seinen sprachlichen Erfahrungen anzunähern, indem ich eine weitgehend neutrale Sprachform verwende oder mich der Varietät des Partners annähere. Im Extremfall kann das zu Erscheinungen des *foreigner-talk* oder des *baby-talk* führen, über die wir alle schon geschmunzelt haben. Dabei ist klar, dass auf der einen Seite meine Annäherung an die andere Person niemals vollständig sein kann, sie kann sich auf die Aufgabe der spezifischen Züge meiner Varietät begrenzen, bisweilen aber auch Formen der Varietät meines Gegenübers integrieren: eine kommunikative Rest-Unsicherheit wird bleiben, ich bin nicht du, nicht zuletzt aufgrund meiner individuellen Erfahrungen. Auf der anderen Seite kann man nicht *nicht kommunizieren*. Selbst wenn ich mich bemühe, einer anderen Person nichts zu kommunizieren, wird sie diese Nicht-Botschaft zu interpretieren versuchen (und gewöhnlich verstehen; siehe Watzlawick, Beavin & Jackson 1969: 50–53). Daher spielt sich zwischen Gegenübern *immer* eine minimale Kommunikation ab; dabei ist die Gefahr der Fehlinterpretation der Botschaft natürlich groß. Mit anderen Worten: die verstandene Botschaft kann von der gesendeten sehr verschieden sein (Kremnitz 2016: 20). Um es zuzuspitzen: *Verstehen ist Arbeit, nicht Automatismus*. Insofern sind die meisten gängigen Kommunikationsmodelle (sie gehen meist auf das von Shannon und Weaver 1949 zurück, das sie gewöhnlich etwas ergänzen) unvollständig.

Die Kommunikationsradien von Personen sind von ihren sprachlichen Erfahrungen abhängig: wer immer an einem Ort in der vertrauten Umgebung bleibt, wird mit weniger sprachlichen Varietäten umgehen können als eine Person, die weit herumkommt und mit den unterschiedlichsten Kommunikationsformen konfrontiert wird. Mobilität fördert sprachliche Beweglichkeit, sorgt aber auch für die Aufhebung von Unterschieden. Lange Zeit waren Märkte solche Orte des sprachlichen Ausgleichs (siehe Saussure 1916: 281ff.); sie sind es auch heute noch, wenn man dem Begriff 'Markt' eine erweiterte Bedeutung gibt (siehe dazu zunächst Rossi-Landi 1968, später Lafont 1978, zuletzt Calvet 1985).

Was sich auf individueller Ebene abspielt, vollzieht sich auch auf der kollektiven. Auf der einen Seite können Kommunikationsbedürfnisse entweder zur Annäherung von Sprachformen an andere führen, das ist etwa der Vorgang, der sich an der Reduzierung der schriftsprachlichen Traditionen im Deutschen seit der Einführung des Buchdruckes erkennen lässt: von zunächst vier schriftsprachlichen Traditionen um 1500 und acht Druckersprachen (siehe Giesecke 1991) bleiben nach kurzer Zeit nur noch zwei übrig, bis es dann, erst zu Beginn des 20. Jahrhunderts, zu einer weitgehenden Vereinheitlichung kommt (etwa: Besch ²1980: 590; Wolff ³1994). Heute erleben wir, sozusagen als Fortsetzung dieser Entwicklung über ursprüngliche Sprachgrenzen hinaus, in größeren Räumen, die zunehmende Verwendung von Verkehrssprachen (*linguae francae*), um unsere Möglichkeiten der Kommunikation zu erweitern (siehe Trabant 2014: 19–30; 169ff.): am offensichtlichsten ist der derzeitige Siegeszug des Englischen, daneben treten aber auch andere Sprachen regelmäßig oder gelegentlich als *lingua franca* auf verschiedenen Ebenen in Erscheinung. Auf einer anderen Ebene führen Kolonialismus und Imperialismus zur teilweisen kommunikativen und vor allem symbolischen Fortexistenz mancher Sprachen, die bisweilen auch nach Ende dieser Periode beibehalten werden. Es genügt, an das offizielle Verbleiben des Französischen in vielen ehemaligen Kolonien zu denken oder an die Durchsetzung des Englischen in Staaten, die früher *keine* Siedlungskolonien waren (wie etwa Indien). Allerdings führt das Ende der Kolonialherrschaft zu einer oft starken Reduzierung der Kommunikation mit der ehemaligen Kolonialmacht, was bewirken kann, dass die postkolonialen Varietäten sich mitunter auseinanderentwickeln (auch hier ist das indische Englisch ein gutes Beispiel)[3]. Wir sehen das sowohl in Afrika als auch in Lateinamerika (dort unterscheidet sich das argentinische Spanisch stark von dem in Spanien), am deutlichsten vielleicht in den heute bestehenden Varietäten des Englischen auf fünf Kontinenten, die bisweilen untereinander nur noch schwer verständlich sind.

Es gilt nun, auf eine Besonderheit der Sprachgeschichte in (West-)Europa hinzuweisen, die sich in anderen Teilen der Erde nicht oder in anderer Weise abgespielt hat (oder erst in neuester Zeit als Nachahmung der Entwicklung in Westeuropa): nämlich die zunehmende *ideologische* oder *symbolische* Aufladung der Sprachen jenseits ihrer primären kommunikativ-demarkativen Funktion. Diesen Entwicklungen wird zu wenig Aufmerksamkeit gewidmet. Sie erfolgen in zwei großen Schritten (siehe Kremnitz 2016: 32–36): zum einen in der Zeit der *Renaissance*, als die damaligen Herrschaftssprachen (u.a. Kastilisch, Französisch, Italienisch, Deutsch, Englisch) allmählich die meisten "hohen" Funktionen des Lateins (etwa die Verwendung in der Administration und im Recht)

---

3   Es lassen sich auch nicht wenige Fälle beobachten (vor allem, aber nicht nur in Afrika), wo zwar die ehemalige Kolonialsprache als offizielle erhalten bleibt, als tatsächliche Verkehrssprachen (*linguae francae*) innerhalb von Staaten, oft auch über ihre Grenzen hinaus, indes autochthone Sprachen dienen, deren Bedeutung kontinuierlich zunimmt. Natürlich stellt sich die Frage nach den Resultaten dieser Spannungen.

übernehmen; damit bekommen sie neben ihrer kommunikativen auch eine symbolische Rolle. In dieser ersten Periode hat die neue Funktion nur eine geringe Bedeutung: sie wird in der Umgebung der Machtzentren verwendet, ist weitgehend auf die damals relativ wenigen Alphabetisierten beschränkt und auch noch nicht im Einzelnen fixiert. In dieser ersten Phase entsteht ein früher Begriff der *Nation* (siehe Schulze 1994: 108ff.): ihr gehören alle die an, die sich im *status politicus* befinden, also die Oberschichten; Montesquieu formuliert Mitte des 18. Jahrhunderts so: *«la nation, c'est-à-dire les seigneurs et les évêques»* (Schulze 1994: 117). Der zweite Schritt erfolgt mit dem Aufkommen des modernen *Nationalismus* in Europa, also seit dem Beginn des 19. Jahrhunderts. Im weiteren Verlauf werden die Begriffe *Sprache* und *Nation* in eine enge Beziehung gebracht, so dass Sprache als Symbol einer Nation angesehen wird, sie diese Nation sozusagen *ideell* verkörpern soll (dazu gibt es allerdings Gegenbeispiele – in Westeuropa vor allem die Schweiz –, etwa in Zentralasien, siehe Roy 1997: 31–34). Dabei geht die Definition einer Gruppe als Nation nicht immer von unten nach oben, sondern sie wird stark von den Machtverhältnissen beeinflusst, welche dazu führen, dass manche Gruppen von anderen als Nation anerkannt werden, andere nicht.

Aufgrund dieser Interpretation verschärft sich der Gegensatz Kommunikation – Demarkation. Mit dem Argument, die Kommunikation zu sichern, zunächst innerhalb eines Staates, seit dem Aufbau von supranationalen Einheiten auch innerhalb dieser, wird die Verwendung von einer (oder wenigen) Sprachen verbindlich gemacht; das ist allenthalben seit der ersten Hälfte des 19. Jahrhunderts der Fall (es gibt relative Ausnahmen wie die Habsburger Monarchie). Am bekanntesten ist das Beispiel der französischen Sprachenpolitik. Diese Politik ist mit der praktischen Missachtung des revolutionären Prinzips der *Egalité* verbunden, denn die Angehörigen *anderer Gruppen* in einem Staat können nur dann auf Wohlwollen der Mehrheit hoffen, wenn sie sich sprachlich und kulturell assimilieren. Damit stellt sich die Revolution sozusagen selbst eine Falle. Aus diesem Grund versuchen Gruppen, die sich von solchen großen Gemeinschaften abgrenzen wollen, durch gezielten Sprachausbau ihre Verschiedenheit unter Beweis zu stellen und sich im weiteren Verlauf in vielen Fällen selbst zu Nationen zu erklären (siehe Hroch 2005: passim; die sprachliche Seite des Problems beleuchtet Bochmann 2005). Diese Entwicklungen können sehr uneinheitlich verlaufen: das offensichtlichste Beispiel dafür spielt sich vor unseren Augen im ehemaligen Jugoslawien ab, wo nach 150 Jahren der Politik sprachlicher Vereinheitlichung seit 25 Jahren eine Politik der Differenzierung eingesetzt hat: wo es früher tendenziell *eine* Referenzsprache gab, das Serbokroatische, gibt es heute *vier*, nämlich das Serbische, das Kroatische, das Bosnische und in Ansätzen das

Montenegrinische, von den anderen nah verwandten südslawischen Sprachen ganz zu schweigen. Durch unterschiedliche Ausbaumaßnahmen entwickeln sich diese Sprachen heute rasch auseinander, sodass damit zu rechnen ist, dass sie in einer überschaubaren Zukunft gegenseitig nicht mehr ohne Weiteres verständlich sind (siehe Okuka 1998: 129–136).

Die besonders gesellschaftliche Eliten kennzeichnende zunehmende Verwendung von Verkehrssprachen[4] auf der einen Seite drängt die identitären Aspekte der Kommunikation zurück, auf der anderen erhöht der Ausbau immer weiterer Sprachen zwar deren internes kommunikatives Potential, führt jedoch zu Abgrenzungen nach außen, was ebenfalls fast notwendig zur Zunahme der Verwendung von Verkehrssprachen führt. Diese Spannung ist unaufhebbar. Warum wird sie erst in neuerer Zeit so problematisch?

## 2 Die Entwicklung der Bevölkerung der Erde

Wir müssen nun einen kurzen Blick auf die Entwicklung der Erdbevölkerung werfen. Wir wissen noch immer recht wenig über die frühe Entwicklung der Menschheit. Allerdings ist bekannt, dass sie mehrfach vom Verschwinden bedroht war (man muss sich angesichts des heutigen Aussehens der Erde die Frage stellen, ob das für den Planeten nicht die bessere Lösung gewesen wäre). Die letzte konkurrierende Gruppe zum *homo sapiens* waren die Neandertaler, die vor ca. 24.000 Jahren ausgestorben sein dürften, allerdings wohl nicht vollständig, denn unser Erbgut enthält ca. 4 % Elemente, die auf sie zurückgeführt werden. Der moderne Mensch verbreitete sich von Afrika aus über alle Kontinente[5]. Diese Wanderung dürfte vor mehr als 100.000 Jahren eingesetzt haben und erreichte wohl als Letztes vor ca. 20.000 Jahren den amerikanischen Doppelkontinent. Am Ende der letzten Kälteperiode, vor etwa 10.000 Jahren, wird die Zahl der Menschen auf 5 bis 10 Millionen geschätzt. Für die Zeitenwende geht die UNO von ca. 300 Millionen Menschen aus, um das Jahr 1000 von ca. 310 Millionen. Diese Zahlen können natürlich nur sehr grobe Schätzungen sein, für das Jahr 0 schwanken die Angaben etwa zwischen 170 und 400 Millionen. Um 1500 seien es, wiederum laut UNO, etwa 500 Millionen gewesen, um 1700 etwa 600 Millionen (DTV-Lexikon 1999: s.v. 'Bevölkerungsentwicklung'), um 1800 eine Milliarde. Die Beschleunigung hält an und wird exponentiell: gemäß einer Grafik der Deutschen Stiftung Weltbevölkerung (DSW 2017) lag die

---

4 Es ist vielleicht nicht überflüssig, darauf hinzuweisen, dass die Kommunikation in Verkehrssprachen in der Mehrzahl der Fälle eine eher rudimentäre ist.
5 Siehe zur Entwicklung der Menschheit die Synthese in Le Monde / La Vie (avril 2017).

Bevölkerung 1927 bei circa 2 Milliarden, 1959 bei 3 Milliarden und 2011 bereits bei 7 Milliarden. Für 2023 werden bereits 8 und für 2055 10 Milliarden erwartet. Das heißt, vereinfacht gesagt: Allein im 20. Jahrhundert hat sich die Erdbevölkerung vervierfacht. Wenn wir uns diese Zahlen genauer anschauen, dann sehen wir über lange Zeiten ein relativ langsames, lineares Wachstum, das sich erst in der Neuzeit massiv beschleunigt, und derzeit nur allmählich wieder etwas langsamer wird. Die genannte DSW-Grafik weist von 1900 bis 2017 bereits nahezu eine Verfünffachung der Weltbevölkerung aus.

Setzen wir dieses Wachstum in Relation zur Landmasse der Erde, die insgesamt ca. 149 Millionen km$^2$ ausmacht, von denen nur ein Teil bewohnbar ist, und deren Umfang aufgrund der Erderwärmung durch Vergrößerung der Wasseroberfläche tendenziell zurückgeht, so kommen wir zu dem Schluss, dass sich der dem Einzelnen zur Verfügung stehende Raum, vor allem im letzten Jahrhundert, massiv verknappt hat. Jedem von Ihnen steht heute statistisch nur noch etwa ein Fünftel des Bodens zur Verfügung, über den zum Beispiel meine Großeltern um 1900 verfügten. Das Verhältnis verschlechtert sich weiter durch die zunehmende Versiegelung der Böden. Auch die Veränderungen des Klimas spielen eine Rolle. Gehen wir noch weiter in der Zeit zurück, wird die Relation immer ungünstiger. Selbst wenn wir eine gewisse Zunahme der bewohnbaren Landmasse in den letzten Jahrhunderten annehmen, können wir davon ausgehen, dass zu Zeiten von Columbus rechnerisch im Prinzip für jeden Erdenbewohner etwa die fünfzehnfache Landmasse zur Verfügung stand wie heute, zeigt eine einfache Rechnung. Natürlich sind das rein statistische Größen, sie erlauben immerhin, die Veränderung der Relationen zu erkennen.

Nicht nur in grauer Vorzeit, auch in einer relativ nahen Vergangenheit hatten die Menschen potentiell viel mehr Raum pro Kopf zur Verfügung als heute. Diese Veränderung muss auch Folgen für die Bedingungen des Kontakts gehabt haben[6].

## 3 Der Mensch als Wanderer in Vergangenheit und Gegenwart

Aus der Vorgeschichte wissen wir, dass unsere Vorfahren zunächst als Jäger und Sammler lebten und daher von Ort zu Ort zogen. Heute lassen sich die großen Wanderungsbewegungen, die zur Ausdehnung der Menschheit über

---

6 Man kann natürlich auch versuchen, die Problematik der Bevölkerungszunahme als rein konservatives oder reaktionäres Denken abzutun, wie das Angela Nagle (2017) tut. Die Existenz von Problemen implizit zu leugnen trägt allerdings schwerlich zu Lösungsansätzen bei.

fünf Kontinente führen, relativ genau und vergleichsweise sicher nachzeichnen (wenn auch noch viele Fragen offen bleiben). Die Motivationen lassen sich nur teilweise abschätzen: wichtigster Grund für diese Migrationsbewegungen dürfte (siehe Bade, Emmer, Lukassen & Oltmer 2007, 28ff.) die Sicherung der Nahrung gewesen sein; Jäger und Sammler brauchen ein relativ großes Gebiet, um ihr Auskommen zu sichern. Sobald die Bevölkerung wuchs, wurde es notwendig, dass zumindest Teile von ihr weiterzogen (auch diese frühen Vorfahren waren also vor allem "Wirtschaftsmigranten"). Wir wissen, dass die Wiege der heutigen Menschheit in Afrika stand (siehe etwa Le Monde / La Vie 2017: 31) und dass von dort aus die übrigen Kontinente nach und nach besiedelt wurden. Aufgrund der geringen Zahl damals lebender Menschen war die Wahrscheinlichkeit nicht sehr groß, bei der Wanderung auf andere Gruppen zu stoßen. Ereignete sich das dennoch, so gab es grundsätzlich drei mögliche Resultate: eine Gruppe löschte die andere aus, eine unterwarf die andere oder sie verschmolzen relativ gleichberechtigt miteinander. Bezogen auf Sprachen bedeutet das: eine Sprache verschwindet ganz, eine setzt sich durch, von der anderen bleiben nur Reste oder sie können, wie bei einer *Pidginisierung* (siehe Abschnitt 4.), zu einer neuen Sprache verschmelzen.

Die Sesshaftwerdung der Menschheit und der Übergang zum Ackerbau setzen in der Jungsteinzeit ein, vor etwa 10.000 Jahren (Le Monde / La Vie 2017: 68–69). Das ist ein langwährender Prozess, der, wir sollten es nicht vergessen, noch immer nicht ganz abgeschlossen ist – es gibt noch heute, allerdings spärliche, Reste nomadischer Bevölkerung. Eine Folge der Sesshaftigkeit ist die Entwicklung des Begriffs von Eigentum, recht früh auch an Grund und Boden – kollektiv oder individuell. Eine weitere, dass die Flexibilität der sesshaften Bevölkerung massiv nachlässt; während Nomaden im Falle einer Bedrohung leicht weiterziehen können, ist das für sesshafte Bevölkerung mit ihrem Besitz viel schwieriger. Zur Abwehr äußerer Bedrohungen muss sie sich in stärkerem Maße organisieren als zuvor: auf diese Weise entstehen allmählich hierarchisch gegliederte Gesellschaften, wenn sie zunächst auch noch nicht über große Stabilität verfügten.

Auch der frühe Ackerbau konnte nur begrenzte Zahlen von Menschen ernähren: wuchs die Zahl der Bevölkerung an einem bestimmten Ort zu stark an, musste ein Teil von ihr weiter wandern. Die historisch vielfach beobachtbare Alternative war, dass es zu Verdrängungskämpfen kam. Dieses Spiel zieht sich in seinen beiden Varianten von der Vorgeschichte bis in die Gegenwart: immer wieder ziehen Teile der Menschheit von einem Ort zu einem anderen, weil sie hoffen, dort ein besseres Auskommen zu finden. Auf der anderen Seite versuchen die mittlerweile entstandenen Herrschaften, von Staaten im modernen Sinne kann man erst seit der frühen Neuzeit sprechen (siehe Schulze 1994; van

Creveld 1999; Reinhard ²2002: jeweils passim), ihre Bevölkerung an Migration zu hindern, denn sie sehen Untertanen als wichtigen Faktor der eigenen Macht an. Sie können als Arbeitskräfte Mehrwert schaffen oder als Soldaten die militärische Macht stärken. Daher legen die Herrschenden potentieller Wanderung Steine in den Weg. Dabei gibt es natürlich große Unterschiede – die bekannte Ungleichzeitigkeit des Gleichzeitigen (Bloch 1973: 104) –, die wir hier nicht im Einzelnen betrachten können. Zu dem ursprünglichen Grund für Migration, der Existenzsicherung, treten allmählich weitere.

Ein alter Grund ist die Flucht vor Bedrohung. Wir können ihn in der so genannten Germanischen Völkerwanderung vor mehr als 1500 Jahren ebenso erkennen wie in der Flucht großer Bevölkerungsgruppen nach dem Zweiten Weltkrieg oder, viel näher bei uns, in den Fluchtbewegungen in Ostafrika (Rwanda) vor zwanzig Jahren oder in Syrien, dem Irak und Afghanistan vor unseren Augen.

Damit im Zusammenhang steht die Migration aus allmählich gewichtiger werdenden ideologischen Gründen; unter diesem Begriff will ich sowohl religiöse als auch im engeren Sinne politische Überzeugungen zusammenfassen. Bereits im Alten Testament kann man Hinweise auf solche Bewegungen erkennen. Ein Vorläufer moderner Verfolgung aus ideologischen Gründen ist die Vernichtung der so genannten *Katharer* im Okzitanien des 13./14. Jahrhunderts (siehe Roquebert 2000: 309–488). Dazu zählen auch die Bewegungen im Zusammenhang mit der religiösen Neuordnung Europas ab 1517 – es ist noch nicht so lange her, dass Kaiserin Maria Theresia in der zweiten Hälfte des 18. Jahrhunderts Protestanten aus ihren Ländern vertrieb – oder, vor allem seit dem 19. Jahrhundert, die Auswanderungen aus im engeren Sinne politischen Gründen. Diese Auswanderer bilden zwar gewöhnlich nur eine Minderheit, werden aber besonders wahrgenommen, da sie und ihre Ansichten Alternativen zu denen der herrschenden Eliten in den jeweiligen Gesellschaften bilden. Vielfach müssen sie unter Lebensgefahr fliehen. Der Anteil dieser Migranten nimmt kontinuierlich zu. Es genügt, in Europa an die Flüchtlinge des Spanischen Bürgerkrieges zu denken, oder an die Gegner der faschistischen oder sich kommunistisch nennenden Diktaturen. Allerdings lassen sich die Motive nicht völlig trennen: auch politische Flüchtlinge wollen (und müssen) *auch* ihre materielle Existenz sichern. Die Heimtücke der Gegner von Einwanderung heute besteht darin, *allen* Migranten *nur* wirtschaftliche Motive zu unterstellen.

## 4 Sprachliche Folgen von Migration in der Vergangenheit

Zu gleicher Zeit nimmt im Zuge des Anwachsens der Bevölkerung vor allem in der Neuzeit die Wahrscheinlichkeit ab, auf unbewohntes nutzbares Land zu stoßen. Zu den letzten größeren unbewohnten Inseln, die ab dem 16./17. Jahrhundert besiedelt werden, gehören Réunion und Mauritius im Indischen Ozean. Die europäische koloniale Expansion, zunächst in den beiden Amerika, später in Australien und Ozeanien, aber auch in Afrika, ging immer auf Kosten der dort schon ansässigen einheimischen Bevölkerung. Dabei kamen die oben erwähnten drei Möglichkeiten des sprachlichen Kontaktes wieder ins Spiel:

(a) *Vernichtung einer Gruppe und ihrer Sprache*. Viele Völker und Sprachen in den kolonisierten Gebieten wurden vernichtet, bisweilen sind sie nahezu spurlos verschwunden. In diesem Zusammenhang scheint es nicht unbedeutsam, dass zwischen 1500 und 1600 etwa 90 % der Bevölkerung beider Amerika ums Leben kamen (siehe etwa Mann 2016 [2005]: passim; Wikipedia, s.v. 'Geschichte Amerikas', 22.2.2019). Als Opfer dieser Ausrottungspolitik kann man die Vernichtung der Tasmanier und ihrer Sprache auf dem zu Australien gehörenden Tasmanien erwähnen, die bis in die Mitte des 19. Jahrhunderts erfolgte, 1876 soll die "letzte" Tasmanierin gestorben sein (Wikipedia, s.v. 'Geschichte Tasmaniens', 22.2.2019). Noch später, nämlich erst zu Beginn des 20. Jahrhunderts, erfolgte die Auslöschung der autochthonen Völker in Feuerland wie der Alkaluf, Selknam oder Yámana mit ihren jeweiligen Sprachen[7]. Der versuchte Genozid der deutschen Faschisten an den Juden (mit den Sprachen Jiddisch und Sephardisch) und Roma und Sinti (mit den verschiedenen Varietäten des Romanés) konnte wenigstens teilweise verhindert werden; allerdings wurde durch ihn die kommunikative Bedeutung des Jiddischen drastisch reduziert.
(b) In vielen anderen Fällen setzten sich die europäischen Kolonialsprachen offiziell durch.
(c) Fast nur dort, wo schon *vor* der Kolonisierung ein ernsthafter Sprachausbau im Sinne von Kloss ($^2$1978: 23–30) begonnen hatte, hatten die

---

7   In der Stadt Ushuaia steht an einer Stelle eine Tafel zur Erinnerung an die "letzte" Selknam, die in den siebziger Jahren des 20. Jahrhunderts gestorben sei (es soll im chilenischen Teil Feuerlands noch einige Überlebende geben). Allgemein ist es schwierig, für das Verschwinden von Gruppen Literatur anzugeben, denn nicht jeder Genozid wird zugegeben. Daher ist man oft auf wenig zugängliche Angaben angewiesen.

autochthonen Sprachen bessere Aussichten, sich durchzusetzen. Das gilt etwa für das Vietnamesische, etliche Sprachen Indiens oder auch manche Sprachen des Vorderen Orients. Nur eine einzige autochthone Sprache auf dem amerikanischen Doppelkontinent, das Guaraní in Paraguay, konnte sich einen bescheidenen Platz als kooffizielle Sprache sichern, der ihm allerdings bis heute von der einheimischen Oberschicht immer wieder streitig gemacht wird (siehe Melià 1992, passim).

Zwei Situationen verdienen besondere Beachtung: die Entstehung neuer Sprachen vor allem aufgrund der Sklavenhaltung und die Entstehung von sprachlichen Isolaten. Vor allem die zweite ist ein Indiz dafür, dass die Erde dem Einzelnen lange Zeit mehr Platz bot als heute.

Es ist bekannt, dass zwischen dem 16. und dem frühen 19. Jahrhundert Millionen von Menschen aus Afrika nach Amerika transportiert wurden, um dort als Sklaven verkauft und benützt zu werden (die ausführlichste Untersuchung stammt heute von Zeuske 2018: passim). Vielfach sorgten die Sklavenhalter dafür, dass Menschen unterschiedlicher Sprache auf einer *plantation* zusammengeführt wurden; damit sollten die Möglichkeiten von Widerstand reduziert werden (es war indes ein untaugliches Mittel, wie die Geschichte zeigt). Umgekehrt war eine minimale Kommunikation notwendig, um die Sklaven nutzbringend einsetzen zu können. Auf diese Weise entstanden bald durch den Prozess der *Pidginisierung* Hilfssprachen. Solche Sprachen entstehen überall dort, wo Menschen verschiedener Sprachen plötzlich zusammengeworfen werden und in gewissem Umfang miteinander kommunizieren müssen. Auf jeder größeren Baustelle lassen sich diese Erscheinungen heute finden, wo gewöhnlich ein Einheimischer die Kommandos gibt und eine große Zahl von Ausländern die eigentliche Arbeit verrichtet. Das funktioniert überall, in Kiel wie am Baikalsee in Sibirien, nur dass dort der Kommandogeber ein Russe ist, während die Arbeiter gewöhnlich aus der Mongolei kommen. Diese Sprachen werden nur eingesetzt, *wo* und *solange* sie notwendig sind. Sie genießen ein geringes Prestige, gewöhnlich werden sie von ihren Sprechern gar nicht als *Sprachen* im engeren Sinne angesehen, ihre Grammatik ist vereinfacht und ihr Lexikon meist beschränkt. Gewöhnlich werden sie nur mündlich gebraucht. Sobald sie nicht mehr notwendig sind, werden sie aufgegeben. Daher ist es schwierig, genauere Beschreibungen von solchen Sprachen zu bekommen. Ein berühmtes Beispiel ist das *Russenorsk*, das von russischen und norwegischen Seeleuten und Händlern auf Spitzbergen im Kontakt verwendet wurde; als aufgrund der politischen Lage diese Kontakte zum Erliegen kamen, ist die Sprache wieder verschwunden, von der es nur wenige Belege gibt. Das *Russenorsk* hat insofern besondere

Bedeutung, als hier nur zwei Sprachen, die ungefähr auf demselben Niveau im Hinblick auf Status und Prestige stehen, in Kontakt getreten sind; meist sind die Kontaktsituationen weitaus komplexer (siehe Broch & Jahr ²1984, passim).

Wenn solche Sprachen sich über längere Zeit halten können und allmählich über Sprecher verfügen, die sie als Erst- oder ausschließliche Sprache verwenden, dann spricht man von einem Prozess der *Kreolisierung*. Sie entwickeln sich dann weiter wie andere Sprachen, mittlerweile sind einige Kreolsprachen, etwa auch zu kooffiziellen Sprachen in verschiedenen Staaten, wie etwa in Haiti, auf den Seychellen oder den ABC-Inseln in Westindien aufgestiegen. In diesen Fällen hat sich das Prinzip der *Kommunikation* durchgesetzt, diese Sprachen verbinden Sprecher, deren Vorfahren nicht miteinander kommunizieren konnten. Man geht meist davon aus, dass eine solche Entwicklung nur möglich ist, wenn die entsprechenden Gebiete relativ isoliert sind.

Das *Palenquero* in Kolumbien hat auf diese Weise bis in die Gegenwart überdauert. Entstanden als Kreolsprache auf den Pflanzungen in Kolumbien, hat es dadurch ein besonderes Schicksal erfahren, dass seine Sprecher sämtlich *Marrones* waren, geflüchtete Sklaven, die sich in den schwer zugänglichen Ort *San Basilio de Palenque* zurückgezogen haben und dort weitgehend isoliert die Jahrhunderte überstanden haben. Aufgrund der Intensivierung der Kontakte seit einigen Jahrzehnten, vor allem mit dem aufstrebenden, nur fünfzig Kilometer entfernten *Cartagena de las Indias*, und der Zunahme der Schulbildung, nimmt die Sprecherzahl rasch ab (siehe etwa Maglia & Schwegler 2012: passim).

Ähnliche Isolate gab es auch an anderen Orten, vor allem in der Neuen Welt. Sie sind für die Sprachwissenschaft von besonderer Bedeutung, weil sich an ihnen besondere sprachliche Entwicklungen feststellen lassen, gewöhnlich Phänomene der Verlangsamung der Sprachentwicklung. Allerdings sind sie fast alle heute im Verschwinden.

Eine relative Ausnahme bilden einige mennonitische Siedlungen in Argentinien und Paraguay[8]. Mennoniten sind Angehörige einer protestantischen Freikirche, die unter anderem die Kindertaufe verwerfen, den Kriegsdienst und die Eidesleistung ablehnen. Historisch entstammen sie der Täuferbewegung, einem radikalen Flügel der Reformation. Die in Europa vielfach verfolgte Gruppe ließ sich seit 1683 vor allem in Nordamerika nieder, ab dem späten 18. Jahrhundert auf Einladung von Katharina II. auch im Zarenreich. Als sie in der zweiten Hälfte des 19. Jahrhunderts in Russland zum Kriegsdienst verpflichtet werden

---

8  Die Beobachtungen aus Argentinien beruhen auf persönlichen Kontakten mit Betroffenen.

sollten, gingen viele in die USA und nach Kanada, als auch dort die staatlichen Verpflichtungen drückender wurden, wanderten manche von ihnen nach Südamerika weiter. Sie leben in Kolonien, die sich weitgehend vom jeweiligen Staat fernzuhalten suchen, noch in den letzten zwanzig Jahren konnte man in der argentinischen Presse immer wieder von Auseinandersetzungen zwischen dem Staat und ihren Repräsentanten lesen. Noch immer sprechen sie vor allem eine niederdeutsche Varietät, viele können wenig oder gar kein Spanisch, wie ich selbst vor Ort feststellen konnte. Natürlich stellt sich die Frage, wie lange sich diese Inseln halten können. Ähnliche Sprachinseln gibt es vereinzelt noch in den USA (etwa die *Amish* oder die *Hutterer*, siehe Kloss 1952, ²1978: 128–134).

Bei den beobachteten Gruppen können wir die Reste einer Welt erleben, die noch nicht völlig erschlossen war, in der isolierte Entwicklungen mitunter eine dauerhafte Existenz haben konnten. Wie sieht das in der Gegenwart aus?

## 5 Zu Kommunikation und Demarkation heute

Die heutige Globalisierung beruht auf vielen grundlegenden Veränderungen in den Existenzbedingungen der Menschen, von denen ich drei herausgreifen möchte:

Zunächst wird man den am längsten bestehenden dieser Faktoren erwähnen müssen, nämlich den internationalen Handel. Es gibt ihn in Ansätzen schon seit der Vorgeschichte, wie Ausgrabungen an vielen Stellen beweisen, so findet man Bernstein aus der Ostsee in Pharaonengräbern, viele andere Beispiele ließen sich erwähnen, im späten Mittelalter ist die Reise eines Marco Polo nach China letztlich nur durch ihn zu erklären – seine Familie wollte dort Profite machen –, einen gewaltigen Sprung nach vorn hat er indes mit der Zunahme der Arbeitsteilung seit der ersten industriellen Revolution gemacht[9]. Dabei spielen gewöhnlich nur direkte ökonomische Gesichtspunkte eine Rolle. Die Ökologie und die Menschenwürde bleiben weitgehend auf der Strecke, wenn landwirtschaftliche Produkte über die ganze Erde zum Verbraucher transportiert werden oder Industriebetriebe sich dort ansiedeln, wo die arbeitende Bevölkerung die wenigsten Rechte hat und über die geringsten Möglichkeiten verfügt, sich gegen Ausbeutung zu wehren.

Ein weiteres gewichtiges Element ist die Entwicklung der Kommunikationsmedien. Sie beginnt letztlich mit der Erfindung der Schrift vor mehr als fünftausend Jahren, intensiviert sich mit der Erfindung des Buchdrucks, erhält aber

---

9   Eine Geschichte des Welthandels würde diese Darstellung sprengen, wäre indes für das Verständnis vieler sprachlicher Vorgänge hilfreich.

durch die Verbreitung des Rundfunks ab etwa 1920 und des Fernsehens seit den fünfziger Jahren eine gewaltige Beschleunigung, die durch die neuesten Medien nochmals gesteigert wird. Diese Erfindungen erlauben es den Menschen, sich einen – wenn auch oft verfälschten – Eindruck von anderen Orten zu machen, sie verbreiten sprachliche Normen, welche die großräumige Kommunikation innerhalb von Sprachräumen massiv erleichtern, und sie gestatten es, in jüngerer Zeit, weit entfernte Ereignisse zeitgleich zu verfolgen. Damit scheint das Ferne erreichbar zu werden, vor allem, wenn die direkte Umgebung problematisch ist. Und damit werden oft Bilder eines besseren *Anderswo* gezeigt, denen die Realität vielfach nur zum Teil entspricht[10].

Das dritte Element ist die Zunahme der Mobilität in mehrerlei Hinsicht: die Verkehrsmittel werden schneller und im Allgemeinen (nicht überall!) sicherer, sie werden aber auch deutlich günstiger im Preis. War man noch in der Zwischenkriegszeit zwischen Hamburg und Buenos Aires etwa drei Wochen unterwegs, so reduziert sich die Zeitspanne heute auf etwa fünfzehn Stunden. Natürlich sind auch die heutigen Preise für viele Migranten sehr hoch, so dass sie auf abenteuerlichen Wegen aufbrechen, die oft lange Zeit in Anspruch nehmen. In vielen Fällen sind es indes weniger die Reisekosten als die Weigerung der Zielländer, Zuwanderer aufzunehmen, welche den Preis in die Höhe treibt. Während bis nach dem Ersten Weltkrieg manche Staaten – wie etwa Argentinien – die Einwanderung gefördert haben, hat sich seit der Weltwirtschaftskrise die Grundhaltung gewendet. In schwierigen Zeiten wird Zuwanderung zum Problem erklärt, während auf der anderen Seite Zuwanderer, die gewissen (ökonomischen) Kriterien entsprechen, durchaus willkommen sind. Dass Integration immer, auch bei guten Ausgangsbedingungen, ein Prozess der langen Dauer ist, wird vernachlässigt. Jenseits der Migration der Bedürftigen gibt es eine solche der Wohlhabenden; diese können fast ohne Probleme von einem Land ins andere wechseln.

## 6 Abschließende Bemerkungen

Eine immer größere Zahl von Menschen steht in immer engeren Zusammenhängen. Es gibt zwischen den Gruppen kaum mehr "leere" Zonen, Menschen mit sehr unterschiedlichen Traditionen und Anschauungen müssen immer enger zusammenleben, meist nicht infolge eigener Entscheidung, sondern "aufgrund der Verhältnisse", wie eine weitere verbreitete Lüge sagt. Dadurch entsteht

---

10 Jedes Bild kann nur Ausschnitte zeigen und damit einen Eindruck suggerieren, der den Realitäten nicht zu entsprechen braucht. Wir sehen, was wir sehen *sollen* oder sehen *dürfen* – das andere nicht.

indirekt ein Druck, der auf der einen Seite zu Reaktionen des Rückzuges führen kann, also verstärkter Demarkation, vielfach aber auch zu Aggression. Beides kann sich verbinden, wie wir vor unseren Augen sehen.

Sprachliche Isolate gibt es heute kaum noch, und die letzten noch existierenden sind dabei, sich aufzulösen. Die Vervielfachung der Zahl der Menschen vervielfacht die Möglichkeiten und Notwendigkeiten der Kontakte und verringert zugleich das Gewicht jeder einzelnen Person; es wird für sie immer schwieriger, sich "sichtbar" zu machen. Zwar lassen sich Unterschiede erkennen: in der Anonymität großer Städte lässt sich Differenz leichter bewahren, aber nur residuell. Damit wird der Druck der großen Verkehrssprachen immer massiver. Umgekehrt kommt es zu verstärkten Reaktionen der Demarkation. Gruppen wollen ihre Besonderheit hervorheben. Das kann auf unterschiedlichen Ebenen geschehen. Eine davon ist die sprachliche: aufgrund der ideologischen Aufladung von Sprache – die sich inzwischen von Westeuropa weit über die Erde hin ausgebreitet hat – kommt es immer wieder zum Ausbau von bisher als Varietäten angesehenen Einheiten zu Sprachen. Meine These lautet: es geht den Anhängern mancher der Richtungen – vielleicht unbewusst –, die sich für die Verteidigung nicht anerkannter Sprachen einsetzten, in zunehmendem Maße (noch vor einigen Jahrzehnten war das anders) weniger um *Regulierung der Kommunikation* als um *Abgrenzung*. Das bedeutet, dass den so geschaffenen "neuen" Sprachen in vielen Fällen nur begrenzt eine praktische Kommunikationsfunktion zukommt, viel stärker dagegen eine symbolische. Die Verwendung der Sprache zu bestimmten symbolischen Anlässen genügt. Gleichzeitig wird die kommunikative Reichweite sowohl der Sprache, gegen die sich die neue abgrenzen will, verkleinert, wie auch die der "neuen" Sprache selbst gering bleibt. In der Resultante führen solche Versuche paradoxerweise dazu, die Rollen der großen Verkehrssprachen weiter zu stärken, denn wo bis dahin die Verwendung einer einzigen Sprache möglich war, muss nach einer gewissen Zeit der Auseinanderentwicklung der beiden jetzigen Sprachen eine Verkehrssprache die Kommunikation zwischen den Angehörigen der beiden Gruppen sichern. Die Politik verstärkter Demarkation führt indirekt zur Stärkung der dominanten Sprachen. Diese allerdings differenzieren sich intern, so dass sie möglicherweise irgendwann ihre Rolle nicht mehr erfüllen können ...[11]

---

11 Damit soll nicht das Recht jeder Sprache auf Existenz in Frage gestellt werden; es geht vielmehr darum, dass solche impliziten Tendenzen, die, wie gesagt, den Vertretern der betroffenen Sprache nicht genügend bewusst sein können, aufgezeigt und analysiert werden, möglicherweise nach Abwehrstrategien gesucht wird.

Der Kontakt fußt immer auf dem dialektischen Zusammenspiel von Kommunikation und Demarkation. Wo die eine Tendenz die Oberhand über die andere bekommt, kommt es immer zu einem Ausgleich, der allerdings anders verlaufen kann, als die Sprachplaner sich das denken. Nicht zuletzt aufgrund dieser materiellen Veränderungen in den Bedingungen der Kommunikation hat sich das Verhältnis zwischen den beiden Polen in einer relativ kurzen Zeitspanne massiv verändert, es ist auch viel weniger überschaubar geworden, und wir können heute noch nicht sagen, ob und wo sich eine neue Resultante bilden wird. Ich denke, diese Überlegungen sollten bei allen soziolinguistischen und sprachenpolitischen Untersuchungen stärker berücksichtigt werden.

## Literatur

Bachtin, Mihail M[ihailovič]. 2017. *Sprechgattungen*. Hgg. von Rainer Grübel, Renate Lachmann & Sylvia Sasse [aus dem Russischen übersetzt von Rainer Grübel und Alfred Sproede, mit einem Nachwort von Renate Lachmann und Sylvia Sasse]. Berlin: Matthes & Seitz.

Bade, Klaus J., Pieter C. Emmer, Leo Lukassen & Jochen Oltmer (Hgg). 2007. *Enzyklopädie Migration in Europa: Vom 17. Jahrhundert bis zur Gegenwart*. Paderborn u.a.: Schöningh; München: Fink.

Besch, Werner. ²1980. Frühneuhochdeutsch. In Hans-Peter Althaus, Helmut Henne & Herbert Ernst Wiegand. *Lexikon der germanistischen Linguistik*. Tübingen: Niemeyer, 588–597.

Bloch, Ernst. 1973 [¹1935]. *Erbschaft dieser Zeit*. Frankfurt am Main: Suhrkamp.

Bochmann, Klaus, 2005. Wie Sprachen gemacht werden: Zur Entstehung neuer romanischer Sprachen im 20. Jahrhundert. Leipzig/Stuttgart: Verlag des Sächs. AdW/Hirzel (Sitzungsberichte der Sächsischen AdW, Phil. -hist. Klasse, Band 139, Heft 4).

Broch, I. H. & Ernst Håkon Jahr. ²1984. *Russenrosk: Et pidginspråk i Norge*. Oslo: Novus.

*DTV-Lexikon in 20 Bänden*. 1999. München: DTV.

[DSW]. Deutsche Stiftung Weltbevölkerung. 2017. Weltbevölkerung in Milliarden. (Grafik der DSW gemäß Vereinte Nationen, World population prospects: The 2017 revision) <https://www.dsw.org/infografiken/#group-11> (05.02.2020).

Giesecke, Michael, 1991. Der Buchdruck in der frühen Neuzeit: Eine historische Fallstudie über die Durchsetzung neuer Informations- und Kommunikationstechnologien. Frankfurt/M.: Suhrkamp.

Hagège, Claude. 1985. *L'homme de paroles: Contribution linguistique aux sciences humaines*. Paris: Fayard.

Hroch, Miroslav. 2005. *Das Europa der Nationen: Die moderne Nationsbildung im europäischen Vergleich*. Göttingen: Vandenhoeck & Ruprecht [Deutsch von Elizka und Ralph Melville].

Jakobson, Roman & Krystyna Pomorska. 1982. *Poesie und Grammatik: Dialoge*. Frankfurt, Main: Suhrkamp [deutsch von Horst Brühmann; frz. Original *Dialogues*, Paris: Flammarion, 1980].

Kloss, Heinz, ²1978 [¹1952]. *Die Entwicklung neuer germanischer Kultursprachen seit 1800*. Düsseldorf: Schwan.

Kremnitz, Georg. 2016. *Geschichte der romanischen Sprachwissenschaft unter besonderer Berücksichtigung der Entwicklung der Zahl der romanischen Sprachen*. Wien: Praesens.

Lafont, Robert. 1978. *Le travail et la langue*. Paris: Flammarion [deutsch von Hella Beister: *Sprache als Arbeit*. Wien: Braumüller, 1992].

Maglia, Graciela & Armin Schwegler (eds). 2012. *Palenque (Colombia): oralidad, identidad y resistencia: Un enfoque interdisciplinario*. Bogotá: Instituto Caro y Cuervo, Universidad Javeriana.

Mann, Charles C. 2016. *Amerika vor Kolumbus: Die Geschichte eines unentdeckten Kontinents*. Reinbek: Rowohlt [deutsch von Bernd Rullkötter, am. Original 2005].

Meliá, Bartomeu. 1992. *La lengua guaraní del Paraguay*, Madrid: Mapfré.

Le Monde / La Vie. [avril 2017]. *L'Histoire de l'homme: Une aventure de 7 millions d'années. Et après?* [Paris:] Le Monde.

Nagle, Angela. 2017. Die Angst vor den vielen: Über die alten und neuen Verächter der Masse. *Le monde diplomatique* [deutsche Ausgabe] April2017, 12–13.

Okuka, Miloš. 1998. *Eine Sprache – viele Erben: Sprachpolitik als Nationalisierungsinstrument in Ex-Jugoslawien*. Klagenfurt, Celovec: Wieser.

Reinhard, Wolfgang. ²2002 [¹1999]. *Geschichte der Staatsgewalt: Eine vergleichende Verfassungsgeschichte Europas von den Anfängen bis zur Gegenwart*. München: Beck.

Roquebert, Michel. 2000. *Histoire des Cathares: Hérésie, croisade, inquisition du XI$^e$ au XIV$^e$ siècle*. [Paris:] Perrin.

Rossi-Landi, Ferruccio. 1968. *Il linguaggio come lavoro e mercato*. Milano: Bompiani.

Roy, Olivier. 1997. *La nouvelle Asie centraleou La fabrication des nations*. Paris: Seuil.

Saussure, Ferdinand de. 1916. *Cours de linguistique générale*. Publié par Charles Bally et Albert Séchehaye. Avec la collaboration de [sic] Albert Riedlinger. Lausanne, Paris: Payot.

Schulze, Hagen. 1994. *Staat und Nation in der europäischen Geschichte*. München: Beck.

Shannon, Claude Elwood & Warren Weaver. 1949. *The mathematical theory of communication*. Urbana (Illinois): University of Illinois Press.

Trabant, Jürgen. 2014. *Globalesisch oder was? Ein Plädoyer für Europas Sprachen*. München: Beck.

Van Creveld, Martin. 1999. *Aufstieg und Untergang des Staates*. München: Gerling Akademie Verlag [deutsch von Klaus Fritz und Norbert Juraschitz, engl. Original 1999].

Watzlawick, Paul, Janet Beavin & Don D. Jackson. 1969. *Menschliche Kommunikation. Formen, Störungen, Paradoxien*. Bern, Stuttgart, Wien: Hans Huber.

Wolff, Gerhart. ³1994. Deutsche Sprachgeschichte. Tübingen, Basel: Francke [¹1986 Frankfurt/M.: Athenäum].

Zeuske, Michael. 2018. *Sklaverei: Eine Menschheitsgeschichte von der Steinzeit bis heute*. Ditzingen, Stuttgart: Reclam.

Ulrich Hoinkes (Kiel)
# Der Beitrag der Linguistik zu den Migrationswissenschaften

**Abstract.** Migration and its impact on language use, language spread and language change are important areas of investigation in modern sociolinguistics as well as in historical linguistics from the 19th century until today. This is why at present linguistics has to play an important role in modern migration studies helping outline the function of language in (the history of) multilingual societies with special regard to language communities reshaped or displaced by migration.

**Keywords:** migration linguistics, historical migration studies, social multilingualism, language contact, cultural history of language, cultural memory

Die Sprachwissenschaft hat sich schon immer für die Folgen der Wanderung von größeren Menschengruppen interessiert, vor allem dann, wenn durch solche Wanderungen Veränderungen des Sprachgebrauchs in bestimmten geographischen Räumen ausgelöst worden sind. Eine Reihe von klassischen Disziplinen der Linguistik ist ganz besonders eng mit diesem Interessensgebiet verbunden, darunter die Erforschung gesellschaftlicher Mehrsprachigkeit als wesentlicher Bereich der Soziolinguistik, die sogenannte Kontaktlinguistik, die Varietätenlinguistik und auch die historische Linguistik, insofern sie sich in moderner Konzeption als Sozialgeschichte der Sprachen und Mehrsprachigkeitsräume versteht. Das Thema dieses Beitrags ist somit auf dem gesamten Gebiet der soziolinguistischen Forschung angesiedelt. Konkret möchte ich daher der Frage nachgehen, ob es denn gerechtfertigt ist, in der heutigen Zeit, in der sehr viele etablierte Wissenschaften ihren jeweiligen Bezug zu den sogenannten Migrationswissenschaften definieren, auch einen speziellen Beitrag der Sprachwissenschaft auszumachen, der das Etikett 'Migrationslinguistik' verdient. Zu derselben Spezialisierung bekennen sich inzwischen eine Reihe von Wissenschaften, so dass wir Fachvertreter einer Migrationssoziologie, einer Migrationspsychologie, einer Migrationspädagogik, einer Migrationsökonomie, einer Migrationspolitologie usw. finden. Was aber ist in diesem Reigen unter einer 'Migrationslinguistik' zu verstehen? Wenden wir uns, um in das Thema hineinzukommen, den Teildisziplinen der Linguistik zu, in denen eine besondere Affinität zu gesellschaftlichen Phänomenen der Migration gegeben ist, und versuchen wir, der

Frage nachzugehen, was eigentlich die etablierte Sprachwissenschaft zum Aufbau einer Migrationslinguistik beiträgt.

## 1 Migration, gesellschaftliche Mehrsprachigkeit und Sprachkontaktforschung

Zunächst ist auf den Bereich der soziolinguistischen Forschung zu verweisen, der sich mit Problemen gesellschaftlicher Mehrsprachigkeit beschäftigt. Überall dort, wo wir mehrsprachige Gesellschaften oder auch nur gesellschaftliche Gruppen, die Mehrsprachigkeit repräsentieren, vorfinden, lässt sich diese soziale Situation letztlich auf Migrationsbewegungen zurückführen. Dies gilt auch für politische Grenzregionen, in denen die Ziehung staatlicher Grenzen oft zu einer Vermischung nationaler Sprachgemeinschaften führt (vgl. De Genova 2017). Nicht selten haben diese Migrationen in sprachlichen Grenzregionen eine lange Geschichte, wie zum Beispiel im Falle Belgiens, dessen interne Mehrsprachigkeit von Flämisch, Deutsch, Französisch und Wallonisch auf Wanderungen, Abgrenzungen und Mischungen von Völkern und Bevölkerungsgruppen in dem langen Zeitraum vom Altertum über das Mittelalter bis in die Neuzeit zurückgeht (vgl. Blampain u.a. 1997). In vielen anderen Fällen hat die Kolonialzeit zu Migrationen und Sprachmischungen beigetragen, so vor allem in Amerika und Afrika, wo alle Formen der gesellschaftlichen Mehrsprachigkeit unter Beteiligung der ursprünglich rein europäischen Sprachen Portugiesisch, Spanisch, Französisch oder Englisch letztlich diesen kolonialzeitlich bedingten Migrationen geschuldet sind.[1] Man könnte nun einwenden, dass das Wissen über Migrationsbewegungen, die vor Jahrhunderten stattgefunden haben, für die Betrachtung der aktuellen sprachlichen Verhältnisse in den jeweiligen Gebieten kaum von Relevanz ist. In der Tat ist es richtig, dass Probleme der gesellschaftlichen Mehrsprachigkeit beispielsweise in der heute politisch selbständigen kanadischen Provinz Québec keinen direkt nachvollziehbaren Wirkungszusammenhang mit der Einwanderung französischer Kolonisatoren über die Mündung des Sankt-Lorenz-Stroms im 16. Jahrhundert mehr aufweisen. Die Sachlage ist aber im Hinblick auf die sprachliche Identitätsbildung komplexer, denn tatsächlich prägen Formen des kollektiven Bewusstseins hinsichtlich der eigenen Geschichte bis heute die Identität der frankophonen Kanadier ganz erheblich, und in der Tat ist die Varietät der heute größten französischsprachigen Gemeinschaft außerhalb Frankreichs maßgeblich durch den migrationsbedingten Sprachkontakt, insbesondere mit

---

1 Vgl. zur Verbreitung des Französischen und des Spanischen in der Welt Pöll 1998 und Herling & Patzelt 2013.

dem Englischen, in früheren Zeiten geprägt (vgl. Gagnon 2011, Bigot 2012). Wenn wir genauer hinschauen, ist es sogar noch komplizierter: Der migrations- und kolonisationsbedingte Sprachwandel früherer Jahrhunderte hat zu der Ausbildung einer besonderen Varietät des 'français québecois' sowie zur Identitätsbildung der 'Québecois francophones' geführt, d.h. das Französische von Québec ebenso wie dessen französischsprachige Einwohner geprägt. Die sozialen und politischen Verhältnisse im modernen Kanada haben – durch jüngere und aktuelle Formen des kulturellen und migrationsbedingten Sprachkontakts – darüber hinaus das Sprachenproblem geschaffen, das heute für Québec prägend ist und konkret zu der Maßnahme geführt hat, die als bedrohlich empfundene Dominanz des Englischen durch das sprachpolitische Konzept der Einsprachigkeit des Französischen in Québec aktiv zu unterbinden. Kurzum, die gesamte Sprachgeschichte und die mehrsprachige Gegenwart der frankophonen Provinzen in Kanada sind nur in ihren engen Bezügen zu gesellschaftlicher Migration – der früheren wie der jüngeren – zu verstehen.[2]

Auch in den meisten Staaten, deren Verfassung von dem Prinzip der Monolingualität ausgeht, gibt es eine migrationsbedingte sprachliche Vielfalt. Ich verweise hier nur kurz auf die Situation in Frankreich, einem Land mit der typischen Verbindung von Staat, Nation und Sprache, die für unsere Vorstellungen politischer Eigenständigkeit in Europa vor allem seit dem 19. Jahrhundert sehr prägend geworden ist. In der öffentlichen Wahrnehmung ist das Konzept der Einsprachigkeit ein fester Bestandteil der Wirklichkeit des französischen Staates, was sicherlich als eine Folge der seit Jahrhunderten zentralistischen Politik Frankreichs und seines politischen Engagements für die Verbreitung und Stärkung des Französischen im eigenen Land und in der ganzen Welt angesehen werden kann. Die sprachliche Realität stellt sich allerdings wesentlich vielfältiger dar, wie Kremnitz (2013) mit seinem umfangreichen Sammelband zur Sozialgeschichte der Sprachen Frankreichs aufzeigt. Dort werden nicht weniger als 17 verschiedene im europäischen Teil Frankreichs gebräuchliche Sprachen in eigenen Kapiteln behandelt. Hinzu kommen fünf Kapitel zu verschiedenen Mehrsprachigkeitssituationen, die in den Übersseedepartements und Überseeterritorien Frankreichs anzutreffen sind. Diese geschichtlich ausgebildeten Realitäten der Mehrsprachigkeit in Frankreich spiegeln aber bei Weitem nicht die gesamte Komplexität der aktuellen sprachlichen Verhältnisse wider. So widmet

---

2 Vgl. zu diesen Ausführungen die Website-Darstellung der Université Laval in Québec zum Thema *Histoire du français au Québec* (Autor: Jacques Leclerc); <http://www.axl.cefan.ulaval.ca/francophonie/histfrnqc.htm> (01.12.2019).

sich der Band von Kremnitz in weiteren Kapiteln insgesamt 21 Immigrantensprachen im heutigen Frankreich, welche die regionalen und lokalen Mehrsprachigkeitsverhältnisse zum Teil erheblich mitprägen. Durch dieses wissenschaftliche Publikationsbeispiel wird deutlich, in wie großer Abhängigkeit die soziolinguistische Forschung von der Wahrnehmung migrationsbedingten Sprachkontakts und der Gestaltung mehrsprachiger Räume durch Migration steht – auch in Bezug auf Staaten und Nationen, die als grundsätzlich einsprachig gelten. Angemerkt sei zudem noch, dass von den 17 Sprachen, die über das Französische hinaus im europäischen Frankreich verbreitet sind, sechs – darunter das maghrebinische Arabisch und das Romaní – den Status von 'nicht-territorialisierten Sprachen' haben, womit auch deren Existenz in Frankreich primär auf Migrationen zurückgeht. Aber auch die verbleibenden elf territorialen Sprachen in Frankreich – unter ihnen das Bretonische, das Baskische, das Okzitanische und das Katalanische – haben eine migrationsbedingte Geschichte, denn sie sind als autochthone Sprachen Frankreichs vor allem seit dem 19. Jahrhundert nicht nur durch die zentralistische Sprachpolitik des Staates, sondern auch mittels strukturbedingter interner Migrationen, insbesondere von den ländlicheren Regionen hin zu den größeren Städten und Metropolen des Landes,[3] sozial und kulturell dominiert sowie hinsichtlich ihrer Sprecherzahlen dezimiert worden.

Neben der Soziolinguistik gibt es noch eine weitere sprachwissenschaftliche Disziplin, die häufig auf Migrationskontexte Bezug nimmt, nämlich die Kontaktlinguistik oder Sprachkontaktforschung. Als moderner linguistischer Forschungszweig hat die Kontaktlinguistik mit Uriel Weinreichs theoretischem Konzept der *languages in contact* in den 1960er Jahren ihren Anfang genommen (vgl. Riehl ³2013: 11). Der Sprachkontaktforschung geht es in erster Linie um die systematisch beschreibbare Sprachverwendung und das auch psycholinguistisch analysierbare Sprachverhalten bilingualer Sprecher. Soziale Komponenten spielen dabei stets eine wichtige Rolle, aber die Sprachkontaktforschung untersucht vor allem, welche strukturellen Besonderheiten des Sprachgebrauchs in Situationen des Sprachkontakts beobachtet werden können. Mit diesem Untersuchungsinteresse schenkt sie den Phänomenen des *code switching* und des *code mixing* große Beachtung. Dabei handelt es sich um den kurzfristigen Wechsel zwischen zwei verschiedenen Sprachsystemen innerhalb einer meist alltäglichen Konversation bzw. um die Vermengung von sprachlichen Mitteln aus zwei Sprachen. Dieser Sprachenwechsel in Alltagsgesprächen ist vor allem für den

---

3  In den letzten Jahrzehnten z.T. aber auch durch einen demographischen Reflux in die ländlicheren Regionen Frankreichs, vgl. Gonnard 2006.

Sprachgebrauch von Migranten typisch, wenn sie in der Sprache des Aufnahmelandes kommunizieren. Sie kann aber auch Personen mit Migrationshintergrund und sicherer Zweitsprachenkompetenz zu einem typischen Schema des Kommunizierens zwischen zwei Sprachen werden, wie das Beispiel Krefeld (2004: 106) aus dem italienisch-deutschen Sprachkontakt zeigt:

- Motori così m'inderessano, <u>faccio tutto zusammenschrauben</u>. *Wenn's was wird, weiß ich nicht*, e io faccio qualcosa, è uguale
- No, cerco uni che tʃ ha la mamma grassa e faccio come Tim Taylor <u>che fa sempre la mamma *verarschen*</u>
- Prendo le *Muscheln*, <u>faccio *sammeln*</u>
- <u>Facciamo *Kapitän spielen*</u>, come sulla nave, poi vengono le one e poi è bello

Der typische Charakter und die relativ hohe Frequenz dieser Konstruktion des italienischen Verbs *fare* 'machen' mit dem deutschen Infinitiv lässt sich durch die einfache syntaktische Bildung erklären, die es für Nicht-Muttersprachler entbehrlich macht, das deutsche Verb zu konjugieren. Auch für die Sprecher anderer romanischer Sprachen, wie dem Französischen oder Katalanischen, ist diese Konstruktionsform leicht zu benutzen, z.B. in einer Formulierung wie katalanisch-deutsch *fem Kaffee i Kuchen* (*fem* in der Bedeutung von 'machen wir') statt *berenem*, was in Katalonien die landesübliche Einnahme einer nachmittäglichen Vespermahlzeit meint. Es geht in solchen Fällen dem Muttersprachler nicht darum, ein deutsches Wort einzusetzen, das ihm in der eigenen romanischen Sprache unbekannt wäre, sondern Wörter mit Symbolwert für deutsche Akkulturation (aufgrund ihrer Semantik, Bildung, Frequenz, Kollokation etc.) in italienische, katalanische oder französische Äußerungen einzuflechten. So könnte es in einer katalanisch-deutschen Alltagskonversation auch z.B. "treu la Blaue Tonne, si us plau" ("stell bitte die Blaue Tonne raus") heißen, wenn am nächsten Tag die Müllabfuhr kommt, da die blaue Papiertonne in Privathaushalten im katalanischen Kulturkontext unüblich ist.

Die Nutzung typischer Konversationsstrukturen mit *code switching* und *code mixing* verbindet sich bisweilen auch mit der sozialen Wahrnehmung von Mischsprachen, deren Existenz als selbständige Sprachformen zwar oft bezweifelt werden kann, die aber in jedem Fall ein soziales Phänomen der sprachlichen Auswirkungen von Migration darstellen. Eines der prominentesten Beispiele ist das sogenannte 'Spanglish', das als eine Mischung von Spanisch und Englisch charakterisiert wird und insbesondere den *Hispanics*, also den lateinamerikanischen Migranten in den USA, zugeschrieben wird (vgl. z.B. Fritzsche 2010).[4] Allerdings ist sich die Fachwelt nicht einig darüber, ob diese Mischsprache

---

4   Zum Spanglish vgl. Eggert 2018.

tatsächlich als solche existiert, d.h. als sozial-normative Kommunikationsform definiert werden kann, oder ob sie im öffentlichen Leben nur plakativ als negativ konnotiertes bzw. spöttisch abgewertetes Emblem der Latino-Migrantengruppe, insbesondere in den Südstaaten der USA, verwendet wird (vgl. López García 2015). Hier ist also Vorsicht geboten, da Strukturwandelphänomene des migrationsbedingten Sprachkontakts in öffentlichen Diskursen allzu leicht wertend instrumentalisiert werden und ihre objektive Darstellung dabei kaum von Interesse ist. In Deutschland kennen wir ein ähnliches Phänomen, nämlich das sogenannte Türkendeutsch, das inzwischen auch viele deutsche Kinder ohne Migrationshintergrund als jugendsprachliche Varietät benutzen.[5] Das Türkendeutsch hat also inzwischen ohne Zweifel eine emblematische Funktion angenommen, und das nicht nur für Kinder und Jugendliche mit türkischem Migrationshintergrund. Es ist dabei jedoch kaum auf den Prinzipien des *code switching* oder *code mixing* aufgebaut, sondern stilisiert eine Art Slang türkischer Muttersprachler in Deutschland, der vor allem durch eine besondere Wortwahl, Redewendungen sowie Aussprache- und Betonungsabweichungen charakterisiert ist und mit dem Ziel verwendet wird, daraus eine besondere, häufig als milieuspezifisch bewertete Jugendsprechweise zu kreieren. Die linguistische Annäherung an solche diatonischen Varietätenphänomene in Migrationskontexten, wie sie Spanglish oder Türkendeutsch darstellen, darf sich nicht in deskriptiven Darstellungsweisen erschöpfen, sondern muss vor allem ihre soziale Funktion ermitteln und beschreiben, auch wenn sich dies im konkreten Fall als nicht immer leicht erweist.

## 2 Die migrationslinguistische Theoriebildung in den Anfängen der Sprachwissenschaft

Neben der modernen Sprachkontaktforschung gibt es noch eine weiter zurückreichende Tradition der Kontaktlinguistik *avant la lettre* im 19. Jahrhundert. Sie verdankt ihre Entstehung dem indogermanistischen Forschungsparadigma und zeigt sich besonders deutlich in der frühen romanischen Sprachwissenschaft. Die Indogermanistik gründet sich methodologisch auf die historisch-vergleichende Sprachwissenschaft, die es sich zur Aufgabe machte, genealogische Prinzipien aufzustellen und konkrete Verwandtschaftsverhältnisse der Sprachen aus dem Vergleich ihrer Formen abzuleiten. In dieser Zeit sah man die Sprachen eher

---

5  Vgl. Tok 2014. Statt Türkendeutsch wird z.T. auch der Begriff Kiezdeutsch verwendet; entsprechende Studien hierzu in Mecheril 2014: 223ff.

als Organismen an⁶ und untersuchte sie weitgehend losgelöst von der Beobachtung des konkreten Gebrauchs durch ihre Sprecher. Andererseits wurde in dieser frühen Phase der romanischen und anderer Sprachwissenschaften der historischen Mobilität von Sprachgemeinschaften große Beachtung geschenkt und auf die durch Migrationen verursachten Phänomene des Sprachkontakts hingewiesen. Im Falle der romanischen Sprachen sah man darin sogar den einzigen Weg, um zu erklären, wie aus einer historischen Sprache, nämlich dem Lateinischen, mehrere romanische Sprachen entstehen konnten.

Die Romanistik bekannte sich von Anfang an dazu, als Grundlage der romanischen Sprachen eine Form des Lateins anzuerkennen, das im Gegensatz zum klassischen Latein beinahe ohne feste Norm war und somit der historischen Kontingenz menschlicher Gemeinschaft, darunter den verschiedensten Sprachkontakten, ausgesetzt war. Man nannte diese gesprochene Manifestationsform des Lateins 'Vulgärlatein' und verwies damit auf die Sprache des einfachen Volkes, *vulgus* (vgl. Kiesler 2006). Damit war die Geschichte der romanischen Sprachen von vornherein eine Geschichte des gesprochenen, wenig normfixierten Lateins im Kontakt mit all den Sprachen, die im Verlauf des Aufstiegs, der Blüte und des Untergangs des Römischen Reiches in seinen verschiedenen Teilen gesprochen wurden – sei es als autochthone Sprachen, zu denen sich das Latein als Migrantensprache gesellte, oder als Migrantensprachen, deren Sprecher in das lateinischsprachige Gebiet des Römischen Reichs gelangten. In jedem Fall gingen die frühen indogermanistischen Sprachforscher davon aus, dass die romanischen Sprachen durch Sprachkontakt infolge von Migrationen entstanden sind. Allerdings waren sie noch nicht von den Prinzipien und den Methoden der modernen Sprachkontaktforschung geleitet, sondern gaben sich der diffusen Vorstellung einer Form von Sprachmischung hin, der zufolge die romanischen Sprachen von Anfang an *'langues mixtes'* (so bei Schlegel, s.u.) darstellten und ihren jeweiligen Charakter aus der oft lang andauernden Verbindung mit anderen Sprachen bezogen.

Ein frühes Erklärungsmuster dieser Art liefert z.B. ein Text von August Wilhelm Schlegel (1767–1845), in dem er sich Gedanken zum typologischen Unterschied zwischen dem Lateinischen und den romanischen Sprachen macht (basierend auf der Erkenntnis, dass letztere die Bildung synthetischer Formen in

---

6 Vgl. Linke, Ortner & Portmann (2003: 69): "Im Zuge der Ausbreitung des vitalistisch-organizistischen Denkens bestimmte dann auch August Schleicher Sprache als einen 'Naturorganismus' und stützte seinen Organismusbegriff, zu dem ihn allerdings schon Franz Bopp hätte anregen können, in ebenso aparter wie unangemessener Weise auf Hegel und Darwin." (bibl. Referenzen zu den genannten Personen ebd.).

der Grammatik, wie sie im Latein üblich waren, nach und nach aufgaben, was u.a. den Kasusverfall in den romanischen Sprachen einleitete). Zur Herausbildung der romanischen Sprachen äußert sich Schlegel in diesem Text wie folgt:

> Aber dieser Übergang zum analytischen System erfolgt viel schneller und quasi durch Erschütterungen, wenn – als Folge der Eroberung – es einen Konflikt zwischen zwei Sprachen gibt, der der Eroberer und der der alten Einwohner des Landes. Genau das ist in den Provinzen des Westreichs passiert, die von den germanischen Völkern erobert wurden, und auch in England während der Invasion der Normannen. Aus dem lang andauernden Kampf zweier Sprachen, von denen die eine die der großen Masse der Bevölkerung war und die andere diejenige der herrschenden Nation, sowie aus der letztendlichen Verschmelzung der Sprachen und der Völker, sind schließlich das Provenzalische, das Italienische, das Spanische, das Portugiesische, das Französische und das Englische hervorgegangen. (eigene Übersetzung aus dem Französischen nach Schlegel 1818: 20)

Es ist das Verdienst des Sprachforschers und Sprachtheoretikers Hugo Schuchardt (1842–1927), der den Beginn der romanischen Sprachwissenschaft maßgeblich geprägt hat, schon im 19. Jahrhundert eine modernere und differenziertere Sicht auf die Entstehung der romanischen (und anderer) Sprachen begründet und propagiert zu haben. Der Stein des Anstoßes war dabei nicht so sehr die Vorstellung, dass Sprachen sich untereinander mischen, sondern dass sie genealogisch miteinander verbundene Entitäten darstellen. Die Abkehr von dem Bild der Sprachverwandtschaft und dem Prinzip der genealogischen Klassifikation kam seinerzeit einer Revolution im sprachtheoretischen Denken gleich. Diese Revolution vollzog sich – auch aufgrund der großen Wirkung Schuchardts – in der Geschichte der sprachwissenschaftlichen Betrachtung selbst, weniger aber in den allenfalls wissenschaftsaffinen Vorstellungen der Öffentlichkeit. Noch heute gehen wir wie selbstverständlich von dem Konstrukt der Sprachfamilien und Stammbäume aus, das einer biologistischen Theoriebildung Darwin'scher Prägung und dem Nationalverständnis und Rassedenken des 19. Jahrhunderts entsprungen ist.[7] Schuchardt wendet sich schon 1870 in seiner bekannten Leipziger Probevorlesung (vgl. Schuchardt 2015 [1900]) gegen diese seinerzeit vorherrschenden Theoreme und basiert seine innovative sprachtheoretische Betrachtung auf ganz anderen Prämissen, die in Anlehnung an Alexander Kalkhoff und Johanna Wolf wie folgt gefasst werden können:

---

7 Vgl. hierzu die Publikation von Krämer, Lenz & Messling 2015. Darin auch eine interessante Auseinandersetzung mit dem historischen Prinzip der indoeuropäischen Sprachen, basierend auf einem Text von Carlo Cattaneo aus dem Jahre 1841, S. 127–166.

(1) Die kommunikativen und damit sozialen Bedingungen der Sprechergemeinschaften sind – neben individuellen Sprechgewohnheiten – die wesentlichen Faktoren bei der Erzeugung sprachlicher Identitäten.

(2) Die Sprachen gliedern sich nicht prinzipiell in abgrenzbare Normsprachen (wie Latein, Französisch oder Englisch), sondern unterliegen im Zuge ihres ausgedehnten räumlichen Sprachgebrauchs einer, wie Schuchardt sagt, kontinuierlichen 'geographischen Abänderung' in Mundarten, die selbst eine klare Grenzziehung zwischen den großen Nationalsprachen verhindert.

(3) Die weitere Abänderung und Ausdifferenzierung sprachlicher Regionalnormen hängt – neben der zentrifugalen Kraft individuellen Sprachgebrauchs – vor allem von dem Prinzip der, wie Schuchardt sagt, 'Sprachmischung' ab, also dem intensiven strukturverändernden Sprachkontakt mit anderen Varietäten der eigenen Sprache oder mit Varietäten ganz anderer, d.h. fremder Sprachen.

(4) Kompensatorisch zu den Prinzipien der geographischen Abänderung und dialektalen Ausdifferenzierung von Sprachen wirkt stets die zentripetale Kraft sprachnormierender Instanzen in der Sprachgemeinschaft, wozu vor allem die Wirkung "religiöser, politisch-administrativer und geistiger Machtzentren beiträgt (u.a. Kirchsprengel, Regierungssitze und Bildungsinstitutionen)" (Kalkhoff & Wolf 2015: 441).

Diese Zusammenfassung des Schuchardt'schen Denkens ist zugegebenermaßen mit modernen Formulierungen ein wenig in die heutige Zeit hineingetragen, hebt aber dadurch umso mehr den innovativen Charakter seiner Sprachbetrachtung hervor. Bemerkenswert sind dabei im aktuellen Zusammenhang die Betonung des sozial-kommunikativen Charakters jeder Sprachveränderung, die essentielle Rolle, die dem Prinzip des Sprachkontakts zukommt (bei Schuchardt noch konzeptionell undifferenziert als 'Sprachmischung' bezeichnet), und der Hinweis auf die Wirkung von soziokulturellen Faktoren zur Aufrechterhaltung übergreifender Sprachnormen. So formuliert Schuchardt z.B. in seiner Vorlesung von 1870 mit Bezug auf die von England aus erfolgte Kolonisation Amerikas den folgenden Gedanken:

> Uns kommt es darauf an zu wissen in welcher Weise z.B. das Englische nach den Vereinigten Staaten von Nordamerika verpflanzt wurde. Passirte etwa ein einzelner Dialekt den Ozean? Nein, sondern alle möglichen englischen Dialekte. Aber da ihre Vertreter auf die bunteste Weise durcheinander gerüttelt wurden, konnten sie in ihrer Eigenartigkeit nicht fortbestehen; sie glichen sich aneinander an, und zwar gravitirten sie, wie Whitney[8] sagt, nach der Sprache der Gebildeten als Mittelpunkt. So entstand eine nahezu gemeinsame

---

8   Schuchardt bezieht sich hier auf den einflussreichen amerikanischen Orientalisten und Sanskrit-Experten William Dwight Whitney (1827–1894), allerdings ohne eine

Sprache, eine κοινή, und dies bedeutet es, wenn man in gewöhnlicher Redeweise sagt, in Amerika werde nicht so gut, aber auch nicht so schlecht gesprochen wie in England. Setzen wir nun den Fall, die Quellen des unablässigen und starken Menschenzuflusses aus England und den übrigen europäischen Ländern würden verstopft, und es träte in Folge davon die Bevölkerung aus dieser beständigen Fluktuation in ein Stadium der Ruhe und Stetigkeit, ausserdem was schwieriger zu denken ist, es reduzirte sich auch die geistige Einfuhr aus dem Mutterlande auf ein Minimum, so würde zu gleicher Zeit und verhältnismässig rasch das Amerikanische in einen bestimmten Gegensatz zum Englischen treten, anderseits innerhalb jenes sich dialektische Verschiedenheit ausbilden. Anfänge hierzu lassen sich schon jetzt nachweisen. (Schuchardt 2015 [1900]: 430)[9]

Schuchardts Hinweise auf die Wanderungsbewegungen von Sprechergemeinschaften, ihre sprachliche Heterogenität, das Prinzip des normgeleiteten Dialektausgleichs und die Ausdifferenzierung in Varietäten bei einem Wegfall sprachnormierender Instanzen an jedem Ort der sprachlichen Ausbreitung sind ein Meilenstein auf dem Wege zur Entwicklung einer modernen migrationslinguistischen Sichtweise, die sich bis heute implizit auf einige wesentliche Grundlagen der Schuchardt'schen Theorie gründet. Beachtenswert ist vor allem die Tatsache, dass schon sehr früh die Vorstellung von Sprachmischung als Mischung verschiedener Dialektsprecher oder auch von Sprechern verschiedener Sprachen einen Erklärungsansatz für migrationsbedingten Sprachwandel abgab.

Schuchardt, Mitbegründer der erst später so benannten Kreolistik, war zudem einer der ersten, die den Charakter der Kreolsprachen als 'Mischsprachen' mit eigener Identität und sozial-kommunikativer Funktion herausgestellt

---

genauere Referenz hinzuzufügen. Vermutlich spielt Schuchardt auf Whitneys Werk *The Life and Growth of Language* von 1875 an, das August Leskien 1876 ins Deutsche übertragen hatte. Whitneys Theorie der Sprache als gesellschaftlicher Institution hatte eine große Wirkung auf die Entwicklung des modernen europäischen Sprachdenkens.

9   Zum normbildenden Einfluss der Sprache der Gebildeten ist anzumerken, dass das heutige Amerikanische Englisch sowohl unbewusste Veränderungen von unten ('*changes from below*'), die typischerweise den niedrigeren sozialen Schichten entstammen, als auch bewusste von oben ('*changes from above*'), die überwiegend aus gehobeneren Schichten stammen, durchlaufen hat (Wolfram & Schilling ³2016:177), so dass längst nicht alle Sprachwandelprozesse von der Gebildetensprache ausgehen. Auch muss die These des '*dialect leveling*', also der allmählichen Einebnung dialektaler Unterschiede in den USA stark relativiert werden. Trotz einer gewissen Erosion vor allem in den Metropolen hat sich z.B. der besonders distinktive amerikanische Süden insgesamt gut behauptet, da er als "*strong marker of regional identity and often even as a source of cultural pride*" (Wolfram & Schilling ³2016:119) angesehen wird. [Mit Dank an meinen anglistischen Kollegen Matthias Meyer für diesen Kommentar, der Verf.]

und beschrieben haben (vgl. Ludwig 2003: 300). In seinen Studien stellt er die Kreolsprachen, die in den Kolonialkontexten durch das Sklavengewerbe aus dem Kontakt von europäischen mit afrikanischen Sprachen entstanden sind, als eine Art Extrembeispiel von Sprachveränderung dar, die seiner Überzeugung nach immer auf dem Prinzip der Sprachmischung beruht. In einem anderen Zusammenhang schreibt Schuchardt 1884 sogar "es gibt keine völlig ungemischte Sprache" (Kalkhoff & Wolf 2015: 440). Selbstverständlich hat die moderne Sprachwissenschaft dieses ursprüngliche, einfache Konzept seither weiter verfeinert und differenziert, wobei allerdings bis heute keine vollständige Einigkeit über die Entstehungsprinzipien der auf der ganzen Welt verbreiteten Kreolsprachen besteht.[10] Ihre wissenschaftliche Erklärung stellt bis heute eine Herausforderung an die historische Migrationslinguistik dar.

Machen wir wieder einen Sprung zurück ins 20. Jahrhundert und greifen dabei als Übergang noch einmal den Gedanken Schuchardts auf, dass soziokulturelle Faktoren eine zentralisierende und sprachnormierende Wirkung auf die großen Nationalsprachen ausüben. In der Zeit, als Uriel Weinreich seine Prinzipien einer Sprachkontaktforschung entwickelte, knüpften andere Forscher in den USA genau an diesen Zusammenhang von Sprache und Macht an, um ihn zum Leitgedanken für eine ganz andere Art moderner Kontaktlinguistik zu machen. Der Begründer dieser Forschungsrichtung war Charles A. Ferguson, der in seinem programmatischen Aufsatz *Diglossia* aus dem Jahre 1959 den Theorieansatz sozial bedingter sprachlicher Dominanz im Kontakt zwischen einer sprachlichen High-Variety und einer Low-Variety entwickelte. Während Ferguson dieses Diglossie-Modell noch im Wesentlichen als Varietätenmodell innerhalb einer Sprachgemeinschaft auslegte, hat die Diglossieforschung dieses Konzept auf die soziale Funktionsdifferenzierung von ganz unterschiedlichen Sprachen in einer Sprachgemeinschaft ausgeweitet (vgl. Riehl ³2013: 17). Dabei ist der Aspekt der gesellschaftlichen Unterdrückung von Sprachen, die nicht als Prestigesprachen in einer Sprachgemeinschaft fungieren, in das Interesse der Forschung gerückt und hat einer z.T. auch politisch engagierten Soziolinguistik im 20. Jahrhundert großen Aufwind verliehen.[11] Zu deren Interessenfeld gehört selbstverständlich auch die Situation von Migrantensprachen, die in der Regel

---

10 Zu Ursprung und Beschreibung der Kreolsprachen am Beispiel des Französischen vgl. Stein ²2017.
11 So standen z.B. die Studien des ersten in Deutschland erschienenen Sammelbands zur okzitanischen Soziolinguistik unter dem Einfluss der seinerzeit engagierten Diglossie-Forschung, in diesem Fall zum Sprachkontakt *Französisch* (dominant) – *Okzitanisch* (dominiert), vgl. Kremnitz 1982.

in der Aufnahmegesellschaft als Minderheitensprachen wahrgenommen werden und es schwer haben, soziale Anerkennung zu finden.

## 3 Die sozial-historische Migrationsforschung und ihre Bezüge zur Linguistik

Die typischen Mechanismen der Unterdrückung von Minderheitensprachen sind in Europa sprachpolitisch immer deutlicher wahrgenommen worden und haben in einzelnen Staaten zu beachtlichen Anstrengungen eines angemessenen Schutzes geführt (vgl. Lebsanft & Wingender 2012). Allerdings wird die Aufwertung und Förderung von kleineren und weniger gebräuchlichen Sprachen in den meisten europäischen Ländern zwar durch die Anerkennung der europäischen Charta der Regional- und Minderheitensprachen formal gestärkt, sie hängt jedoch stark von der besonderen Sozial- und Bildungspolitik der einzelnen Staaten, Länder, Regionen oder autonomen Gemeinschaften ab (vgl. Hoinkes 2011). Dabei kann ganz allgemein festgestellt werden, dass der öffentliche Diskurs in Bezug auf die Wahrnehmung der von Migranten gesprochenen Sprachen sehr unterschiedlich ist, je nachdem, welcher Grad an quantitativer Einwanderung, territorialer Ansiedlung und Verweildauer in Betracht zu ziehen ist. In der Regel haben Migrantengruppen erst nach einer über 100-jährigen Einwanderungstradition in Verbindung mit territorialen Schwerpunkten ihrer Ansiedlung und einer sozial-expressiven Form der eigenen Identitätsfindung bzw. -bewahrung eine Chance auf politische Anerkennung ihrer besonderen sprachlichen Situation (vgl. Hoinkes 2011: insbes. 111 ff.). Für viele, auch größere Migrantengruppen liegt diese politische Anerkennung ihrer sprachlichen Situation in weiter Ferne. Die öffentlichen Maßnahmen konzentrieren sich nämlich zumeist auf die Unterstützung der Amtssprache(n) des Aufnahmelandes, wodurch den Migranten in der Regel auferlegt wird, die Nationalsprache des Aufnahmelandes zu erlernen. Eine solche Auflage ist sicherlich als sinnvolle und erforderliche Maßnahme anzusehen, ohne die eine schrittweise gesellschaftliche Integration nicht möglich erscheint. Der Beitrag einer diesen Prozess analysierenden Migrationslinguistik muss aber wohl darin liegen, auf den neuen Aufbau sozialer Mehrsprachigkeitsräume unter den Migrantengruppen aufmerksam zu machen und dabei auch die sprachbasierten sozialen Dominanzverhältnisse in ihrer Wirkung auf die Migranten zu beschreiben.

Die soziale Funktionsverteilung in High- und Low-Varieties, von der die traditionelle Diglossieforschung ausgeht, kann sicherlich auch auf die sprachliche Wirklichkeit rezenter Migrationsgruppen angewandt werden. In diesem Sinne benachteiligt die exklusive funktionale Zuordnung der Nationalsprache zu

Bereichen wie den gewerblichen und beruflichen Sektoren, der Bildung oder der Justiz viele Migranten in ihren gesellschaftlichen Kommunikations- und Integrationsmöglichkeiten. Auf der anderen Seite wird die Muttersprache der Migranten in der Regel zu einer Low-Variety degradiert, die sie in familiären Kontexten oder in ihrer Gruppe benutzen, ohne mit einer gesellschaftlichen Anerkennung dieser Sprache außerhalb ihrer Gruppe in der neuen Umgebung rechnen zu können. Auch wenn hiermit ein Regelfall beschrieben wird, ist es dennoch eine wichtige Aufgabe der Soziolinguistik, auf die sich in solchen mehrsprachigen Verhältnissen manifestierenden sozialen Machtverhältnisse und Oppressionsmechanismen hinzuweisen, um den Blick für sie wachzuhalten und der Verschärfung soziokultureller Probleme durch geeignete politische Maßnahmen begegnen zu können. Dieses Plädoyer für die Öffnung der Migrationslinguistik hin zu einem sozialen Engagement sollte ein Impetus für alle Teildisziplinen der modernen Migrationswissenschaften sein.

Die Migrationswissenschaften haben in den vergangenen Jahrzehnten ihre Entstehung und ihren Aufschwung vor allem einem pragmatischen Interesse zu verdanken, das auf die Lösung gesellschaftlicher, politischer und wirtschaftlicher Probleme unserer Zeit drängt, die durch Migrationsphänomene ausgelöst werden. So ist die Migrationsforschung als angewandte Wissenschaft entstanden, die vor allem problemorientierte Detailstudien hervorbringt, deren methodologisches Fundament allerdings noch unvollkommen erscheint. Eine gewisse Kompensation dieses Defizits bieten die Migrationstheorien, die sich in der Regel aus der Abstraktion von konkreten Problemfeldern der Migration ergeben und dabei meistens aus der Perspektive einer bestimmten Fachrichtung entwickelt werden, d.h. soziologische, politikwissenschaftliche, juristische, wirtschaftswissenschaftliche, interkulturelle oder anthropologische Migrationstheorien darstellen. Nach Petrus Han (2006: 265) sind infolge der jüngeren Entwicklung neben den sozialen und politischen Aspekten der Migration vor allem wirtschaftliche und systemtheoretische Überlegungen für die Formulierung von Migrationstheorien ausschlaggebend. Dabei entwickelt sich die aktuelle Migrationsforschung in eine Richtung, die ihr interdisziplinäres Interesse insbesondere auch auf kulturwissenschaftliche Aspekte ausrichtet (vgl. Reuter & Mecheril 2015). Wir können daraus folgern, dass der theoretische Beitrag einer Migrationslinguistik umso wichtiger erscheint, als er dazu beiträgt, die sozial- und kulturwissenschaftlichen Dimensionen der Migrationsforschung hervorzuheben und zu verdeutlichen.

Die Frage lautet also: Wie lässt sich eine Migrationslinguistik mit sozial- und kulturwissenschaftlichem Ansatz im Rahmen einer umfassenden interdisziplinären Migrationswissenschaft methodologisch begründen? Es liegt nahe, das Konzept einer so verstandenen Migrationslinguistik nicht allein auf die Gegenwart zu beziehen, sondern einen historisierenden Ansatz auch für die Analyse gegenwartsbezogener Probleme der Migration zu entwickeln, zumal sich die meisten aktuell manifestierenden Konfliktsituationen sozialer und kultureller Art am ehesten aus ihrer geschichtlichen Entwicklung heraus begreifen lassen.

## 4 Der Ansatz zu einer Theorie der historisch-kulturellen Migrationslinguistik

Die historische Migrationsforschung entwickelt sich seit den 1980er Jahren und erlebt in jüngerer Zeit einen intensiven Aufschwung. In Deutschland haben vor allem der Historiker Klaus J. Bade und sein Schüler Jochen Oltmer einen großen Anteil an der breiten Durchsetzung dieses Forschungsinteresses (vgl. als eine der jüngsten Veröffentlichungen Oltmer 2017). Bades Enzyklopädie (*Migration in Europa. Vom 17. Jahrhundert bis zur Gegenwart*, Bade u.a. 2008) vereinigt eine Fülle von Einzelstudien und das bereits in den 80er Jahren von Bade formulierte Konzept der (sozial)historischen Migrationsforschung hat weithin Anerkennung gefunden (Bade 1988). Von dem in Japan wirkenden deutschen Professor für die Geschichte der internationalen Beziehungen Harald Kleinschmidt erschien im Jahre 2002 die einschlägige Publikation *Menschen in Bewegung, Inhalte und Ziele historischer Migrationsforschung*, in der er einen Abriss der Migrationsgeschichte der Menschheit durch die Jahrhunderte gibt und sich dabei auf exemplarische Fallstudien stützt. Schließlich veröffentlichte der aus den USA stammende Professor für Weltgeschichte Patrick Manning im Jahre 2005 die Studie *Migration in World History* (dt. *Wanderung, Flucht, Vertreibung. Geschichte der Migration*, 2007), in der er die Migrationsgeschichte der Menschheit seit ihren Anfängen nachzeichnet und dem Phänomen Migration damit eine anthropologische Dimension verleiht.

Im Folgenden möchte ich nun den theoretischen Ansatz und das Erkenntnisinteresse einer historischen Migrationslinguistik skizzieren und werde dazu aus den genannten Beiträgen von Bade, Kleinschmidt und Manning jeweils einen grundlegenden theoretischen Gedanken herausgreifen. Klaus J. Bade sieht in der historischen Migrationsforschung vor allem den Anspruch eines engen Bezugs auf die zumeist komplexe Sozialgeschichte in den untersuchten Migrationsräumen. Er nennt drei wichtige Aufgabenstellungen dieser Forschung: "1. das *Wanderungsgeschehen* zu untersuchen im Blick auf Volumen, Verlaufsformen und Strukturen [...]" (Bade 2004: 20) Damit meint er vorrangig Migrationen als beschreibbare – und auch quantifizierbare – Kollektivphänomene, die als geschichtliche Fakten nachweisbar und analysierbar sind. "2. das *Wanderungsverhalten* zu untersuchen und nach Möglichkeit zu differenzieren: [...]" (Bade

2004: 20). Im Mittelpunkt dieses Themenbereichs stehen die Schub- und Anziehungskräfte, die auf die Migranten wirken (die sog. *push-* und *pull-*Faktoren), ihre Motivationen und Wanderungsabsichten, regional oder sozial bedingte Faktoren, die die Wanderung beeinflussen bzw. auch Aspekte der Mentalität der Betroffenen. Hinzu kommt der Verhaltenskomplex im Zielland bzw. -gebiet, konkret also die vielfältigen Probleme der sozialen Integration. "3. *Wanderungsgeschehen und Wanderungsverhalten* einzubetten in die Bevölkerungs-, Wirtschafts-, Sozial- und Kulturgeschichte von Ausgangs- und Zielräumen [...]" (Bade 2004: 20) Dieser Anspruch ist noch weitergehender. Es wird nach Determinationen, Bedingungen und Umständen des gesellschaftlichen Zusammenlebens gefragt, wobei der Blick vor allem auf das Spannungsfeld zwischen den vorangegangenen und den durch Migration neu geschaffenen Gesellschaftsstrukturen gerichtet ist. Dazu gehört ebenfalls die Analyse von soziokulturellen Veränderungen innerhalb der Zuwanderergruppe selbst. (Bade 2004: 20)

Die von Bade postulierte sozialhistorische Migrationsforschung lenkt die Aufmerksamkeit unweigerlich auch auf die Fakten und Probleme des Sprachgebrauchs und seiner migrationsbedingten Veränderungen. Dabei fügt sich dieses wissenschaftliche Interesse in die Vorstellungen einer modernen Sprachgeschichte ein, die heute weitgehend als Sozialgeschichte und darüber hinaus auch als Kulturgeschichte verstanden wird. Diese Tendenz beschreibt Claudia Polzin-Haumann wie folgt:

> Die Einbettung von sprachgeschichtlichen Fragestellungen in sozialhistorische Zusammenhänge stellt zwar gegenüber der weitgehend systemlinguistischen Orientierung eine signifikante Erweiterung dar, doch ist sie keinesfalls die umfassendste aller denkbaren bzw. wünschenswerten Herangehensweisen. In jüngster Zeit gibt es demgemäß [...] zunehmend Bestrebungen, die historiographische Perspektive über die Sozialgeschichte hinaus auf die Kulturgeschichte auszudehnen [...]. Kultur ist dabei, wie Gardt, Haß-Zumkehr & Roelcke (1999: 1) unterstreichen, in einem weiten Sinne zu verstehen, nämlich 'als ein Netz von Bedeutungssystemen, anhand dessen sich die Menschen die Welt und ihre Situation in ihr deuten und an dem sie ihr Handeln orientieren.' (Polzin-Haumann 2006: 25)

Die sozial- und kulturgeschichtliche Fundierung der Sprachgeschichte bildet eine geeignete methodologische Basis für den Entwurf einer Migrationslinguistik. In diesem Zusammenhang treten geschichtstheoretische Überlegungen auf den Plan, die das Wesen der Geschichte allgemein und insbesondere auch das der Sprachgeschichte betreffen. Dabei ist der migrationslinguistische Ansatz mit den historiographischen Theoriebildungen der Geschichtswissenschaft in Einklang zu bringen.

Die Bezugnahme der wissenschaftlichen Sprachgeschichtsschreibung auf eine moderne Form des theoretischen Geschichtsverständnisses kann problemlos an dem traditionellen Konzept geschichtlicher Konstruktion aus dem Gegenwartsbezug heraus ansetzen, wie sie der Begründer der Historik Johann Gustav Droysen bereits in der zweiten Hälfte des 19. Jahrhunderts formuliert hat. In Anlehnung an Droysen betont Jörn Rüsen, dass "'Geschichte' erst hinterher, nach den Ereignissen der Vergangenheit aus den empirischen Bekundungen dessen, was geschehen ist, durch Deutung geschaffen [wird]" (Rüsen 2006: 50). Dabei lässt sich einerseits eine 'objektive' Geschichte aus der Konstruiertheit der Vergangenheit, für die das Handeln und Leiden der Menschen maßgebend ist, ableiten. Andererseits ist die 'subjektive' Geschichte ein Phänomen der Konstruktion aus der Gegenwart und entsteht durch eine Form der Sinnbildung mittels der Erinnerung und der die Gemeinschaft prägenden Geschichtskultur (vgl. Abb. 1):

| Konstruiertheit | |
| --- | --- |
| Die Menschen schaffen handelnd und leidend sich und ihren Nachkommen eine Welt | Vergangenheit |
| ⇩ | ⇩ |
| Kette der Generationen: tatsachen-bestimmte Zusammenhänge, 'Kausalität des Schicksals' | 'objektive' Geschichte |
| ⇩ | ⇩ |
| Die Menschen leiden und handeln unter gewordenen Bedingungen und Umständen ihrer Welt | Gegenwart |
| Konstruktion | |
| Sinnbildung durch Erinnerung und Geschichtskultur | Gegenwart |
| ⇩ | ⇩ |
| Kette der Generationen: wertbestimmte Einstellungen | |
| ⇩ | ⇩ |
| Aus Geschäften wird Geschichte | 'subjektive' Geschichte |
| | Vergangenheit |

**Abbildung 1:** Konstruiertheit und Konstruktion der Geschichte (aus Rüsen 2006: 53)

Es erscheint mir stringent, dieses Geschichtsverständnis zu der methodologischen Grundlage einer historisch orientierten Migrationslinguistik werden zu lassen. Denn Migrationen implizieren stets eine zugleich zeitliche und räumliche Veränderung, und zwar nicht nur hinsichtlich ihres konkreten Vollzugs in einer bestimmten geschichtlichen Phase, sondern auch bezüglich der soziokulturellen Dynamik, die sie kurz- und auch längerfristig jeweils auslösen. Hinzu kommt, dass die Migrationsforschung auch auf die Bedeutung der kollektiven Erinnerung an diese Veränderung von Seiten der Migranten wie auch der Nicht-Migranten hinweist. Dies führt mich zu einem weiteren Aspekt der migrationslinguistischen Theoriebildung.

In der bereits erwähnten Publikation *Menschen in Bewegung* setzt sich Harald Kleinschmidt kritisch mit dem Konzept der historischen Migrationsforschung auseinander. Dabei merkt er an:

> Migrationshistoriker haben jedoch nicht immer mit der notwendigen Konsequenz zwischen den Erfahrungen der Migranten und der Erinnerung an tatsächliche, vermutete oder erfundene Migrationen in späteren Generationen unterschieden. Dabei ist es eigentlich offensichtlich, daß zwischen beiden Ebenen wichtige Unterschiede bestehen. Die Erfahrungen und Wahrnehmungen der Migranten umfassen Einstellungen sowie Handlungsweisen, -motive und -ziele, die zum kognitiven und Verhaltensumfeld der Migranten selbst gehören, also aus Quellen zu rekonstruieren sind, die Aussagen über die Migrationen erhalten. Hingegen sind Erinnerungen an vergangene Migrationen Bestandteil des kognitiven Umfelds derjenigen Gruppen, in denen diese Erinnerungen tradiert werden, und folglich aus Quellen zu entnehmen, die diese Erinnerungen belegen oder in zeitlicher Nähe zu ihnen überliefert sind. (Kleinschmidt 2002: 30)

Kleinschmidt schlägt nun vor, zwischen Migration und Migrationismus zu unterscheiden, wobei mit dem zweiten Begriff das Phänomen der kollektiven Erinnerung an Migrationen gemeint ist, das – wie der Autor an konkreten Beispielen aufzeigt – in der Sozial- und Kulturgeschichte der Migrationen eine wichtige Rolle spielt. Kleinschmidts theoretischer Ansatz weist somit auf ein Deutungsproblem hin, das sich im Spannungsfeld von gegenwartsbezogener Erfahrung und geschichtsbezogener Erinnerung konstituiert. In der Tat tragen Formen der kollektiven Erinnerung in Bezug auf die selbst erlebte Migration – insbesondere auch bei Flucht und Vertreibung – zu der neuen Konstitution und Dynamik soziokulturell geprägter Lebensräume entscheidend bei, vor allem auch dann, wenn diese neu zu gestaltenden Lebensräume multikulturell geprägt sind und durch den Kontakt von Migranten und Nicht-Migranten Konfliktpotenziale entfalten. Seine Unterscheidung zwischen Migration und Migrationismus verdeutlicht Kleinschmidt (2002: 106) in dem folgenden Schema (vgl. Abb. 2):

74  Ulrich Hoinkes

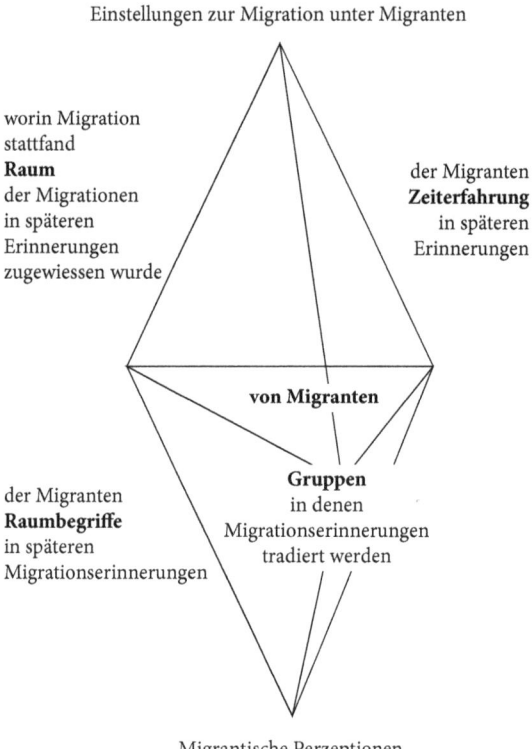

**Abbildung 2:** Migration und Migrationismus nach Kleinschmidt

Auf der Seite der Migration (also oben im Schema) verwendet Kleinschmidt Begriffe wie Einstellungen, Erfahrungen und Erinnerungen, die er den Migranten, also den Betroffenen selbst, zuweist und die entweder als individuell oder als interindividuell zu interpretieren sind. Auf der Seite des Migrationismus (unten im Schema) wird eine andere Terminologie verwendet, d.h. vorrangig von "Wahrnehmungen" ("Perzeptionen") und "Begriffen" der durch das Phänomen nicht unmittelbar Betroffenen ausgegangen sowie von "tradierten Erinnerungen", die letztlich nur Formen des kollektiven Gedächtnisses beschreiben können. In Bezug auf gegenwartsbezogene oder zumindest zeitnahe Migrationen beschreibt diese Unterscheidung streng genommen bereits den Perspektivenwechsel von der Generation der Einwanderer hin zu derjenigen ihrer Kinder. Für diese nachfolgende Generation spielen die direkten Zeit- und Raumerfahrungen der Eltern bereits keine unmittelbare Rolle mehr. Ihre Wahrnehmung ist vielmehr durch ein geschichtliches Erleben geprägt, zu dessen Konstruktion und Sinngebung die später Geborenen selbst beitragen.

Was haben aber diese differenzierten Vorstellungen von Kleinschmidt zur historischen Migrationsforschung mit der Konzeption einer Migrationslinguistik zu tun? Hierauf gibt es zunächst eine grundsätzliche Antwort. Der skizzierte Ansatz bietet nämlich die Möglichkeit einer methodischen Annäherung an die Ausbildung und Dynamik von Verhaltensformen und -mustern der Migranten sowohl während ihrer Wanderungsbewegung als auch im Zusammenleben mit der sie aufnehmenden Gesellschaft. Das Augenmerk des Sprachwissenschaftlers muss dabei grundsätzlich auf alle Sprachen und Varietäten gerichtet sein die in einem bestimmten Migrationskontext miteinander in Kontakt geraten. Die angesprochenen komplexen Entwicklungen können aber nur nachgezeichnet werden, wenn die faktenbezogene Sprachgeschichtsschreibung mit der Aufarbeitung von Sprachverhaltensmustern und metasprachlichen Reflexionen einhergeht. Das Sprachhandeln und Sprachdenken der betroffenen Sprechergruppen ist dabei hinsichtlich der Manifestation ihrer jeweils eigenen Identitätsfindung differenziert zu betrachten. Die sprachwissenschaftliche Analyse rekurriert in jedem Fall auf eine breite Palette von Quellen, die linguistische Bewertungen zum normativen Gebrauch der Sprachen ebenso einschließt wie die Beobachtung von Sprachhaltungen und Spracheinstellungen, darüber hinaus aber auch die konkreten Sprechhandlungen von Probanden der jeweiligen Sprechergruppen untersucht.

Die Auswirkungen von Migrationen in sprachgeschichtlichen Kontexten erfordern einen komplexen Analyseansatz, der konkrete Verhaltensweisen, Einstellungen, Wertungen und selbstverständlich auch Reflexionen zu den Sprachverwendungsmustern in den entstandenen Situationen sozialer Mehrsprachigkeit zu untersuchen hat. So ein mehrdimensionaler Analyseansatz kann und sollte sich auch auf die neueren Erkenntnisse der kulturwissenschaftlichen Gedächtnisforschung beziehen. Insbesondere erscheint es gewinnbringend, dabei die beiden von Jan Assmann unterschiedenen Gedächtnisarten des kommunikativen Gedächtnisses und des kulturellen Gedächtnisses einzubeziehen. Tabelle 1 von Assmann ($^7$2013: 56) stellt diese beiden Gedächtnisarten einander gegenüber:

**Tabelle 1.** Kommunikatives und kulturelles Gedächtnis nach Assmann.

|  | kommunikatives Gedächtnis | kulturelles Gedächtnis |
|---|---|---|
| Inhalt | Geschichtserfahrungen im Rahmen indiv. Biographien | mythische Urgeschichte, Ereignisse in einer absoluten Vergangenheit |
| Formen | informell, wenig geformt, naturwüchsig, entstehend durch Interaktion, Alltag | gestiftet, hoher Grad an Geformtheit, zeremonielle Kommunikation, Fest |
| Medien | lebendige Erinnerung in organischen Gedächtnissen, Erfahrungen und Hörensagen | feste Objektivationen, traditionelle symbolische Kodierung/ Inszenierung in Wort, Bild, Tanz, usw. |
| Zeit-struktur | 80–100 Jahre, mit der Gegenwart mitwandernder Zeithorizont von 3–4 Generationen | absolute Vergangenheit einer mythischen Urzeit |
| Träger | unspezifisch, Zeitzeugen einer Erinnerungsgemeinschaft | spezialisierte Traditionsträger |

Das kommunikative Gedächtnis hat mit den unmittelbaren Lebenswelten der Betroffenen zu tun, es reicht ca. 80 bis 100 Jahre zurück und wird primär durch soziale Interaktion vermittelt. Demgegenüber ist das kulturelle Gedächtnis ein Phänomen gesellschaftlicher Institutionalisierung mit festgelegten Traditionsformen und einer schriftlichen Überlieferung, ohne einen direkt erfahrbaren zeitlichen Bezug für die Betroffenen. Es liegt auf der Hand, dass diese Unterscheidung für die geschichtliche Aufarbeitung vieler Migrationen von essenzieller Bedeutung ist. Wie Assmann nachweist, hängen mit den beiden verschiedenen Erinnerungs- und Gedächtnisformen spezifische Ausgestaltungen sozialer und kultureller Identität zusammen. Der historischen Migrationsforschung öffnet sich hier ein weites Feld, zu dem gerade auch die Migrationslinguistik wertvolle Beiträge liefern kann.

Zu- und Einwanderergruppen werden in ihrem Sprachverhalten offensichtlich durch die Aufrechterhaltung des kommunikativen Gedächtnisses maßgeblich geprägt. Allerdings ist davon auszugehen, dass bereits wenige Jahre nach der Einwanderung schon bestehende Formen des kulturellen Gedächtnisses dieser Gruppen wirksam werden und zu ihrer Abgrenzung und Identitätsfindung, möglicherweise aber auch zu ihrer sozialen Integration und Akkulturation beitragen. Die Sprache spielt dabei je nach ihrer Bindung an das kulturelle Gedächtnis eine wesentliche Rolle. Zu den mit einem sehr hohen sozialen Konfliktpotential beladenen Problemen gehören alle Fälle von Migration und ihren sprachlichen Folgen, in denen die religiöse Zugehörigkeit der Migranten eine besondere Rolle spielt (vgl. z.B. Hoinkes 2017). In diesem für die moderne Migrationsforschung besonders wichtigen Untersuchungsbereich zeigt sich, dass das Sprachverhalten vieler Migrantengruppen durch die Einflussnahme des kulturellen Gedächtnisses, also z.B. durch religiöse Bindungen, längerfristig gesteuert wird (vgl. Kazzazi u.a. 2013; Mecheril 2014: 165ff.). Andererseits wirken mit den raschen Veränderungen des kommunikativen Gedächtnisses einhergehende soziale Anpassungsmuster dieser Tendenz oft entgegen und führen in Verbindung mit den psychosozialen Folgen der Migration zu einem Wandel des Sprachverhaltens in der jüngeren Einwanderergeneration.[12] Viele Aspekte der sozialen Integration bzw. Abgrenzung finden somit ihre Indikatoren und ihren Lösungsansatz im Umgang mit Mehrsprachigkeit innerhalb der durch Migration geschaffenen Sprachgemeinschaften. Hierin begründet sich die Relevanz des Forschungsfeldes der sozialen Bedingungen und Folgen des Spracherwerbs von Migranten, dem Hartmut Esser bezogen auf die Probleme der Gegenwart eine umfangreiche Monographie gewidmet hat (Esser 2006).

Stellen wir uns am Ende noch einmal selbstkritisch die Frage, ob die historische Migrationsforschung nicht auch ohne die Ausformulierung einer Migrationslinguistik auskommen kann, da diese das ohnehin schon umfangreiche disziplinäre Spektrum der Migrationsforschung unnötig erweitern würde. Vielleicht ist es hilfreich, hierzu abschließend auf die Studie *Migration in World History* von Patrick Manning aus dem Jahre 2005 einzugehen. Manning entwirft ein grundlegendes Modell, das aus fünf Elementen besteht. Zusammen bilden sie die wesentlichen Facetten einer wissenschaftlichen Untersuchung historischer Migrationen. Im Einzelnen nennt er (Manning 2005: 2):

- The boundaries of human communities
- Major categories of migration
- The processes of migratory movement
- The short-term social development brought about by migration
- The long-term influences of migration

Das von Manning vorgeschlagene Modell suggeriert die Beschreibung der gesellschaftlichen Bedingungen, Veränderungen und Entwicklungen, welche die zu untersuchenden Migrationsprozesse charakterisieren. Dadurch ist es von den geschichtstheoretischen und historiographischen Überlegungen, die etwa bei

---

12 Vgl. Han (2006: 198–241). Die jüngere Forschung geht hinsichtlich dieser Problematik auch auf den Faktor der Emotionalität in Migrationsprozessen verstärkt ein (vgl. Albrecht 2016).

Kleinschmidt eine Rolle spielen, recht weit entfernt. Gleichwohl ergibt sich hier kein Widerspruch, da Manning sein Augenmerk auf eine Analyse des jeweils spezifischen Phänomens der Migration legt und dieses in einer Weise historisch ausdeutet, die Konstanten einer allgemein konzipierten *world history* herauszustellen versucht. Dabei tauchen – etwa mit der Unterscheidung von kurzfristigen und längerfristigen Auswirkungen der Migration – Kategorien auf, die einer differenzierten historiographischen Betrachtung in jedem Einzelfall Raum geben.

Es mag dabei überraschen, dass Manning die Definition menschlicher Gemeinschaften als Sprechergruppen zu der maßgeblichen Referenz seiner Beurteilung des weltweiten Phänomens der Migration macht. Sprache ist für Manning das wesentliche Spezifikum des Menschen gegenüber dem Tier, gerade auch im Hinblick auf seine soziale Bindung. Frühe Formen sozialer Gemeinschaft wie Familie, Sippe oder Horde sieht Manning in dem übergeordneten Verbund einer Sprachgemeinschaft aufgehoben. Für ihn ist die Sprache das eigentliche Band der Gemeinschaft. Dementsprechend wären auch ethnische, kulturelle und religiöse Identitäten nur nachgeordnet. Diese Auffassung ist sicherlich kritisierbar und entspricht auch nicht der vorherrschenden Sichtweise im vielsprachigen Europa.[13] Allerdings formuliert Manning seine Schlussfolgerung so grundsätzlich, dass sie die Bedeutung und den Wert des migrationslinguistischen Ansatzes durchaus vor Augen führen kann:

> In the world of today we have become accustomed to defining communities as ethnic groups and nations. Yet identification of communities by language, even in today's complex world, is an obvious and useful classification of social difference. The nations in which we claim citizenship are no more than two hundred years old, and the ethnic groups with which we identify, while sometimes older, have been remarkably changeable. Communities of language in contrast, can be shown to have had long-term stability and steady patterns of transformation. (Manning 2005: 4)

Mannings Argumentation ist aus einer europäischen Sicht der Dinge nicht unproblematisch. Insofern er die feste Verbindung von Nation und Sprache in Frage stellt, liefert er aber durchaus eine wichtige Grundidee zum Ansatz einer modernen Migrationslinguistik.[14] Andererseits ist und bleibt die Betonung ethnischer Identität in soziokulturellen Fragen ein wichtiger Faktor und spielt auch in der Sprachenpolitik Europas eine wichtige Rolle. Wir stellen immer wieder

---

13 Ein Blick in die *Enzyklopädie Migration in Europa* (Bade u.a. 2008) zeigt deutlich, dass die nationalen und ethnischen Grundlagen für eine Systematisierung der Migrationsbewegungen in Europa konstitutiv sind.
14 Zum Problem 'Migration und Nationalismus' vgl. Jakob 2017.

fest, dass bestimmte Sprachen oder eine ihrer Varietäten instrumentalisiert und in den Dienst einer ethnischen oder nationalen Gruppenzugehörigkeit gestellt werden. Von dieser Tendenz sind Migrantengruppen in besonderem Maße betroffen. So lässt es sich nicht leugnen, dass Sprachgebrauch, Sprachvariation, Sprachwandel und Sprachwechsel in Migrationskontexten eine fundamentale Bedeutung erhalten. Hier trifft sich das Anliegen der Migrationslinguistik mit den traditionellen Forschungsinteressen der Soziolinguistik. Allerdings werden diese soziolinguistischen Forschungsinteressen durch die Migrationslinguistik in einen weiteren historisch-kulturellen Rahmen eingebettet.

## Literatur

Albrecht, Yvonne. 2016. *Gefühle im Prozess der Migration: Transkulturelle Narrationen zwischen Zugehörigkeit und Distanzierung.* Wiesbaden: Springer VS.

Assmann, Jan. [7]2013. *Das kulturelle Gedächtnis: Schrift, Erinnerung und politische Identität in frühen Hochkulturen.* München: H.C. Beck.

Bade, Klaus J. 1988. Sozialhistorische Migrationsforschung. In Ernst Hinrichs & Henk Van Zon (Hgg.). *Bevölkerungsgeschichte im internationalen Vergleich: Studien zu den Niederlanden und Nordwestdeutschland.* Aurich: Ostfriesische Landschaft, 63-74.

Bade, Klaus J. 2004. *Sozialhistorische Migrationsforschung.* Göttingen: V & R Unipress.

Bade, Klaus J. et al. (Hgg.). 2008. *Enzyklopädie Migration in Europa: Vom 17. Jahrhundert bis zur Gegenwart.* Paderborn u.a.: Schöningh.

Bigot, Davy (Hg.). 2012. *Les français d'ici et d'aujourd'hui: Description, représentation et théorisation.* Québec: Presses de l'Univ. Laval.

Blampain, Daniel, André Goosse, Jean-Marie Klinkenberg & Marc Wilmet. 1997. *Le français en Belgique: Une langue, une communauté.* Bruxelles: Duculot.

De Genova, Nicholas (Hg.). 2017. *The borders of "Europe": Autonomy of migration, tactics of bordering.* Durham: Duke Univ. Press.

Eggert, Elmar. 2018. Verwendungsweisen und Bewertungen der 'Mischsprachen' *Spanglish* und *Portuñol*. In Thorsten Burkard & Markus Hundt (Hgg.). *Sprachmischung – Mischsprachen. Vom Nutzen und Nachteil gegenseitiger Sprachbeeinflussung.* Frankfurt a.M.: Peter Lang, 15-37.

Esser, Hartmut. 2006. *Sprache und Integration: Die sozialen Bedingungen und Folgen des Spracherwerbs von Migranten.* Frankfurt, New York: Campus.

Ferguson, Charles A. . 1959. Diglossia. *Word* 15, 325–340. <http://www.mapageweb.umontreal.ca/tuitekj/cours/2611pdf/Ferguson-Diglossia.pdf> (11.06.2017).

Fritzsche, Kathleen. 2010. *Spanglish: Spanisch-Englischer Sprachkontakt in den USA. Eine Studie am Beispiel der Sprechergruppen Mexikaner und Puerto Ricaner*. Hamburg: Diplomica.

Gagnon, Alain-G. (Hrsg.). 2011. *Québec: Staat und Gesellschaft*. Bearb. und hrsg. von Ingo Kolboom und Boris Vormann. Heidelberg: Synchron.

Gardt, Andreas, Ulrike Haß-Zumkehr & Thorsten Roelcke. 1999. Vorwort. In Andreas Gardt, Ulrike Haß-Zumkehr & Thorsten Roelcke (Hgg.). *Sprachgeschichte als Kulturgeschichte*. Berlin, New York: De Gruyter, 1-10.

Gonnard, Sophie. 2006. *L'inversion des flux migratoires interrégionaux: de nouveaux rapports entre migrations itnernes et développement territorial?* Thèse de Doctorat, Univ. de Paris XII. <http://doxa.u-pec.fr/theses/th0245172.pdf> (22.07.2017).

Han, Petrus. 2006. *Theorien zur internationalen Migration: Ausgewählte interdisziplinäre Migrationstheorien und deren zentrale Aussagen*. Stuttgart: Lucius & Lucius.

Herling, Sandra & Carolin Patzelt. 2013. *Weltsprache Spanisch: Variation, Soziolinguistik und geographische Verbreitung des Spanischen: Handbuch für das Studium der Hispanistik*. Stuttgart: ibidem-Verlag.

Hoinkes, Ulrich. 2011. Migration, Minderheiten und Regionalsprache. In: Michael Elmentaler & Ulrich Hoinkes (Hgg.). *Gute Sprache, schlechte Sprache: Sprachnormen und regionale Vielfalt im Wandel*. Frankfurt a.M.: Peter Lang, 105-120.

Hoinkes, Ulrich. 2017. Das Judenspanische: Eine Sprache zwischen Emblematisierung und Vergessen. In Lieselotte Anderwald & Jarich Hoekstra (Hrsg.). *Enregisterment: Zur sozialen Bedeutung sprachlicher Variation*. Frankfurt a.M.: Peter Lang, 207-231.

Jakob, Frank. 2017. *Migration und Nationalismus*. Stuttgart: Kohlhammer.

Kalkhoff, Alexander & Johanna Wolf. 2015. Vom Wunderbaum zum Regenbogen. In: Philipp Krämer, Markus A. Lenz & Markus Messling (Hgg.). *Rassedenken in der Sprach- und Textreflexion: Kommentierte Grundlagentexte des langen 19. Jahrhunderts*. Paderborn: Fink, 437-448.

Kazzazi, Kerstin, Angela Treiber & Tim Wätzold (Hgg.). 2013. *Migration, Religion, Identität: Aspekte transkultureller Prozesse*. Wiesbaden: Springer VS.

Kiesler, Reinhard. 2006. *Einführung in die Problematik des Vulgärlateins*. Tübingen: Niemeyer.

Kleinschmidt, Harald. 2002. *Menschen in Bewegung: Inhalte und Ziele historischer Migrationsforschung*. Göttingen: Vandenhoeck & Ruprecht.

Krefeld, Thomas. 2004. *Einführung in die Migrationslinguistik*. Tübingen: Narr.

Kremnitz, Georg (Hg.). 1982. *Entfremdung, Selbstbefreiung und Norm: Texte aus der okzitanischen Soziolinguistik*. Tübingen: Narr.

Kremnitz, Georg (Hg.). 2013. *Histoire sociale des langues de France*. Rennes: Presses Universitaires.

Lebsanft, Franz & Monika Wingender (Hgg.). 2012. *Europäische Charta der Regional- oder Minderheitensprachen: Ein Handbuch zur Sprachpolitik des Europarats*. Berlin: De Gruyter.

Linke, Angelika, Hanspeter Ortner & Paul R. Portmann-Tselikas (Hrsg.). 2003. *Sprache und mehr: Ansichten einer Linguistik der sprachlichen Praxis*. Tübingen: Niemeyer.

López García, Ángel. 2015. *Teoría del spanglish*. Valencia: Tirant Humanidades.

Ludwig, Ralph. 2003. Geschichte der Reflexion über die romanischen Sprachen: Kreolsprachen. In Gerhard Ernst, Martin-Dietrich Gleßgen, Christian Schmitt & Wolfgang Schweickard (Hgg.). *Romanische Sprachgeschichte: Ein internationales Handbuch zur Geschichte der romanischen Sprachen*. Berlin u.a.: Walter de Gruyter, 297-308.

Manning, Patrick. 2005. *Migration in world history*. New York u.a.: Routledge.

Mecheril, Paul. 2014. *Subjektbildung: Interdisziplinäre Analysen der Migrationsgesellschaft*. Bielefeld: transcript.

Oltmer, Jochen. 2017. *Migration: Geschichte und Zukunft der Gegenwart*. Darmstadt: Wissenschaftliche Buchgesellschaft.

Pöll, Bernhard. 1998. *Französisch außerhalb Frankreichs: Geschichte, Status und Profil regionaler und nationaler Varietäten*. Tübingen: Niemeyer.

Polzin-Haumann, Claudia. 2006. *Sprachreflexion und Sprachbewusstsein. Beitrag zu einer integrativen Sprachgeschichte des Spanischen im 18. Jahrhundert*. Frankfurt a.M. u.a.: Peter Lang.

Reuter, Julia & Paul Mecheril. 2015. *Schlüsselwerke der Migrationsforschung. Pionierstudien und Referenztheorien*. Wiesbaden: Springer VS.

Riehl, Claudia M. ³2013. *Sprachkontaktforschung: Eine Einführung*. Tübingen: Narr.

Rüsen, Jörn. 2006. *Kultur macht Sinn: Orientierung zwischen Gestern und Morgen*. Köln u.a.: Böhlau.

Schlegel, August Wilhelm. 1818. *Observations sur la langue et la littérature provençales*. Paris. Nachdruck Tübingen: Narr (1971).

Schuchardt, Hugo. 2015 [1900]. Über die Klassifikation der romanischen Mundarten. In Philipp Krämer, Markus A. Lenz & Markus Messling (Hrsg.). *Rassedenken in der Sprach- und Textreflexion: Kommentierte Grundlagentexte des langen 19. Jahrhunderts*. Paderborn: Fink, 423-436.

Stein, Peter. ²2017. *Kreolisch und Französisch.* 2., neu bearb. u. erg. Aufl., unter Mitwirkung von Katrin Mutz. Berlin, Boston: De Gruyter.

Tok, Nuran. 2014. *Das Sprachphänomen Türkendeutsch: Eine Varietät der deutschen Sprache unter soziologischen Aspekten.* Hamburg: Diplomica.

Wolfram, Walt & Natalie Schilling. ³2016. *American English: Dialects and variation.* Malden, MA & Oxford: Blackwell.

Roger Schöntag (Erlangen)

# Die Remodellierung des Strata-Theorems aus der Perspektive einer diachronen Migrationslinguistik

**Abstract.** The terms *substrate*, *superstrate* and *adstrate* have a long tradition and their basic concept is rooted in the so-called *corruption hypothesis* of the Italian Humanists of the 15th century, who believed that Latin developed into several "corrupted" Romance languages by the influence of the "Barbarians". The modern linguistic model of the *stratum* concept is less negative, but is still based on a perspective that evaluates a historical constellation and the sociolinguistic influence of a former language contact situation. The present paper considers this stratum theorem in a wider perspective that includes our present-day understanding of 'pluridimensional language contact', 'purilingualism' and 'migration processes' that will reveal the dynamism and diversity of the underlying processes better than the original understanding of the quoted terms by Graziadio Isaia Ascoli, Walther von Wartburg, Hugo Schuchhardt and Marius Valkhoff.

**Keywords:** substrate, superstrate, adstrate, language contact, plurilingualism, migration

## 1 Einleitung in die Problematik

Im vorliegendem Beitrag soll es um eine kritische Betrachtung des Strata-Modells mit den Konzepten *Substrat*, *Superstrat* und *Adstrat* gehen, um die damit verbundenen Probleme bei der Anwendung auf spezifische Sprachkonstellationen und um die Möglichkeiten einer Neujustierung im Rahmen der *diachronen Migrationslinguistik*. Damit einher geht auch die Frage, ob das Konzept im Kontext der aktuellen Forschungslage noch Bestand haben oder ganz verworfen werden sollte.

Der größere Rahmen, in dem sich diese Betrachtung bewegt, ist zum einen die Sprachkontaktforschung und zum anderen die Sprachgeschichte, denn die fraglichen Begriffe bzw. die mit ihnen einhergehenden Konzepte sind eng verbunden mit der Entstehungsgeschichte der romanischen Sprachen bzw. dem was traditionell die Ausgliederung der romanischen Sprachen genannt wird und damit indirekt auch mit dem Konzept des Vulgärlateins, auf das hier allerdings nicht eingegangen werden kann, da es einen eigenen weitgefassten Problemkreis darstellt.

Wichtig ist, sich vorab in Erinnerung zu rufen, dass das Strata-Modell einen *ex-post*-Blick auf eine historische Sprachkontaktsituation darstellt, in der kernlinguistische, sozio-linguistische und historische bzw. politische und gesellschaftspolitische Aspekte miteinander verknüpft sind.

## 2 Die Begriffe 'Substrat', 'Superstrat' und 'Adstrat'

Beschäftigt man sich in der Romanistik mit den Gegebenheiten, Völkern und Sprachen in Europa in Zusammenhang mit der römischen Eroberung bzw. zu Zeiten des *Imperium Romanum*, so geschieht dies in der Regel unter dem Aspekt des Substrat- und Superstrateinflusses. Dabei ist diese Perspektivierung nahezu untrennbar mit der Frage nach dem Ursprung der romanischen Sprachen verknüpft. Die wissenschaftliche Vorgeschichte dieser Fragestellung geht zurück bis in das Jahr 1435, als im Vorzimmer des Papstes Eugen IV. (1431–1447) verschiedene apostolische Sekretäre die Frage aufwarfen, welche Art des Lateins im antiken Rom gesprochen wurde. Daraus entspann sich ein Disput, der sich über mehr als ein Jahrhundert fortsetzte, dessen Ausgangspunkt jedoch zwei Streitschriften waren, nämlich die der Kontrahenten Leonardo Bruni (1370–1444) und Flavio Biondo (1392–1463). Letzterer führt dabei zur Erklärung, woher das zeitgenössische *volgare* Italiens stammt, die sogenannte *Barbarenthese* bzw. *Korruptionsthese* an, im Rahmen derer er allein die Germanen der Völkerwanderungszeit (Langobarden, Goten, Vandalen) für den Niedergang des Lateinischen verantwortlich macht; erst Celso Cittadini (1553–1627) erkennt 1601 (*Trattato della vera origine*), dass dafür nicht nur externe Faktoren, sondern auch interne Faktoren des Sprachwandels verantwortlich sind (cf. Schöntag 2017: 116–126).

In der sprachwissenschaftlichen Diskussion werden dieses Konzept und seine erneuerten Begrifflichkeiten vor allem zunächst von Ascoli (1864), Schuchardt (1891) und Wartburg (1978 [1936], 1950) geprägt. Neuere Ansätze, die aber gleichwohl den ursprünglichen Grundgedanken beibehalten, finden sich u.a. bei Valkhoff (1982 [1947]), Kontzi (1982), Geckeler & Kattenbusch (1992) oder Krefeld (2003).

Um die Begriffe und das, was damit an historischen und sprachlichen Gegebenheiten ausgedrückt werden soll, möglichst genau noch einmal zu rekapitulieren, so wie es in der modernen Forschung bzw. zu ihren Anfängen tradiert wurde, seien zunächst einige der wichtigsten Definitionen vorgestellt.

> Nel mezzodì della Francia e nella sezione orientale della Spagna, sia per l'affinità del substrato anteromano, sia per la particolare spessezza della sovraposizione italica, surse e si mantenne e risplendette una speciale varietà romanza, la provenzale, la lingua dell'oc, divisa nel *provenzale proprio* e nel *catalano*. (Ascoli 1864: 99)

Solchen zufolge ist jede Beeinflussung einer Sprache durch eine andere eine doppelte: sie beruht entweder auf der Unterschichtung oder der Ueberschichtung der letzteren. Ein Volk dehnt sich auf dem Weg kriegerischer oder friedlicher Eroberung über ein andersprachiges aus und drängt ihm seine Sprache auf, oder es erfährt selbst den Einbruch und die zeitweilige Herrschaft eines anderssprachigen Volkes ohne im großen Ganzen dessen Sprache anzunehmen. In jenem Verhältnis stehen die Römer-Romanen zu den Italikern, Etruskern, Kelten, Iberern, in diesem zu den Germanen, Slawen, Arabern. (Schuchardt 1891: 169–170)

Neben der erstmaligen Applizierung des Substratbegriffes durch Ascoli (cf. *sostrato*) in der Linguistik ist auffällig, dass Schuchardt, der neben dem Substrat-Konzept auch das parallel Konstruierte des Superstrates mitdenkt, seine Begrifflichkeit in deutscher Umschreibung (cf. *Unterschichtung, Ueberschichtung*) konzipiert.[1]

1. Wenn ein Volk ein von einem anderssprachigen Volk bewohntes Land besetzt, so wird dieses Land für eine mehr oder weniger lange Reihe von Generationen zweisprachig.
2. Dieser Zustand kann, bei starkem kulturellen Abstand, zu einem dauernden werden. In sehr vielen Fällen aber, wohl in den meisten der uns bekannten, verdrängt mit der Zeit die eine der beiden Sprachen die andere.
3. Siegt die Sprache der Eroberer und Einwanderer, so tritt die Sprache der älteren Einwohner zu ihr in das Verhältnis der Substratsprache. Im umgekehrten Fall wird die Sprache der Neuangekommenen im Verhältnis zur siegenden Sprache zum sprachlichen Superstrat. (Wartburg 1950: 155, FN 1)

Den Begriff des *Superstrats* habe ich zum erstenmal am Romanistenkongress in Rom, Frühling 1932 verwendet. Er bildet die notwendige Ergänzung des Terminus Substrat. Wir werden von Superstrat dann sprechen, wenn ein später in ein Land eingerücktes Volk (meist Eroberer und also militärisch überlegen) allmählich die Sprache des älteren, im Lande verbliebenen (und meist kulturell überlegenen) Volkes annimmt, ihr aber zugleich gewisse Tendenzen verleiht. (Wartburg 1978 [1936]: 111, FN 46)

Bei Wartburg wird deutlich, dass Volk und Sprache grundsätzlich zwei Entitäten sind, die formal zu trennen sind. Zudem werden nun die historischen Gegebenheiten der Verdrängung sowie der sprachliche Ablöseprozess deutlicher formuliert.

---

1 Erste Ansätze für dieses Konzept bei Schuchardt (cf. *Hugo-Schuchardt-Brevier* 1928) finden sich bereits in den 1860er-Jahren (cf. Hoinkes 2013: 347, FN 8). Allgemein zur forschungsgeschichtlichen Genese cf. auch Krefeld (2003: 556).

> Nous considérons comme adstrat un substrat dont l'action continue après que la langue romane influencée par lui a pris sa forme définitive. C'est par exemple le cas du néerlandais par rapport au français de Belgique ou du basque par rapport au gascon ou au navarrais. (Valkhoff 1982 [1947]: 373, FN 19)

Neben den vor allem schließlich durch Wartburg etablierten Konzepten von Substrat und Superstrat führt hier Valkhoff ein drittes ein, nämlich das des Adstrates (cf. *adstrat*), welches den (historisch) synchronen Sprachkontakt beschreibt.[2]

> In unserem Zusammenhang bedeutet *Substrat* zweierlei: Einmal bezeichnet es die *Bewohner* eines Landes, die von einem anderen Volk überlagert werden. Zum Beispiel waren die Gallier in Frankreich und die Iberer auf der Pyrenäenhalbinsel im Verhältnis zu den römischen Eroberern und Siedlern völkisches Substrat. Man spricht von Substrat aber auch dann, wenn eine *Sprache* von einer anderen überdeckt wird, allmählich in ihr aufgeht und dabei in der siegreichen Sprache Spuren hinterläßt. So sind die gallischen Nachwirkungen im Französischen Elemente des sprachlichen Substrats. (Kontzi 1982: 2)

> Neben den Begriffen "Substrat" und "Superstrat" wird in der Fachliteratur auch noch von "Adstrat" [...] gesprochen. Während im Falle von "Substrat" und "Superstrat" der Sprachhistoriker erst nach Abschluß des Beeinflussungsprozesses, also im historischen Rückblick, aufgrund der fortlebenden Sprache entscheiden kann, ob es sich um Substrat- oder Superstrateinwirkung handelt, ist Adstrat kein historischer, sondern ein deskriptiver (synchroner) Begriff; es handelt sich hier um den Einfluß einer Sprache B auf eine Sprache A *in actu*, wobei die beiden Sprachen geographisch benachbart sind, oder, besser: als "languages in contact" funktionieren müssen (faktisch kann auch eine gegenseitige Beeinflussung der beiden Sprachen auftreten). [...] Als Beispiel von Adstratwirkung kann der Einfluß des Angloamerikanischen auf das heutige Italienisch angeführt werden [...].
> Der durch die Jahrhunderte hindurch wirkende mächtige Einfluß des Lateinischen und – in eingeschränkterem Maße – des Griechischen über gelehrte Vermittlung auf die Entwicklung der süd- und westeuropäischen romanischen Sprachen kann als Kulturadstrat-Wirkung aufgefaßt werden. (Geckeler & Kattenbusch 1992: 125)

In der Definition von Kontzi wird neben einem Resümee des bisherigen Verständnisses noch einmal auf die Unterscheidung zwischen Bewohner und Sprache aufmerksam gemacht. Bei Geckeler & Kattenbusch wird zusätzlich auch auf die Perspektivierung hingewiesen, d.h. auf die Tatsache, dass in diesem Modell

---

2   Valkhoff hatte den Terminus des Adstrates bereits 1932 in seiner Arbeit *Latijn, Romaans, Romeens* eingeführt, mit dem nicht unproblematischen Beispiel des Illyrischen, welches sowohl als Substrat wirkt (Ostromania) als auch als fortbestehendes Adstrat (Albanisch) (cf. Hoinkes 2013: 352).

rückblickend auf einen abgeschlossenen historischen Prozess rekurriert wird. Zudem führen sie den nicht unproblematischen Begriff des *Kulturadstrats* ein.

[…] Das Substrat ist im untersuchten Sprachgebiet ein relativ älteres, 'autochthones' Idiom. Das in der beschriebenen Region zum beschriebenen Zeitpunkt gesprochene Idiom ist also in Bezug auf das Substrat historisch sekundär (durch spätere Einwanderung /Eroberung) 'heimisch' geworden; Beispiele für Substrate sind Iberisch im nachantiken (heutigen) Kastilien, Gallisch im nachantiken (heutigen) Frankreich, Etruskisch in der (heutigen) nachantiken Toskana, Romanisch im (heutigen) nachantiken Bayern, Guaraní im heutigen Uruguay, Griechisch im heutigen Sizilien, Dakisch im nachantiken (heutigen) Rumänien, Slavisch im heutigen Brandenburg usw. (Krefeld 2003: 556)

Das Superstrat ist ein im Verbreitungsgebiet der Untersuchungssprache jüngeres, nicht autochthones Idiom; in der beschriebenen Region ist das Superstrat also in Bezug auf das zum beschriebenen Zeitpunkt gesprochene Idiom historisch sekundär (durch spätere Einwanderung/Eroberung). In der Regel durch die sozial dominierende Schicht getragen; Beispiele sind das Arabische seit dem 16. Jh. auf der Iberischen Halbinsel; das Fränkische seit den Karolingern in Frankreich; das Gotische und das Langobardische im mittelalterlichen Italien; das Türkische seit dem 16. Jh. in Rumänien usw. (Krefeld 2003: 556–557)

Krefeld weist in seiner Definition berechtigterweise auf die Relativität von *autochthon* hin sowie auf das soziale Prestige der Sprache bzw. deren Träger, das beim dem Ablöseprozess eine Rolle spielt.

Die graphische Darstellung des Strata-Modells ist in seiner bekanntesten Form erstmals bei Geckeler & Kattenbusch (1992: 124, Erstauflage 1987) zu finden sowie bei Geckeler & Dietrich (1995: 162) und leicht modifiziert durch Hinzufügung der historischen Adstratkonstellation bei Krefeld (2003: 558).[3]

## 3 Probleme des Strata-Modells

Aus diesem Verständnis des Substrat- und Superstratbegriffes ergeben sich eine Reihe von Problemen oder besser gesagt, einige Fragestellungen, wenn man die romanische Sprachgeschichte genauer betrachtet, da die historischen und sprachlichen Konstellationen weitaus komplexer und vielschichtiger sind.

Der Bestandsaufnahme von möglichen Problemen in Zusammenhang mit dem Strata-Modell sei jedoch zunächst vorausgeschickt, was man bei der sinnvollen Anwendung des Modells berücksichtigen sollte:

---

3   Zu weiteren Aspekten des Strata-Modells cf. z.B. Silvestri (1977–1982), den Sammelband von Kontzi (1982) und relativ aktuell Dietrich (2005). Zu einer rezenten kritischen Auseinandersetzung mit dem Strata-Modell cf. neben Krefeld (v. infra) vor allem Hoinkes (2013: 351–353).

(a) *Untersuchungsperspektive*. Das Wichtigste ist die vorherige Festlegung einer Untersuchungsperspektive; d.h. absolut prioritär ist der Blickwinkel. Mit diesem Blickwinkel ist die Bestimmung des Stratums bzw. Strats verbunden.[4] Es steht also nicht eine Sprache als Untersuchungsgegenstand im Fokus, also z.b. das Lateinische oder das Französische, sondern genauer der Blick auf eine Sprache in Bezug zu einer historischen Konstellation. Die Tatsache, dass dies nicht das Gleiche ist, lässt sich sehr gut am Beispiel des Lateinischen bzw. den sich daraus entwickelnden romanischen Sprachen aufzeigen. In Bezug auf die Romania ist das Lateinische das Stratum, in Bezug auf die Germania, also z.z.b. mit Blick auf das Englische oder Deutsche, fungiert das Lateinische als Substrat. In Bezug auf das Griechische wiederum wäre das Lateinische als Superstrat zu kategorisieren.

(b) *Chronologie*. Der zweite Aspekt, der zu beachten ist, ist die relative Chronologie. Typischerweise wird eine Superstratkonstellation in Bezug auf die Beeinflussung einer romanischen Sprache zu Zeiten der Völkerwanderung (3. –7. Jh.) konstatiert, da dies auch die Epoche der Ausgliederung der romanischen Sprachen (cf. Wartburg 1950) darstellt. Nicht selten wird aber z.b. auch das Normannische (Altnordische) in Bezug auf das Französische als Superstrat definiert, obwohl dieser Sprachkontakt erst im 9.–10. Jh. stattfindet. Ähnliches gilt für die Substratkonstellationen, denn diejenigen Sprachen, die auf das Stratum eingewirkt haben, sind zeitlich oft nicht auf einer Stufe (z.B. Tartessisch vs. Keltisch in Bezug auf das Spanische). Wichtiges Kriterium hierbei ist jedoch die Gegebenheit einer *ex-post*-Perspektive, d.h. der Prozess der Beeinflussung muss aus heutiger Sicht abgeschlossen sein.

(c) *Arealität*. Die Anwendung des Sub- und Superstratkonzeptes ist immer in Zusammenhang mit einem zuvor definierten Sprachraum zu sehen, was jedoch nicht immer eindeutig ist. So stellt sich beispielsweise die Frage, ob das Iberische nun als Substrat des Kastilischen bzw. späteren Spanischen angesehen werden kann, obwohl es eigentlich außerhalb des Entstehungsgebietes des Kastilischen auf das Lateinische gewirkt hat, oder eben nicht. Das gleiche könnte man sich in Bezug auf das Ligurische oder Iberische im Falle des Französischen fragen, da beide eigentlich zunächst das Okzitanische beeinflusst haben. Zumindest ist die Wirkung womöglich nicht die gleiche, wie bei Sprachen die innerhalb der Arealität der jeweiligen späteren

---

4 Der Begriff des *Stratums* wird erst in der neueren Forschung geprägt, abgeleitet von den bestehenden Latinismen *Substrat* und *Superstrat* (cf. Krefeld 2003: 556).

Dachsprache entstanden sind: z.B. Kantabrisch in Bezug auf Spanisch, Etruskisch in Bezug auf Italienisch, Keltisch in Bezug auf Französisch.

Die bei der Anwendung des Strata-Modells zu beachtenden Kriterien beinhalten zum Teil auch die bereits angedeuteten Probleme, die sich quasi automatisch ergeben, sobald man versucht, die verschiedenen konkreten Sprachkontaktsituationen konsequent einzuordnen.

Generell ist zu beachten, dass in Bezug auf die romanischen Sprachen die Substrate des Lateinischen nicht in gleicher Weise auch automatisch Substrate der romanischen Nachfolgesprache sind bzw. die Grenze zwischen einem Substrat des Lateinischen und dem des Französischen, Italienischen, Spanischen etc. mitunter schwer zu ziehen ist. Was die Superstrate anbelangt, so ist hierbei der Entstehungsprozess von Nationalsprachen, der meist eine Überdachung bedingt und damit auch eine Verschiebung der Ausdehnung eines sprachlichen Verbreitungsgebietes, mit in die Betrachtung einzubeziehen, da sich hierdurch in Bezug auf die areale Ausdehnung ein anderer Sprachraum ergibt, der im Zuge der weiteren historischen Entwicklung auch ein weiteres Spektrum an Sub- und Superstraten inkludiert. Grundsätzlich sind deshalb bei der Anwendung des Strata-Modells auf historische Sprachkontaktsituationen, die synchron immer Adstrat-Konstellationen sind,[5] immer die Untersuchungsperspektive, die Chronologie und die Arealität mitzuberücksichtigen.

Aus den bislang gegebenen Erläuterungen gewinnt man quasi eine Handlungsanweisung für die Anwendung des Strata-Modells, jedoch ergeben sich im Lichte der modernen Forschung zugleich einige fundamentale Probleme, die hier kurz skizziert werden sollen. Das Hauptproblem besteht in der Vernachlässigung der unterschiedlichen Arten der Dynamik des Sprachwandels, da das Modell in vielerlei Hinsicht eher ein statisches ist. Die einzige Dynamik die berücksichtigt wurde, ist eine bedingt zeitliche (Sub- und Superstratsprachen sterben aus). Dem ist entgegenzuhalten, dass die beiden wesentlichen Faktoren, die im Strata-Modell keine Berücksichtigung finden, aber notwendigerweise zu integrieren wären, die Migration und die Mehrsprachigkeit (Bilingualismus, Plurilingualismus, Diglossie, Polyglossie) sind; zwei Untersuchungsperspektiven, die in der neueren Forschung der letzten Jahrzehnte zu Recht immer mehr an Bedeutung gewonnen haben.[6] Darüber hinaus ist zu konstatieren, dass die

---

5 Zur oft mangelnden Differenzierung von Synchronie und Diachronie cf. Dietrich (2005: 124).
6 Zur Migrationslinguistik im Rahmen der Romanistik sei exemplarisch auf Krefeld (2004), Ploog (2009), Stehl (2011, 2013) und Patzelt (2016) verwiesen.

Komplexität der verschiedenen Kontaktsituationen, die zeitlich parallel, überschneidend und aufeinanderfolgend verlaufen, weitgehend ausgeblendet wird. Aus diesen grundsätzlichen Überlegungen heraus ergeben sich folgende Problemstellungen innerhalb des Modells:

(a) *Multiple oder mehrdimensionale Sprachkontakte.* Die Substrate und die Superstrate werden im herkömmlichen Modell meist isoliert betrachtet, was methodisch zwar prinzipiell möglich und auch sinnvoll sein kann, aber es sollte nicht außer Acht gelassen werden, dass auch zahlreiche Substrate und Superstrate jeweils miteinander in Kontakt standen, d.h. zwischen diesen eine Adstratkonstellation bestand. Die tatsächliche historische Sprachkontaktsituation ist also weitaus komplexer. Wie eng zumindest der Kulturkontakt zwischen benachbarten Substraten sein konnte, zeigt beispielsweise allein der Name der Keltiberer, der auf einen Kultur- und Sprachkontakt zwischen den Kelten und den benachbarten Iberern referiert.[7]

(b) *Migration.* Es wäre sinnvoll, auch den Faktor der Migration im Strata-Modell mit zu berücksichtigen. Dabei sind eine Reihe verschiedener Arten und Charakteristika von Migration relevant, die in diesen historischen Konstellationen vorkommen und unterschiedliche Auswirkungen auf den Sprachkontakt haben.[8] Es sind dies:

---

7  Zum "Fusionscharakter" der keltiberischen Ethnie cf. Haarmann (2005:163–164). Die Zahl der Beispiele könnte hier ohne weiteres erweitert werden: Substratkontakte in der Iberoromania (z.b. Keltisch mit Kantabrisch, Asturisch, Lusitanisch; Iberisch mit Tartessisch), in der Galloromania (Ligurisch mit Keltisch, Iberisch mit Keltisch) und der Italoromania (Etruskisch mit Keltisch, Oskisch) sowie Superstratkontakte (Spanien: Suebisch mit Westgotisch; Frankreich: Fränkisch mit Burgundisch, Westgotisch; Italien: Langobardisch mit Fränkisch, Ostgotisch).

8  Basierend auf Ehlich (2007: 177) sei hier auf folgende Definition von Migration rekurriert: "Die Migration kann dabei permanent (z.B. Erschließung neuer Siedlungsräume durch die Kelten), vorübergehend (z.B. kurzfristige Okkupation, Faktoreien) oder periodisch (z.B. Kriegszüge, saisonale Transhumanz, Handel) sein. Es können größere und kleinere soziale Gruppen, die ethnisch homogen oder heterogen sind, davon betroffen sein oder auch nur einzelne Individuen; die Migration kann freiwillig oder unter Zwang erfolgen (z.B. Krieg, Naturkatastrophen). Der soziale Status, den die Migranten in einer Gesellschaft einnehmen, ist dann auch entscheidend für das Prestige ihrer Sprache und damit ein bestimmender Faktor im Sprachkontakt und dem dadurch evtl. induzierten Sprachwandel" (Schöntag 2013: 300).

- *kriegerische Expansion*
- *handelsbedingte Migrationen*
- *Siedlungsbewegungen, Neubesiedlungen*. Dies betrifft nicht nur die Substratbzw. Superstratvölker, sondern auch das Stratum. So ergaben sich zahlreiche Wanderungsbewegungen während des *Imperium Romanum*. Heterogene Gruppen von Händlern, Kolonisten, Kriegsgefangenen, Sklaven und Soldaten (italische Legionäre sowie oft auch Auxiliareinheiten autochthoner *gentes*) migrierten innerhalb des Reiches und ließen sich an neuen Orten nieder (z.b. Veteranenkolonien, Emporien, permanente Legionslager, Entstehung von *vici* und *canabae*). Vor allem in der Völkerwanderungszeit setzte dann eine massive Migration in verschiedene Provinzen ein, saisonal in Form von Plünderungszügen, sowie oft eine langjährige Suche nach neuen Siedlungsplätzen. Die Romanisierung und Latinisierung sind keine gegebenen Faktoren, sondern ebenfalls an unterschiedliche Arten der Migration gebunden, und sie verliefen keinesfalls linear, sondern unterschiedlich bzgl. Dauer, Intensität und Besiedlungsgruppen.[9]
- *Ausmaß (punktuell vs. großflächig)*. So kann eine Migration nur von einzelnen Individuen oder kleinen Gruppen ausgehen (z.B. keltische Handwerker in Galicien, cf. soziale Mobiliät),[10] also den Raum und die Gesellschaft nur punktuell betreffend, oder aber es kann durch die Wanderung ganzer Völker zu einer großflächigen Veränderung eines Sprachraums kommen.[11]

---

9  Die Tatsache, dass es Migration nicht nur in ferner vorrömischer Zeit sowie im Zuge der Völkerwanderungszeit gab, sondern auch innerhalb des *Imperium Romanum* größere Verschiebungen auftraten, belegt z.b. eine Pliniusstelle, die eine Südbewegung keltischer Stämme aus der Provinz *Lusitania* in die Provinz *Baetica* dokumentiert (nach dem 2. punischen Krieg): "Celticos a celtiberos ex Lusitania advenisse" (Plin. *NH* III, 13) (cf. Schöntag 2013: 286, FN 9). Zur Entstehung der römischen Provinzen in diesem Kontext cf. Wesch-Klein (2008).

10  Die soziale "Mobilität" (Schöntag 2008:39) referiert auf die Veränderung des gesellschaftlichen Status eines Individuums oder einer sozialer Gruppe. Im konkreten Beispiel geht es um das Prestige der keltischen Handwerker, die diese in der neuen Gesellschaft, in die sie migriert sind, genossen und das ihnen eine gehobenere Stellung als in ihrem Herkunftsort bescherte.

11  Cf. dazu das Exempel der keltischen Handwerker im Nordwesten der Iberischen Halbinsel: Lenerz-Wilde (1991: 208–216) geht von zunächst wenigen, kleinen Gruppen von eingewanderten Kelten aus (5. -1. Jh. v. Chr.), die durch ihre Handwerkskunst hohes soziales Prestige genossen. Sie wurden in die dortige autochthone Gemeinschaft integriert, die von ihnen handwerkliche Fertigkeiten und Herstellungsverfahren sowie religiöse Anschauungen übernahm.

– *Direktionalität.* Eine Migration und die sich daraus ergebende Veränderung des Sprach- und Kulturraumes kann zum einen weitgehend unidirektional verlaufen (Wanderung und Reichsgründungen der Westgoten, Migration und Besiedlung durch die Kelten in Europa) oder im Laufe der Zeit starken Schwankungen in der Ausdehnung unterliegen (z.b. arabischer Herrschaftsraum auf der Iberischen Halbinsel).
(c) *Vielschichtigkeit.* Ebenfalls nicht berücksichtigt wird in dem Strata-Modell, dass es eigentlich als ein vielschichtiges dargestellt werden müsste, da auch die Substratsprachen wiederum zeitlich vorgelagerte eigene Substratsprachen und Adstratsprachen hatten bzw. jede Substrat- oder Superstratsprache für sich als Strata-Modell aufgefasst werden könnte. Dies wurde vor allem deshalb ausgeblendet, weil zum einen für weiter zurückreichende Zeiträume die sprachlichen Einflüsse schwer oder gar nicht isolierbar sind und zum anderen dies nicht mehr in den Bereich der Romanistik fällt. Dennoch sollte auch in einer vorrangig romanistischen Perspektive mit dem entsprechenden Fokus, d.h. dem Stratum Latein bzw. Romanisch, nicht die Vielschichtigkeit der Sprachkontaktsituationen ausgeblendet werden.
(d) *Dauer.* Die Dauer eines Sprachkontaktes hat unzweifelhaft Auswirkungen auf die Art der sprachlichen Interferenz. So ist zu unterscheiden zwischen eher langanhaltendem Kontakt wie z.b. bezüglich der Substratkonstellation der Kelten (um Trier evtl. bis ins 4. Jh. n. Chr.; cf. Berschin, Felixberger & Goebl 1978: 162), mäßig langem Kontakt wie z.b. im Falle der Franken (Frankreich), Westgoten (Spanien) oder Langobarden (Italien) und recht kurzem Sprachkontakt wie bei Ostgoten, Vandalen oder Alanen, aus deren Sprachen nur wenig oder gar nichts Nachweisbares entlehnt wurde.
(e) *Intensität.* Hier lässt sich ein relativ intensiver Sprachkontakt (z.B. Substrat: Etruskisch, Keltisch; Superstrat: Fränkisch) von wenig intensivem Kontakt (z.B. Superstrat: Vandalisch, Alanisch, Hunnisch) unterscheiden. Die Intensität des Kontaktes korreliert mit der Dauer, ist aber von dieser zu unterscheiden, da es durchaus auf die Art der kulturellen Verschränkung der in Kontakt stehenden Völker bzw. Sprachgemeinschaften ankommt (cf. Thomason 2001: 60–61).
(f) *Art.* Die gegenseitige Beeinflussung der miteinander in Kontakt stehenden Sprachen ist auch abhängig von der Art der Zivilisation und Gesellschaftsstruktur. So zeigt sich beispielsweise, dass die in archaischen Gentilstrukturen organisierten Kantabrer relativ resistent gegenüber der sprachlichen und kulturellen Assimilation waren (cf. Curchin 1991: 179–181), während die ähnlich wie die Römer in urbanen Zentren lebenden Iberer (*polis*-Kultur, Schrift) relativ schnell einer römischen Akkulturation unterlegen waren (cf.

Curchin 2004: 214–215). Urbane Kulturen sind zudem meist heterogener (cf. Ploog: 2009: 27) (z.B. Händler, verschiedene Arten der Zuwanderung), rurale mit Gentilstrukturen tendenziell homogener.

(g) *Sprachlicher Abstand*. Sprachkontaktsituationen und die daraus resultierende Art der gegenseitigen Beeinflussung hängen maßgeblich vom sprachlichen Abstand der beteiligten Sprachen ab. So besteht durchaus ein Unterschied zwischen Kontaktsituationen von nah verwandten Sprachen (z.B. Latein vs. Faliskisch, Oskisch) und solchen die entfernter verwandt sind (z.B. Latein vs. Keltisch) oder eben unverwandten (z.B. Latein vs. altmediterrane Sprachen, z.B. Ligurisch, Sikanisch oder andere nicht-indogermanische Sprachen, z.B. Substrat: Etruskisch, Superstrat: Alanisch, Hunnisch). Dies gilt sowohl für die Konstellation Stratum vs. Substrat und Superstrat als auch in Bezug der Sub-/Superstrat-Sprachen untereinander.

(h) *Prestige*. Die Definitionen des Strata-Modells suggerieren meist eine einfache Relation von Prestige, und zwar dahingehend, dass das Stratum *per se* Prestige hätte, die untergegangenen Substrat- und Superstratsprachen hingegen keines. Tatsächlich sind die Konstellationen jedoch weitaus komplexer. Zum einen sind nicht alle Kontaktsprachen mit dem gleichen Grad an großem oder geringem Prestige behaftet und zum anderen handelt es sich vielmehr um einen Ablöseprozess, der auch innerhalb einer Sprachgemeinschaft nicht homogen verläuft (Stadt vs. Land; Adel vs. Handwerker, Bauern): es sei diesbezüglich darauf verwiesen, dass z.B. fränkische Adelige im 9. Jh. ihre Söhne ins Ostfrankenreich schickten, um Fränkisch zu lernen (cf. Berschin, Felixberger & Goebl 1978: 172), was eindeutig auf das grundsätzliche Prestige dieses Superstrats hindeutet. Weiterhin sei auf den Stellenwert hingewiesen, den das verschriftete Etruskische und Oskische noch lange als Sakralsprachen im *Imperium* innehatten (cf. z.B. auch den polyglotten Dichter Quintus Ennius (239–169 v. Chr.): Messapisch, Oskisch, Latein, Griechisch).

(i) *Mehrsprachigkeit*. Dies betrifft sowohl die individuelle Mehrsprachigkeit als auch die einzelner sozialer Gruppen einer Sprachgemeinschaft. So ist z.B. davon auszugehen, dass gebildete Römer bis in die frühe Spätantike immer auch Griechisch beherrschten, in der Königszeit und Republik wohl manche je nach Heimatregion auch Etruskisch oder Oskisch. Neben diesen konstanten Diglossie-Situationen war zudem über einen längeren Zeitraum auch der Bilingualismus zwischen Latein und einer der zahlreichen Substratsprachen verbreitet, der aus Gründen von Handel oder Kulturprestige bei nicht wenigen Sprachteilhabern auch zu einem System komplexer Mehrsprachigkeit führen konnte. Dies gilt für die Sprecher der Stratum-Sprache genauso wie für die Angehörigen von Gemeinschaften der Substrat- und

Superstratsprachen.¹² Zeitlich ist diese Mehrsprachigkeit für die gesamte Antike und darüber hinaus anzusetzen.¹³
(j) *Theoretische Probleme.* Hier sind zu nennen:
- *Einordnung.* Adstrat vs. Substrat (z.B. Phönizisch, Griechisch) oder Adstrat vs. Superstrat (z.b. Arabisch): Phönizisch und Griechisch wirken in den Küstenregionen des europäischen Mittelmeeres als Substrat, sind aber gleichzeitig auch Adstratsprachen, da ihr Verbreitungsgebiet sich auch jenseits dieser Einflusssphäre erstreckt, von wo aus sie durch Handel und Kulturkontakt wirken. Das Arabische wiederum ist beispielsweise auf der Iberischen Halbinsel oder in Sizilien als Superstrat zu klassifizieren, da es aber eine massive Verbreitung außerhalb dieser Kontaktzonen hat und auch von dort aus wirksam ist, kann es zudem als Adstrat gesehen werden.
- *Identifizierung.* Es ist zu berücksichtigen, dass die Befunde der Linguistik (Etymologie, Wortgeschichte, Sprachfamilien), die der Archäologie (Artefakte, Kulturkreise) sowie diejenigen der Philologie (griech.-lat. Schriften & Inschriften mit Völkernamen u. Beschreibungen) nicht *per se* übereinstimmen. Alle Erkenntnisse zur Deckung zu bringen, ist sicherlich das erstrebte Ziel, aber eine direkte Gleichsetzung der Befunde im Sinne einer Vereinfachung birgt die Gefahr der Verfälschung in sich. So muss z.B. die Schilderung bzgl. eines Siedlungsgebietes eines bestimmten Volkes bei einem antiken Autor keineswegs mit den archäologischen Fundstücken dieser Region übereinstimmen bzw. es ist nicht gesichert, ob die dort erhalten Relikte tatsächlich dem besagten Kulturkreis zuzuordnen sind oder ob es sich um importierte Artefakte, Trachten, Bestattungsriten etc.

---

12 Die Fälle des Sprachkontaktes auch jenseits des im Fokus stehenden Kontaktes Latein + Substrat- bzw. Superstratsprache (was den einzig berücksichtigten Fall von Bilingualismus im Strata-Modell darstellt) lassen sich beliebig erweitern. Es sei nur beispielsweise an die Kelten erinnert, die je nach Region schon vor den Römern in Kontakt mit dem Griechischen, Iberischen, Phönizischen oder Etruskischen kamen sowie mit zahlreichen anderen Sprachen oder an die komplexe Sprachsituation auf der Iberischen Halbinsel im frühen Mittelalter wo das Arabische neben verschiedenen romanischen Idiomen (z.B. Mozarabisch, Portugiesisch, Katalanisch, Kastilisch) in Kontakt mit Berbersprachen und dem Hebräischen stand (cf. Ineichen 1997: 13–15, 22–25).

13 Wilhelm (2007: 83) konstatiert für das Mittelalter und die frühe Neuzeit: "Die Mehrsprachigkeit wird in unserer sprachhistorischen Modellbildung weithin ausgeblendet. Nicht nur im Hinblick auf die gegenwärtige Situation, sondern vielleicht noch stärker im Hinblick auf das europäische Mittelalter und die frühe Neuzeit scheint es somit geboten, die traditionelle Perspektive umzukehren und nicht die sprachliche Homogenität, sondern die Mehrsprachigkeit als den 'Normalfall' anzusehen."

handelt. Auch gibt es Völker, die sprachlich und kulturell heterogen sind (z.B. Belger: germanisch vs. keltisch; Oretaner: iberisch vs. keltiberisch).[14] Man muss davon ausgehen, dass die antike und vorantike Gesellschaft ähnlich komplex war wie die heutige, d.h. eine Stadt bzw. eine Region setzt sich aus verschiedenen Schichten und Gruppen von Ethnien und Sprachgemeinschaften zusammen, unter denen Sprachkontakt besteht. Aufgrund der räumlichen und sozialen Mobilität konstituiert sich die (Sprach)Gemeinschaft dabei nach und nach immer wieder neu (cf. Schöntag 2008: 38–39).

Das bisherige Strata-Modell, welches die Romanisierung, Latinisierung und später die kulturellen Umbrüche der Völkerwanderung auf eine eindimensionale Betrachtung in Bezug auf das Lateinische bzw. später das jeweilige Romanische (Stratum) und ein dann aufgegebenes Idiom einer Substrat- oder Superstratsprache reduziert, blendet eine Vielzahl an Sprachkontaktszenarien, demographischem Wandel durch Migrationen und sozialen Veränderungen aus, deren Ergebnisse jedoch konstitutiv für die historische Entwicklung einer Sprache sind.

## 4 Perspektiven einer diachronen Migrationslinguistik

Es lässt sich aus dem zuvor Gesagten konstatieren, dass vor allem die Aspekte von Migration, Mehrsprachigkeit und Mehrdimensionalität der Sprachkontakte im bisherigen Strata-Modell unberücksichtig blieben. Damit fehlen vor allem wesentliche Aspekte der Dynamik in den zu beschreibenden Kontexten von Sprachwandel.

Die *diachrone Migrationslinguistik*, die den spezifischen Gegebenheiten von historischen, migrationsbedingten Sprachkontaktkonstellationen Rechnung trägt, indem zahlreiche sozio-kulturelle Faktoren der Einflussnahme und Probleme der Rekonstruktion des Kontextes berücksichtigt werden, sowie verstärkt mit dem

---

14  Selbst wenn ein Volk (*gens*) archäologisch und bzgl. der Überlieferungstradition übereinstimmend als solches identifiziert wird, kann aus dieser Tatsache allein noch keine linguistische Schlussfolgerung gezogen werden. So legt z.B. Giese (2004: 13) dar, wie die (Neu)Ethnogenese der Westgoten im Zuge ihrer Wanderung durch Europa und der vielen verlustreichen Kämpfen zu verstehen ist. Mit "(west)gotisch" identifizieren sich dabei zahlreiche Bevölkerungsgruppen, die sich im Laufe der Zeit diesem Zug unter einem *dux* angeschlossen haben und die alle eine bestimmte Lebensordnung, Bräuche und den Fortbestand von identitätsstiftenden Traditionen anerkennen. Über die tatsächliche ethnische und sprachliche Zusammensetzung dieser westgotischen Heerschar lässt sich hingegen nicht ohne weiteres eine verlässliche Aussage treffen.

Konzept der Plausibilität gearbeitet wird (cf. Schöntag 2019: 27–30), eröffnet auch für das Strata-Modell eine neue Perspektive der Beschreibung.[15]

Neben der Vereinfachung bzw. Abstraktion, die einem Modell stets inhärent ist, spielt es womöglich im Falle der durch die Strata-Theorie zu beschreibenden Sprachkontaktsituationen eine Rolle, dass die untersuchten Konstellationen historisch oft weit zurückreichen und wegen der zeitlichen Distanz natürlich besonders schwer zu erfassen sind. Es erscheint daher grundsätzlich notwendig, eine andere Methodologie anzuwenden, als dies bei zeitgenössischen Kontaktsituationen üblich ist.[16] Nicht umsonst liegt der Schwerpunkt der Untersuchungen zu Migrations- und Sprachkontaktphänomenen auf den gegenwärtigen bzw. den relativ rezenten Konstellationen. Man sollte jedoch frühmittelalterliche oder antike Sprachkontaktsituationen nicht als weniger komplex einschätzen, denn grundsätzlich waren die politischen, gesellschaftlichen und sprachlichen Konstellationen zu jenen Zeiten mitunter ähnlich vielschichtig wie heute, auch wenn sich gewisse Fakten und Bedingungen im Laufe der Zeit ganz grundlegend verändert haben (Akzeleration gesellschaftlicher Entwicklung, neue Kommunikationsmittel, etc.).

Ein Grundproblem des Strata-Modells ist die simplifiziert dargestellte und nicht immer eindeutige Verknüpfung von Raum und Sprache. Die Darstellung ist vereinfacht, weil von stabilen Verhältnissen zwischen Raum und Sprache ausgegangen wird, so wie häufig auch in der traditionellen Dialektologie, und mitunter ergeben sich Uneindeutigkeiten, weil die Untersuchungsperspektive nicht immer klar genug definiert ist, so etwa hinsichtlich der Frage, ob das Romanische in seinem heutigen Verbreitungsgebiet oder mit seiner territorialen Ausdehnung zu einem früheren Zeitpunkt Gegenstand der Untersuchung ist (Stichwort *Romania submersa*, z.B. Moselromanisch, Mozarabisch).

Krefeld (2003: 559–560; 2004: 21–26) hat vorgeschlagen zur Überwindung der statischen Relation von Raum und Sprache dieses Verhältnis neu zu definieren und spricht von einem "gelebten Kommunikationsraum" bzw. von *Glossotopen*. Das kommunikative *Glossotop* ist dabei nach Krefeld von drei Faktoren abhängig wie Lindorfer (2009: 67) subsumiert:

---

15 Zu einer Liste mit Spezifika, die bei der Analyse historischen Sprachkonstellationen zu berücksichtigen sind (z.B. archäologische Artefakte, Toponomastik, allgm. Quellenproblematik) cf. Schöntag (2019: 31–32). Da die Rekonstruktionsarbeit historischer Sprachsituationen von vielen Faktoren abhängt, ist es umso mehr nötig die Plausibilität der erarbeiteten Fakten und die daraus zu ziehenden Schlussfolgerungen sorgsam zu prüfen.

16 So gibt es beispielsweise keine Sprecher *in actu*, sondern nur (In)Schriften als Kontaktzeugnisse (z.B. Bilinguen), archäologische Artefakte und andere Kulturgüter.

(1) von der (vergangenen/gelebten) Mobilität der Sprecher/Hörer
(2) von Sprachen/Dialekten, die in den von ihnen frequentierten Räumen gesprochen werden
(3) von der aktuellen Sprechposition der Sprechenden zueinander (Nähe-Distanz)

Dies ist zweifellos ein interessanter und wichtiger Ansatz, um der Realität von Sprachkontaktsituationen näher zu kommen bzw. eine exakte Analyse vorzunehmen. Im Sinne einer konstruktiven Kritik an dem Strata-Modell ergibt sich jedoch das Problem, dass dieser Ansatz ein sprecherbezogener ist, also das Individuum in den Vordergrund rückt,[17] was einen gerade bei den hier weit zurückliegenden Sprachkontaktsituationen vor große methodologische Herausforderungen stellt, denn individuelle Zeugnisse von Mehrsprachigkeit sind gerade für die Antike oder für die schriftarme Zeit der Völkerwanderung nur schwer auszumachen.

Aus diesem Grund sind in der *diachronen Migrationslinguistik* andere Wege zu beschreiten, die für solche Situationen angemessen sind. Insbesondere ist es ratsam, die gesamte Sprachkontaktsituation in den größeren Kontext des Kulturkontaktes einbetten, neben Schriftzeugnissen auch archäologische Befunde heranziehen und den Fokus auf die Gesamtsituation zu richten. Um trotzdem dem Verhältnis von Raum und Sprache (cf. *spatial turn*; Lindorfer 2009) und den dabei wirkenden Dynamiken (cf. historische Sprachen *in situ* u. *in motu*; Stehl 2013: 1–2) auf die Spur zu kommen, seien die folgenden Analyseperspektiven vorgeschlagen:

(a) *Perspektive Raum*. Hier sind zu nennen:
 - *Mikroperspektive*. So kann man auch innerhalb einer Stadt oder eines sehr begrenzten Territoriums die Vielzahl der Sprachkontakte untersuchen. Als Beispielfall sei auf *Emporion* (kat. *Empúries*, span. *Ampurias*) verwiesen, eine griechische Gründung neben einer einheimischen iberischen Siedlung: Im 1. Drittel des 6. Jh. wurde die *Palaiopolis* durch ionische Erstsiedler aus Phokäa gegründet, im 4. Jh. die *Neapolis* durch Neusiedler, ebenfalls aus Phokäa, bevor dann Ende des 4. Jh. eine Ansiedlung von Indiketen (Iberer) in der sog. *Dipolis* (griechisch-iberische Doppelstadt) erfolgte. Schließlich führte die römische Eroberung und Ansiedlung im

---

17 Cf. dazu auch den *homme pluriel* bei Ploog (2009: 34) und die damit verbundene soziale Mehrsprachigkeit des Sprechers in Bezug auf *Anzahl*, *Heterogenität* und *Dichte* der kommunikativen Kontakte.

2. Jh. v. Chr. zu einer Neugründung mit dem Namen *Emporiae*. Zudem gab es in dieser historisch mehrschichtigen Stadt einige karthagische Handelsleute (evtl. auch phönizische und etruskische).[18]
- *Makroperspektive*. Neben einer kleinräumigen Analyse können auch bezüglich eines größeren Territoriums die sich ablösenden und/oder parallel existierenden Völker und Sprachen betrachtet werden sowie ihre Bewegungen im Raum (z.b. Sprachen und Völker der Iberischen Halbinsel (cf. z.B. Untermann 1961, Blázquez 2000), im geographisch verstandenen Italien, Frankreich, etc.).
(b) *Perspektive Sprache*. Die Verbreitung bzw. Ausdehnung einer Sprache (z.b. des Lateinischen, Kastilischen, Iberischen, Keltischen) kann unterschiedlich strukturiert sein: flächendeckend (z.b. Ausbreitung des Arabischen) vs. punktuell (z.b. Griechisch in Unteritalien, Südfrankreich, Iberische Halbinsel; cf. Hansen & Nielsen 2004: 158–163). Dabei stellen sich zusätzliche Fragen, wie, welche Sprecher benutzen diese Sprache (ggf. auch nicht-*native speakers*) oder welches Prestige hat eine bestimmte Sprache?

Letztlich handelt es natürlich nur um verschiedene Blickweisen auf ein zu erfassendes Gesamtphänomen von komplexen historischen Sprachkontaktsituationen. Dabei sollten archäologische Befunde, Inschriftenzeugnisse, Zeugnisse über Bevölkerungsbewegungen, gesprochene Sprachen sowie schriftliche Selbstzeugnisse, die linguistisch analysiert werden müssen, zu einem Gesamtbild zusammengefügt werden. Dazu gehören auch die bisher nicht berücksichtigten komplexen Entlehnungsprozesse und die Arten der Interferenz im Zuge des Sprachkontaktes (cf. Dietrich 2005: 128–134), d.h. die Dynamik des sprachlichen Materials. Im Zuge der Integration in eine Nehmersprache nach einem Sprachkontakt sowie im Verlaufe weiteren Sprachwandels und eventueller

---

18 "Aus der Auswertung der archäologischen Quellen ergibt sich, daß das am Fuße der Pyrenäen im südwestlichen Bereich des Golfs von Lion gelegene Küstengebiet der Schwerpunkt der griechischen Kolonisation im iberischen Raum darstellte. Rhode/ Rosas und Emporion/Ampurias (im ersten Drittel des VI. Jhs. v. Chr. gegründet) vermochten einen regen Austausch mit ihrer näheren Umwelt zu gestalten. Eine enge Verzahnung mit dem einheimischen Milieu ist das herausstechende Merkmal dieser griechischen Siedlungen. So war Ampurias direkt neben einer einheimischen Gemeinde (Indiké) angelegt und noch im Aktionsradius des wenige Kilometer entfernt gelegenen Ullastret, der bedeutendsten einheimischen Stadt der Umgebung" (Barceló & Ferrer 2006: 294). "Selbstverständlich lebten auch karthagische Kaufleute in den wichtigsten griechischen, etruskischen oder iberischen Umschlagplätzen (Syrakus, Massalia, Selinunt, Caere, Villaricos etc.)" (Barceló & Ferrer 2006: 297).

weiterer Entlehnungsprozesse in andere Sprache verändert sich das lexikalische oder morphosyntaktische Lehngut.

Im Hinblick auf eine adäquate Untersuchung dieser komplexen historischen Sprachkontaktsituationen mit Bilingualismus, Plurilingualismus, Diglossie, Polyglossie und Migrationsbewegungen verschiedenster Art wird deutlich wie stark vereinfachend das Strata-Modell diese Vorgänge darstellt.[19]

## 5 Versuch einer Remodellierung

Vor dem Hintergrund des eben Ausgeführten wäre es also konsequent, das Strata-Modell nach ca. 150 Jahren oder in erweiterter Perspektive nach über 500 Jahren *ad acta* zu legen. Allerdings ist es unbestreitbar, dass es einen wesentlichen Teil der Geschichte des Faches Romanistik bildet und einen wichtigen Beitrag zu einer historischen Perspektive auf die Sprache geleistet hat. Es hat das Verständnis von der Wandelbarkeit der Sprache entscheidend mitbeeinflusst bzw. zum Teil erst ermöglicht. Dabei wird eine sehr eingängige und anschauliche Metaphorik benutzt, die die Beeinflussung einer Sprache durch eine andere beinhaltet.

Es bietet zudem die Möglichkeit einer abstrakten Darstellung von komplexen Sprachkontaktsituationen in einem bestimmten Raum. Mit der Fokussierung auf das Ergebnis bestimmter sprachlicher Entlehnungserscheinungen werden allerdings die Umständen wie diese in die bestreffende Sprache gelangen, ausgeblendet, genauso wie die weiteren sprach- und kulturgeschichtlichen Rahmenbedingungen. Es bleibt deshalb eine eingeengte Perspektive, die auch die Plausibilität von bestimmten Entlehnungsphänomenen nicht erklären kann.

Möchte man also den Substrat- und Superstrat bzw. Adstratbegriff beibehalten, dann ist es zumindest notwendig einige Präzisierungen vorzunehmen, um den genannten Faktoren von Mehrsprachigkeit, Migration etc. gerecht zu werden. In diesem Sinne sei eine etwas erweiterte Definition von 'Substrat' vorgenommen, die diesen wesentlichen Faktoren Rechnung tragen soll:

> Unter einer Substratsprache ist demzufolge ein Idiom zu verstehen, dass aufgrund einer direkten Sprachkontaktsituation auf das Stratum eingewirkt und in dieser Sprache seine Spuren hinterlassen hat. Das Stratum ist dabei die fortbestehende Sprache der Eroberer, die im Fokus der Betrachtung steht, während das Substrat von einer unterlegenen, zu diesem Zeitpunkt autochthonen Bevölkerung (dem Substratvolk) gesprochen und nach und nach aufgegeben wurde. Variieren kann dabei sowohl die zeitliche Dauer und

---

19 Zu Modellen von sprachlicher Dynamik im plurilingualen Raum cf. Patzelt (2016: 65–68).

Intensität des Sprachkontaktes als auch dessen areale Distribution, bedingt durch verschiedene Arten von Migrationsbewegungen (z.B. Krieg, Neubesiedlung, Handel) auf Seiten der Stratum-Sprache sowie der Substratsprache. Über eine Substratsprache, die selbst in der Regel in einer mehrdimensionalen Sprachkontaktsituation steht, können außerdem weitere Elemente anderer Sprachen in das Stratum gelangen und zwar aus Sprachen, die zur Substratsprache in einem Substrat- oder Adstratverhältnis stehen (sekundäre Substrate). Der Grad der Beeinflussung hängt dabei von der Dauer und Intensität des Sprachkontaktes ab, von der jeweiligen kommunikativen Reichweite der Sprachen (Ausbaugrad), vom Prestigegefälle zwischen den Sprachen, von der genetischen und typologischen Nähe der sich in Kontakt befindlichen Sprachen sowie vom kulturellen Abstand zwischen den Sprachgemeinschaften. Die Klassifizierung einer Sprache als Substrat erfolgt *ex post* aus einer sozio-historischen Perspektive auf eine isoliert betrachtete ehemalige Sprachkontaktsituation (modifiziert zit. nach Schöntag 2013: 291).

Sicherlich ist in dieser Definition, die in leichter Abwandlung auch auf das Superstrat angewandt werden kann, nicht jeder Aspekt einer komplexen Sprachkontaktsituation enthalten, aber zumindest sind folgende Elemente berücksichtigt, die vorher nicht oder nicht immer deutlich zu Tage traten:

(a) *Trennung von Sub-/Superstratsprache und Sub-/Superstratvolk* (cf. supra Wartburg 1950:155, FN 1)
(b) *Relativität von 'autochthon'* (cf. supra Krefeld 2003: 556)
(c) *Dauer des Kontaktes*
(d) *Intensität des Kontaktes* (Bevölkerungsanteil, Grad des Austausches, Besiedlung vs. nur militärische Verwaltung)
(e) *Veränderung der räumlichen Ausdehnung, Migration*
(f) *Sprachkontakt zwischen den Substraten* (mehrdimensionale Sprachkontaktsituation)
(g) *Sekundäre Substrate (oder Sub-Substrate)*
(h) *Grad der Beeinflussung bzw. seine Faktoren* (cf. Thomason 2001)
(i) *Art der Perspektive*

Neben einer Neujustierung der Definition bzw. einer inhaltlichen Präzisierung des Kern-Konzepts des Strata-Modells müssen auch die einzelnen Begriffe terminologisch präzisiert bzw. differenziert werden, um der Komplexität der zu beschreibenden Situationen gerecht zu werden. So sollte man bei Verwendung des Begriffs 'Substrat' die folgende Präzisierung vornehmen:

(a) *Primäres Substrat.* Hierbei handelt es sich um Substrate, die in direktem Kontakt zur Stratum-Sprache stehen (z.B. Kantabrisch bzgl. Spanisch; Etruskisch bzgl. Italienisch; Keltisch bzgl. Französisch)

(b) *Sekundäres Substrat*. Dies beschreibt Substrate, die entweder als Sub-Substrate fungieren, also zeitlich dem Stratum vorausgehen und wo kein direkter Kontakt besteht (z.b. Tartessisch bzgl. Latein/Spanisch), oder die räumlich nicht im Entstehungsgebiet der späteren Standardvarietät liegen und somit indirekt wirken, und zwar über andere Varietäten oder Sprachen des späteren Verbreitungsgebietes des Stratums (z.b. Sikulisch über das Sizilianische bzgl. Italienisch; Iberisch, Ligurisch über das Okzitanische bzgl. Französisch)

(c) *Tertiäres Substrat*. Damit soll auf einen Substrateinfluss verwiesen werden, der durch Migration entsteht, d.h. Substrate, die eigentlich aus einem anderen Raum stammen, als der fokussierte Ausschnitt des Stratums (z.b. Oskisch bzgl. Spanisch)

(d) *Quartäres Substrat*. Dies bezieht sich auf die koloniale Substratsituation in der Romania Nova (z.B. Taino bzgl. karib. Spanisch)[20]

Das Superstrat lässt sich je nach chronologischer Schichtung wie folgt präzisieren:

(a) *Primäres Superstrat*. Dies betrifft alle Superstrate der Völkerwanderungszeit (z.B. Westgotisch bzgl. Spanisch; Ostgotisch bzgl. Italienisch; Fränkisch bzgl. Italienisch)

(b) *Sekundäres Superstrat*. Dies betrifft die Superstrate im Mittelalter nach der Völkerwanderung im engen Sinn (z.B. Normannisch bzgl. Französisch; Byzantinisch bzgl. Italienisch; Arabisch bzgl. Spanisch)

Das Adstrat ließe sich nach den folgenden Kriterien präzisieren:

(a) *Distanz*. Hier sind zu unterscheiden:
 - *Kontaktadstrat*. Dies beschreibt Adstrateinfluss bei Sprachkontakt von benachbarten Sprachen (z.B. Französisch-Deutsch, Spanisch-Portugiesisch)
 - *Fernadstrat*. Dies beschreibt Adstrateinfluss nicht-benachbarter Sprachen (z.B. Russisch-Spanisch)

(b) *Überlagerung*. Die folgenden Typen kommen vor:
 - *Reines Adstrat* (z.B. Fernadstrate)
 - *Adstrat-Substrat* (z.B. Keltisch)
 - *Adstrat-Superstrat* (z.B. Arabisch)

---

20 Zur Applizierung des Substratbegriffes auf die *Romania Nova* cf. Dietrich (2005), der zur Beschreibung des Substrat-/Adstrateinflusses der indigenen Sprachen *in actu* im Rahmen von Code-Switching den Begriff *Interstrat* einführt (cf. Dietrich 2005: 143).

- *Adstrat-Substrat-Superstrat* (z.B. Griechisch, Adstrat-Substrat in Süditalien, Adstrat-Superstrat in Südspanien)
(c) *Medium*. Hier geht es um Schriftlichkeit vs Mündlichkeit:
- *nur schriftlich* (Kulturadstrat): Schriftlatein, Schriftgriechisch
- *nur mündlich*: Inuit (z.B. span. *anorak*)
- *mündlich und schriftlich*: Arabisch, Englisch

Ein paar der neuen Denkanstöße seien hier auch graphisch umgesetzt, jedoch bildet die graphische Darstellung aufgrund sonst mangelnder Übersichtlichkeit nur eine bedingte Möglichkeit, die zahlreichen Faktoren zu integrieren. In Tafel 1 sei zunächst auf Basis des schlichten graphischen Ausgangsmodells von Geckeler & Kattenbusch (1992)[21] und einer ersten Erweiterung zu den Substraten (cf. Schöntag 2013:292) eine erneuerte Version präsentiert, die einige Faktoren der Dynamik und Vielschichtigkeit berücksichtigt.

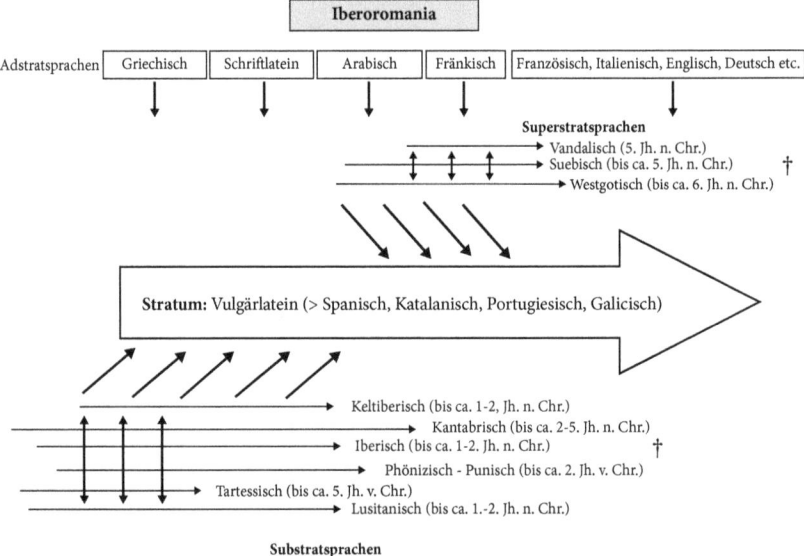

Tafel 1. *Remodellierung des Strata-Modells (Bsp. Iberoromania)*.

---

21 Es sei hier auf diese Version rekurriert, da es nach wie vor die gängigste Darstellung des Strata-Modells ist.

Tafel 2 präsentiert noch eine ganz andere Art der Darstellungsmöglichkeit, die den Faktoren der Migration und der Vielschichtigkeit der Überlagerung von Sprachen Rechnung tragen soll.

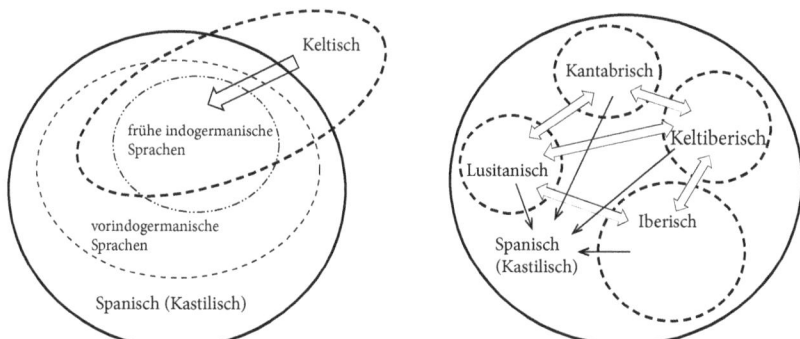

Tafel 2. *Exempel von Substrat-Kontakten und Bewegungen in der Iberoromania.*

In der linken Graphik von Tafel 2 soll vor allem die Vielschichtigkeit der Beeinflussung illustriert werden. Hierbei wurden aus Gründung der Übersichtlichkeit nur Substrate berücksichtigt und diese vereinfachend als vorindogermanische und frühe indogermanische Sprachen klassifiziert. Zu diesen, ab einem bestimmten Zeitpunkt als autochthon anzusehenden Sprachen, kommt dann durch Migration das Keltische hinzu (cf. Pfeil), welches in seinem Verbreitungsgebiet über die Iberische Halbinsel hinausragt.[22] Auf diese Weise entsteht ein komplexes System von sich überlagernden Schichten verschiedener Substrate. In der rechten Graphik soll veranschaulicht werden, wie die verschiedenen Substrate miteinander in Kontakt stehen (cf. Pfeile) und gleichzeitig zudem auf das Stratum wirken.

---

22 Zur Relativität von 'autochthon' v. supra. Auch die frühen indogermanischen Sprachen auf der Iberischen Halbinsel beruhen auf Wanderungsbewegungen und letztlich auch die vorindogermanischen bis hin zur Erstbesiedlung Europas.

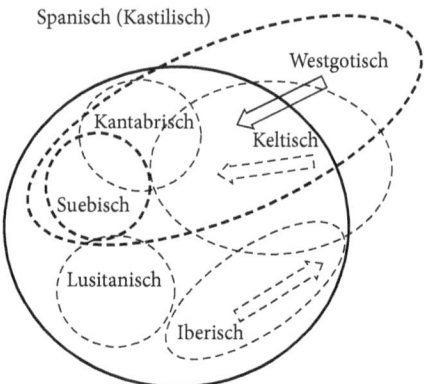

Tafel 3. *Exempel von Superstrat-Superstrat-Konstellationen in der Iberoromania.*

Tafel 3 soll schließlich noch das Zusammenspiel von verschiedenen Substrat- und Superstratsprachen verdeutlichen. Auch hier geht es um die Illustrierung der verschiedenen sich überlagernden Schichten, die durch die Migrationsbewegungen (cf. Pfeile) entstehen. Der Hauptkreis symbolisiert die Iberische Halbinsel, d.h. das fokussierte Gebiet des Stratums (hier: Latein-Spanisch), während die gestrichelten Linien, die darüber hinaus gehen, wie z.B. beim Westgotischen, das entsprechende benachbarte Verbreitungsgebiet anzeigen. Damit soll auch deutlich werden, daß die Komplexität der Siedlungs- und Sprachräume eine isolierte Betrachtung erschweren.

# 6 Fazit

Welches Fazit kann man also aus den geschilderten Problemen mit dem Strata-Modell, das so tief in der Romanistik verwurzelt ist, sinnvollerweise ziehen?

Zum einen gibt es guten Gründe, es abzuschaffen und es Teil der romanistischen Sprachwissenschaftsgeschichte werden zu lassen, und zwar einerseits wegen der aus der Sicht des heutigen Erkenntnisstandes beschriebenen Defizite, vor allem in Bezug auf die Ausblendung von Phänomenen wie Migration, mehrdimensionaler Sprachkontakt und Mehrsprachigkeit und andererseits aufgrund seiner wissenschaftsgeschichtlichen Vorbelastung. Die Begriffe 'Substrat' und 'Superstrat', entstanden aus der sog. *Korruptionsthese*, also der Erklärung des Niedergangs des Lateinischen durch die "Barbaren", die dieses Latein verunreinigt hätten. So implizieren die heutigen Begriffe immer noch eine Betonung, wenn nicht Überbetonung des äußeren Spracheinflusses als Grundlage des Sprachwandels, unter Zurückdrängung des heutzutage in den Vordergrund gerückten internen Sprachwandels. Beide Arten der sprachlichen Veränderung wirken jedoch gegebenfalls zusammen, es bleibt aber nach wie vor die oftmals schwierige Abwägung bezüglich des Grades einer äußeren Beeinflussung.

Behält man nun das Strata-Modell trotz dieser Bedenken bei – und auch dafür gibt es Gründe: die wissenschaftliche Tradition, die eingängige Metaphorik, das grundsätzlich ja richtig angedachte Konzept –, dann ist es notwendig, hier eine Remodellierung durchzuführen und einige Ergänzungen und Präzisierungen vorzunehmen. Zudem sollte es ja auch kein Problem sein, nach modernen Methoden der Sprachkontaktforschung und der *diachronen Migrationslinguistik* an die fraglichen Sprachkonstellationen heranzugehen und gleichzeitig ein zumindest revidiertes Strata-Modell zu applizieren – eine methodische Koexistenz ist also durchaus denkbar. Das Modell, zumindest in seiner hier präsentierten erweiterten Form, hätte nach wie vor den unbestreitbaren Vorteil einer sehr anschaulichen Darstellung der wichtigsten sozio-linguistischen historischen Prozesse. Es wird quasi in einem Zeitraffer eine Erklärung der äußeren Umstände von Entlehnungsvorgängen illustriert. Dabei bleibt jedoch als Desiderat, daß man die dabei abstrahierten und simplifizierten Prozesse zusätzlich durch eine ausführliche Erläuterung der komplexen, pluridimensionalen Sprachkontaktszenarien in ihrem historischen Kontext ergänzt.

# Literatur

Ascoli, Graziadio Isaia. 1864. Lingue e nazioni. *Politecnico* 21/1, 77–100.

Barceló, Pedro & Juan José Ferrer. 2006. Die Phokäer und die iberische Halbinsel. In Eckart Olshausen & Holger Sonnabend (Hgg.). *"Troianer sind wir gewesen"* – *Migrationen in der antiken Welt: Stuttgarter Kolloquium zur Historischen Geographie des Altertums 8, 2002.* Stuttgart: Steiner, 291–299.

Berschin, Helmut, Josef Felixberger & Hans Goebl. 1978. *Französische Sprachgeschichte: Lateinische Basis. Interner und externe Geschichte. Sprachliche Gliederung Frankreichs. Mit einer Einführung in die historische Sprachwissenschaft.* München: Hueber.

Blázquez, José María. 2000. *Los pueblos de España y el mediterráneo en la Antigüedad: Estudios de Arqueología, Historia y Arte.* Madrid: Cátedra.

Curchin, Leonard A. 1991. *Roman Spain, conquest and assimilation.* London, New York: Routledge.

Curchin, Leonard A. 2004. *The Romanization of central Spain: Complexity, diversity and change in a provincial hinterland.* London, New York: Routledge.

Dietrich, Wolf. 2005. Substrat, Superstrat, Adstrat, Interstrat: Zum Sprachwandel durch Sprachkontakt in der Neuen Romania. In Thomas Stehl (Hg.). *Unsichtbare Hand und Sprecherwahl: Typologie und Prozesse des Sprachwandels in der Romania*. Tübingen: Narr, 123–152.

Ehlich, Konrad. 2007. Migration. In Konrad Ehlich. *Transnationale Germanistik*. Koord. Sabine Lambert. München: Iudicium, 175–196.

Geckeler, Horst & Dieter Kattenbusch. 1992. *Einführung in die italienische Sprachwissenschaft*. 2., durchgesehene Auflage. Tübingen: Niemeyer.

Geckeler, Horst & Wolf Dietrich. 1995. *Einführung in die französische Sprachwissenschaft: Ein Lehr- und Arbeitsbuch*. Berlin: Schmidt.

Giese, Wolfgang. 2004. *Die Goten*. Stuttgart: Kohlhammer.

Giesecke, Michael, 1991. Der Buchdruck in der frühen Neuzeit. Eine historische Fallstudie über die Durchsetzung neuer Informations- und Kommunikationstechnologien. Frankfurt/M.: Suhrkamp.

Haarmann, Harald. 2005. *Lexikon der untergegangenen Völker: Von Akkader bis Zimbern*. München: Beck.

Hoinkes, Ulrich. 2013. Vulgärlatein und Strata – unverzichtbare Konzepte für die Romanistik? In Bianca Hillen, Silke Jansen & Andre Klump (Hgg.). *Variatio Verborum: Strukturen, Innovationen und Entwicklungen im Wortschatz romanischer Sprachen*. Stuttgart: ibidem, 339–357.

Hansen, Herman Mogens & Thomas Heine Nielsen. 2004. *An inventory of archaic and classical Poleis: An investigation conducted by the Copenhagen Polis Centre for Danish National Research Foundation*. Oxford: Oxford University Press.

Ineichen, Gustav. 1997. *Arabisch-orientalische Sprachkontakte in der Romania: Ein Beitrag zur Kulturgeschichte des Mittelalters*. Tübingen: Niemeyer.

Kontzi, Reinhold. 1982. Einleitung. In Reinhold Kontzi (Hgg.). *Substrate und Superstrate in den romanischen Sprachen*. Darmstadt: WBG, 1–27.

Krefeld, Thomas. 2003. Methodische Grundfragen der Strataforschung. In Gerhard Ernst, Martin-Dietrich Gleßgen, Christian Schmitt & Wolfgang Schweickard (Hgg.). *Romanische Sprachgeschichte: Ein internationales Handbuch zur Geschichte der romanischen Sprachen*. Berlin, New York: de Gruyter, 555–567.

Krefeld, Thomas. 2004. *Einführung in die Migrationslinguistik: Von der Germania italiana in die Romania multipla*. Tübingen: Narr.

Lenerz-De Wilde, Majolie. 1991. *Iberica celtica: archäologische Zeugnisse keltischer Kultur auf der Pyrenäenhalbinsel*. Bd. 1. Stuttgart: Steiner.

Lindorfer, Bettina. 2009. Das Konzept des *gelebten Raumes*: zum *spatial turn* in der Linguistik. In Verena Dolle & Uta Helfrich (Hgg.). *Zum spatial turn in der*

*Romanistik: Akten der Sektion 25 des XXX. Romanistentages (Wien, 23. –27. September 2007)*. München: Meidenbauer, 57–77.

Patzelt, Carolin. 2016. *Sprachdynamiken in modernen Migrationsgesellschaften: Romanische Sprachen und romanisch-basierte Kreolsprachen in Französisch-Guayana*. Stuttgart: Steiner.

Ploog, Katja. 2009. Sprachdynamik und Sprechermobilität in der neuen Romania. In Silke Jansen & Haralambos Symeonidis (Hgg.). *Dynamik romanischer Varietäten außerhalb Europas: Alte und Neue Romania im Dialog*. Frankfurt a.M.: Lang, 27–45.

Schöntag, Roger. 2008. Portugiesisch-spanischer Sprachkontakt und Migration von der Antike bis zum Mittelalter. *Lusorama* 73–74, 6–49.

Schöntag, Roger. 2013. Sprachkontakt und Migration auf der iberischen Halbinsel im Zuge der Herausbildung der romanischen Varietäten. In Thomas Stehl, Claudia Schlaak & Lena Busse (Hgg.). *Sprachkontakt, Sprachvariation, Migration: Methodenfragen und Prozessanalysen*. Frankfurt a.M.: Lang, 281–306.

Schöntag, Roger. 2017. Das Verständnis von Vulgärlatein in der Renaissance im Rahmen der Diskussion um das *vulgare* der römischen Antike vor dem Hintergrund der *questione della lingua*. In Barbara Sonnenhauser, Caroline Trautmann, Daniel Holl & Patrizia Noel Aziz Hanna (Hgg.). *Synchronie und Diachronie*. München: Ibykos, 111–129.

Schöntag, Roger. 2019. "Diachrone Migrationslinguistik: Eine Standortbestimmung". In Roger Schöntag & Stephanie Massicot (Hgg.). *Diachrone Migrationslinguistik: Mehrsprachigkeit in historischen Sprachkontaktsituationen. Akten des XXXV. Romanistentages in Zürich (08.10.–12.10.2017)*. Berlin: Lang, 15–37.

Schuchardt, Hugo. 1891. *XII. Kreolische Studien. IX: Über das Malaioportugiesische von Batavia und Tugu*. Wien: Tempsky.

Silvestri, Domenico. 1977–1982. *La teoria del sostrato. Metodi e miraggi*. 3 Bde. Napoli: Macchiaroli.

Stehl, Thomas. 2013. Sprachkontakt, Sprachvariation, Migration: Ziele, Inhalte und Methodenfragen. In Thomas Stehl, Claudia Schlaak & Lena Busse (Hgg.). *Sprachkontakt, Sprachvariation, Migration: Methodenfragen und Prozessanalysen*. Frankfurt a.M.: Lang, 1–10.

Stehl, Thomas (Hgg.). 2011. *Sprachen in mobilisierten Kulturen: Aspekte der Migrationslinguistik*. Potsdam: Universität Potsdam.

Thomason, Sarah Grey. 2001. *Language contact: An introduction*. Edinburgh: Edinburgh University Press.

Untermann, Jürgen. 1961. *Sprachräume und Sprachbewegungen im vorrömischen Hispanien.* Wiesbaden: Harrassowitz.

Valkhoff, Marius. 1982. Superstrats germanique et slave. In Reinhold Kontzi (Hgg.). *Substrate und Superstrate in den romanischen Sprachen.* Darmstadt: WBG, 367–375 [Original: *Neophilologus* 31 (1947), 149–153].

Wartburg, Walther von. 1950. *Die Ausgliederung der romanischen Sprachräume. Mit 18 Kartenskizzen.* Bern: Francke (= Bibliotheca Romanica, 1/8).

Wartburg, Walther von. 1978. Die Ausgliederung der romanischen Sprachräume. In Reinhold Kontzi (Hgg.). *Zur Entstehung der romanischen Sprachen.* Darmstadt: WBG, 53–122 [Original: *Zeitschrift für Romanische Philologie* 56 (1936), 1–48].

Wesch-Klein, Gabriele. 2008. *Provincia, Okkupation und Verwaltung der Provinzen des Imperium Romanum von der Inbesitznahme Siziliens bis auf Diokletian.* Berlin, Zürich: Lit.

Wilhelm, Raymund. 2007. Regionale Sprachgeschichte als Geschichte eines mehrsprachigen Raumes. Perspektiven einer Sprachgeschichte der Lombardei. In Jochen Hafner & Wulf Oesterreicher (Hgg.). *Mit Clio im Gespräch: Romanische Sprachgeschichten und Sprachgeschichtsschreibung.* Tübingen: Narr, 77–101.

# 2 Spracherwerb, Sprachbeherrschung und Sprachverwendung im Kontext von Migration / Language Acquisition, Language Proficiency and Language Use in the Context of Migration

Eliane Lorenz (Trondheim) & Peter Siemund (Hamburg)
# The Acquisition of English as an Additional Language by Multilingual Heritage Speakers

**Abstract.** This contribution examines cross-linguistic influence in the acquisition of English as an additional language, focusing on multilingual heritage speakers. Moreover, we take up the notoriously troublesome issue of multilingual advantages. We insist on the importance of language dominance for cross-linguistic influence and the methodological differentiation between mutually exclusive groups of multilingual speakers.

**Keywords:** multilingual heritage speakers, language dominance, cross-linguistic influence, bilingualism

## 1 Introduction

For a long time, the population of Germany has been hovering at around eighty million (Statistisches Bundesamt 2017). Most Germans can be expected to be aware of this figure. Of these eighty million, about fifteen million qualify as persons that have some kind of migration background. This figure is likely to be less well known. In Germany, the concept of migration background covers persons who do not have German citizenship or of whom at least one parent does not have German citizenship. This definition gives rise to various subgroups depending on immigration status, country of origin, and position in family lineage.

German is the official language of Germany, although it strictly speaking has no legal status as such. Germans without migration background speak German, sometimes in combination with one of the regionally recognized minority languages (Danish, Frisian, Sorbian, Romani). Germans with migration background can belong to a host of nationalities and ethnic groups, the most important of which include Turks, Kurds, Poles, Russians, Italians, and Serbo-Croats. They speak German in combination with their respective heritage language, typically in differing degrees of proficiency depending on whether they are first- or second-generation speakers. They are unbalanced bilinguals.

In major German cities and urban areas, such as Hamburg, Berlin, Munich, Frankfurt, Düsseldorf, and Cologne, the share of citizens with a migration background is much higher than the country's average. Given the above figures, some leeway in the exact numbers and their calculation, we can assume that approximately twenty per cent of Germany's population bears migration status of one way or another. In comparison, the 2016 average in the city of Hamburg was 34 per cent (Statistisches Amt für Hamburg und Schleswig-Holstein 2016). There are impressive regional differences across the various neighborhoods of the city, ranging from less than 10 per cent in Vier- und Marschlande to more than 80 per cent in Billbrook. Moreover, we find a clear age-related stratification, with the group of under-18-year-olds contributing about 50 per cent of youths with a migration background, again subject to strong regional variation across the city. Major source countries of migration in Hamburg are Turkey, Poland, Afghanistan, Russia, Iran, and Kazakhstan.

If the above figures reflect the current reality in German urban areas, it is obvious that especially for the education system international migration represents a major challenge, as students with and without migration background and thus very different personal trajectories and experiences grow into peers in the same classroom, jointly undertaking their educational careers. Monolingual and bilingual students live and study side by side. Some classrooms are nearly exclusively populated by students with a migration background. Consequently, some classrooms are overwhelmingly bilingual, with a host of background languages being spoken in the same room or building next to the majority language German.

As it is impossible to explore all aspects of this new superdiverse reality within the confines of one article, we will here focus on the acquisition of English in multilingual and linguistically heterogeneous secondary school classrooms. Evidently, this is only one research area amongst several others, but it is highly prominent and relevant, as English is an obligatory school subject across Germany and is being taught from an early age onwards, typically starting in grades one or three. English in Germany has been taught as a classic second language for a long time, on the assumption that students studying it have a monolingual German background. Even though there has been some recent research interest in exploring the multilingual realities underlying this teaching and acquisition process (see the volume edited by Bonnet & Siemund 2018), the dominant teaching approach remains geared towards a monolingual learnership. It is rather evident, though, that learning and teaching a language to bilingual and monolingual learners necessitates an approach that is different from that for monolingual learners. The main difference is that two or more – and not just one – languages influence and interact with the acquisition process of English. In the context of bilingual heritage speakers explored here, we will refer to them as the majority language (i.e. German) and the heritage languages (i.e. Turkish, Russian, etc.).

The linguistic question that is of main theoretical interest in this context is which of the background languages influences the acquisition process of English, and under which conditions. This question forms the main thrust of the current paper, and we will explore it on the basis of a number of recent case studies in this domain. Above and beyond this central problem, we will here also explore the different types of bilingual speakers as well as cross-linguistic influence (CLI) especially in unbalanced bilingual heritage speakers who acquire an additional language.

## 2 Cross-linguistic influence

The term 'cross-linguistic influence' (CLI) is nowadays widely used as a replacement for the traditional notion of transfer (Odlin 1989: 25–27), as it is considered more suitable for multilingual constellations and includes phenomena such as transfer, interference, avoidance, borrowing, and language loss or attrition (Kellerman & Sharwood Smith 1986: 1). More generally, it captures the impact of previously acquired language knowledge on the production, comprehension, and acquisition of another language (Cook 2016: 26–27; De Angelis 2007: 19).

The main issue that studies are interested in whose focus lies on language acquisition in bilingual and multilingual constellations is whether and to what extent previously acquired languages interact with the acquisition of a further language. Additional issues concern the interaction between the languages that are already in place and perhaps even backward influence from the language being acquired to those previously learned. Regarding the acquisition of English as an additional language by bilingual heritage speakers, the languages potentially interacting with the acquisition process of English are the relevant heritage language and the majority language, which happens to be mostly German in the case at hand. There arise four logical scenarios that need to be considered: (i) no influence from the background languages, (ii) only influence from the heritage language, (iii) only influence from the majority language, and (iv) influence from both the heritage and the majority language.

Needless to say, these four logically conceivable positions have been explored in some detail and have led to the formulation of competing models of CLI. The assumption of no influence from the background languages, however, is empirically not tenable, as all non-first language acquisition processes are influenced by previous language acquisition. Since the heritage language of bilingual heritage speakers is typically the first language that such speakers acquire, exclusive influence from the heritage language on the acquisition of English may also be referred to as 'Absolute L1 Transfer'. This model is difficult to maintain in its rigorous interpretation, but some researchers did find effects of L1 influence. For example, Na Ranong and Leung (2009) identified such L1 effects in a study on L1

Thai, L2 English, and L3 Mandarin. Also, Hermas (2014) reports a similar effect from the acquisition of L3 English on L1 Moroccan Arabic and L2 French. The case studies that we discuss further below also highlight such L1 effects, though they do not support models of absolute heritage language transfer.

The mirror image to heritage language transfer is influence from the majority language. As this language is typically acquired as the second language in chronological order, though not necessarily as a second language (L2), its status may be different from speaker to speaker: for some it may be a second first language (2L1), while it may show greater resemblance to a second language for other speakers (L1, L2). Crucially, this depends on our assumptions regarding the dividing line between first and second language acquisition. This so-called 'critical period' was considered to last until the beginning of puberty (Lenneberg 1967), but has been lowered in more recent publications and, what is more, made contingent on the phenomenon considered (Meisel 2004: 104; Meisel 2011: 205). Accordingly, the equation of majority language transfer with second language transfer needs to be approached with great caution and, crucially, any interpretations in terms of the 'L2 Status Factor Model' (Williams & Hammarberg 1998; Hammarberg 2001; Bardel & Falk 2012) can at best be considered metaphorically motivated.

As far as influence from both the heritage language and the majority language are concerned, there may be mutual positive reinforcement from the background languages on the further language to be acquired, though there can – of course – also be double interference (negative reinforcement), or facilitation and interference effects from either heritage or majority language. This most likely depends on the phenomenon in question, as we will argue here, but there is currently no coherent theory available that can accommodate the various facilitation and interference effects. The only models that currently allow influence from all background languages are Flynn et al.'s (2004) 'Cumulative Enhancement Model' and Westergaard et al.'s (2017) 'Linguistic Proximity Model'. While the former predicts facilitation effects throughout, the latter and more recent model allows for both facilitation and interference. By and large, we here accumulate evidence in support of the Linguistic Proximity Model. It goes without saying that the precise attribution of heritage and majority language influence is subject to additional factors, such as recency of use and typological proximity. The latter factor is the basis of the 'Typological Primacy Model' (Rothman 2010) that predicts transfer from the structurally most similar language.

## 3 Research questions

In spite of the current study being an overview article that does not pursue a sharp and narrow research question, but rather tries to bring together a number of pertinent issues in the study of English as an additional language, there appear several issues worth noting and documenting at this point of the exposition. The most important question, as already noted further above, concerns the source and the strength of cross-linguistic influence. In other words, do both the heritage language and the majority language interact with the acquisition of English as an additional language, and if so, to what extent do they make themselves noticeable? This research question naturally ties in with the four logical positions on CLI outlined in the previous section and the respective models discussed in the literature.

Another question – equally briefly raised above – concerns the influence of additional modulating factors on the central question of the source of CLI. It goes without saying, at least in our view, that the source of CLI cannot receive a categorical answer, but needs to be calibrated for each acquisition scenario separately, as too many modulating factors influence it. Such factors include typological and psychotypological proximity of the languages involved, proficiency, exposure and recency of use, age of onset, current age of learning, length of residence, order of acquisition, prestige, as well as issues of orality and literacy. Naturally, not all of these factors can be discussed here, but some will figure quite prominently in the sections to follow.

A third question that we will raise here relates to different types of bilingualism and their status in the bilingual mind. As far as we can see, the source and strength of CLI fundamentally depend on the representations of the languages in the bilingual mind, i.e. it matters if we sample balanced bilinguals, or study subtractive or additive bilingualism. Bilingual heritage speakers arguably show different forms of CLI than bilinguals growing up in an officially bilingual country.

The fourth question that we wish to address here concerns the source and strength of CLI in relation to specific grammatical phenomena. We will here argue that CLI is selective in the sense that, all other conditions being equal, it may still happen that CLI draws on the heritage language for phenomenon A, though on the majority language for phenomenon B, perhaps depending on the closer structural and/or functional match.

Finally, we will here also briefly raise the issue of multilingual advantages. According to a widely held view, learners with bilingual or multilingual backgrounds enjoy certain advantages in the acquisition process of additional language in comparison to monolingual control groups. Such advantages, as we will argue, heavily depend on what counts as an advantage and also on the age groups sampled.

## 4 Different types of bilingual speakers

The aforementioned models explaining CLI in L3 acquisition found evidence for contradicting transfer scenarios. Henceforth, we evaluate the applicability of these models based on further studies that analyzed bilingual heritage speakers. These studies did not develop a new model for CLI in L3 acquisition, yet, they present state-of-the-art research that leads into somewhat different directions opposing what we can find in Na Ranong and Leung (2009), Bardel and Falk (2007; 2012), Flynn et al. (2004), and Rothman (2010).

One point that was previously mentioned and that will now be further substantiated is that the latter studies differ from more recent studies in the type of L3 learner they investigate. Most previous research on L3 acquisition focusses on monolingual participants that acquire an L2 during adolescence and start to study an L3 at some later stage, typically at university level. Four of the most prominent L3 models, i.e. 'Absolute L1 Transfer', the 'L2 Status Factor Model', the 'Cumulative Enhancement Model', and the 'Typological Primacy Model' are rooted in exactly such scenarios. Na Ranong and Leung (2009: 171), for instance, investigate native speakers of Thai that learned English as an L2 during childhood and that had additionally (1.5 years prior to the experiments) taken up Chinese as an L3. In Bardel and Falk (2007: 470–471) we also find monolingual participants that speak a foreign language, their L2, and that were initial learners of an L3 at the moment of data collection. A similar L3 learner group is examined in Flynn et al. (2004: 10). The participants were Kazakh speakers that learned Russian as their L2 and English as their L3. In Rothman (2010: 116), there are two groups of bilingual participants that are in their initial stages concerning L3 acquisition: L1 Italian, L2 English, L3 Spanish, and L1 English, L2 Spanish, and L3 Portuguese. Hence, what we find in these and most other studies that investigate CLI in L3 acquisition are language biographies where it is straightforward to distinguish between native and foreign languages. In addition, the order of acquisition is typically known and allows discriminating between first, second, and third languages.

There is, however, a newly developing sub-field in language acquisition research that focuses on a different type of L3 learner (cf. Kupisch et al. 2013). These L3 learners are bilingual heritage speakers, i.e. they grow up bilingually (mostly as simultaneous bilinguals, or at least early bilinguals) with a home language and a majority language (Montrul 2016: 16–17). By this, we refer to members of a linguistic minority group who are exposed, typically at home and/ or in their minority community, to a minority language (i.e. without official status in the country of residence) and at the same time to the official language of a speech community (Montrul 2016: 2). The order of acquisition may therefore differ for individual members of that group, i.e. some are at first only exposed to the family language or heritage language and receive additional input of the majority language when entering the school or pre-school system. Others may have one parent who is a speaker of the majority language and are exposed to both languages right from the start. Some may migrate to a new country during the first years of their lives and start learning the new language, i.e. the official language of the new country of residence, strictly speaking as an L2, concerning the order of acquisition.

However, there is not always a clear distinction between L1 and L2, and even the status of the language they feel most comfortable in may change during the lives of bilingual heritage speakers. This is to say that bilingual heritage speakers are not necessarily balanced bilinguals and in fact, in most cases they are not (Montrul 2016: 42). Typically, they are unbalanced bilinguals with varying degrees of proficiency in their two languages (varying in proficiency levels such as reading, writing, listening, and speaking) and they largely exhibit one frequently used language, which is sometimes referred to as the dominant language, and one less frequently used language (the latter mostly coincides with lower proficiency). We could also speak of them as subtractive bilinguals, which implies more than an unbalanced status. It strictly speaking means that the L2 takes over the role of the L1, it replaces it and becomes the stronger language. Reduced input of the L1 lowers proficiency and results in infrequent use of that language.

Of course, heritage speakers are not a homogeneous group, because they display different dominance patterns. In general, the majority language (i.e. the official language of the country) is strongest or at least as strong as the heritage language, in terms of language proficiency and frequency of use (Montrul 2016: 42). In addition, proficiency in the heritage language can range from very low, i.e. barely any receptive abilities, to almost native-like (Montrul 2016: 44). Hence, heritage speakers could appear, different to balanced bilinguals, on the other end on a continuum ranging from equal use (i.e. equally frequent) of both languages to exclusively using only one language and having mere passive knowledge of the other.

The most common group of heritage speakers are immigrants and their offspring, which quite naturally provides a reason for why nowadays there is an increasing interest in heritage speakers and their language use (Montrul 2016: 2–3). Needless to expand what we have stated in the introduction, yet worth mentioning here once more: there are major global changes that transform our modern societies. As a result, in many parts of the world, the immigration population is increasing and new language biographies are emerging. Accordingly, a growing number of bilingual heritage speakers take foreign language classes side-by-side with monolingual learners for whom it is the second language (Montrul 2016: 3). Hence, we increasingly find monolingual German students in one foreign language classroom together with bilingual heritage speakers of varying heritage languages. The initial position for these two groups of learners is strikingly different, as was repeatedly pointed out.

Furthermore, balanced bilinguals, i.e. individuals that have (at least nearly) equal command of two (native) languages or second language learners that are highly proficient in their L2, can be assumed to form groups different than heritage speakers with a majority language and a less frequently used language. These differences between distinct groups of bilinguals may explain why more recent studies fail to replicate what former studies have shown concerning CLI.

In addition, the remainder of this paper will also discuss some implications pertaining to ongoing controversial discussions regarding multilingual advantages. Multilingualism has been claimed to foster metalinguistic awareness and to support the acquisition of further languages. Cenoz (2003: 78) states that bilingualism seems to be associated with advantages in further language acquisition, here explicitly L3 acquisition. However, she admits that not all studies reported advantages, some did not find differences, others even disadvantages for bilingual L3 learners (Cenoz 2003: 78). The crucial point is that the latter studies have something in common: they investigate either bilingual immigrant students or subtractive bilinguals (Cenoz 2003: 78). Once more, it seems relevant to distinguish between different types of bilinguals as the results may crucially vary. The following section first investigates CLI in unbalanced bilingual heritage speakers by looking at the specific characteristics of this group, then reports findings of studies investigating different grammatical phenomena, and in the end discusses the notions of multilingual advantages for heritage speakers.

## 5 Case studies on L3 acquisition

### 5.1 Shifts in the focus of L3 studies

Heritage speakers make up a large proportion of modern, industrial societies and yet, in the past, only a few studies have focused their investigation on them. The following paragraphs, however, show an increase in number of recent studies that focus on L3 acquisition of bilingual heritage speakers. These studies present evidence of a highly meaningful difference between different types of bilingual speakers.

One of the previously mentioned models, the 'Linguistic Proximity Model' (Westergaard et al. 2017: 672–673, 679), includes heritage speakers; however, very little information is offered regarding their language biographies in that publication. The authors make it explicit that the L3 learners are heritage speakers and that the majority of the participants was born in Norway (Westergaard et al. 2017: 679). However, it remains somewhat inconclusive whether they are balanced or unbalanced heritage bilinguals and how proficient they are in their heritage language. The overall situation seems comparable to a number of studies (cf. Hopp 2019; Lorenz 2018; Şahingöz 2014; Siemund & Lechner 2015; Siemund et al. 2019) that will be discussed in more detail in the remainder of this paper. Therefore, there is reason to believe that the participants in Westergaard et al. (2017) are indeed unbalanced bilinguals, hence typical heritage speakers as referred to in Montrul (2016).

Another crucial study by Iverson (2009: 227–228) compares bilingual heritage speakers (simultaneous bilinguals, English and Spanish) with successive bilinguals (native speakers of English, L2 Spanish) learning Brazilian Portuguese as L3. Both groups are reported to be highly proficient in Spanish: the L2 learners successfully master their first foreign language (Iverson 2009: 224, 228) and the heritage speakers are referred to as advanced heritage speakers of Spanish (Iverson 2009: 226). Both groups seem to be nearly balanced bilinguals, i.e. they are equally proficient in both languages. Hence, these heritage speakers are not the typical unbalanced bilinguals with one more proficient, or dominant, language and one less proficient language, as described above. Both groups can be classified as initial learners of L3 Portuguese with only little exposure to their L3. Native speakers of Brazilian Portuguese function as a control group. All three groups participated in a translation task focusing on noun-drop as well as a grammaticality judgment task focusing on gender marking on nouns and adjectives, and also on noun-drop (Iverson 2009: 228–231). Portuguese and Spanish both mark gender on determiners, adjectives, and nouns, contrary to English. See examples (1) and (2) for illustration of Portuguese (Iverson 2009: 225).

(1) *o*              *carro*             *Branco*
     the. masc. sing     car. masc      white. masc. sing
     'the white car'

(2) *a*              *casa*              *Branca*
     the. fem. sing      house. fem      white. fem. sing
     'the white house'

In addition, the head noun can be omitted in certain contexts, because the referent is traceable due to gender and number marking on adjectives and determiners in the two Romance languages. In English, the head noun cannot be dropped, but the pronoun *one* must be used instead. The Brazilian Portuguese sentence (3) and its English translation, taken from Iverson (2009: 227), exemplify this contrast.

(3) *Eu não quero o         carro            branco;              eu  vou*
    I not want the. masc. sing  car. masc         white. masc. sing   I   go
    *comprar                    o                vermelho.*
    to buy                      the. masc. sing  red. masc. sing
    'I don't want the white car; I'm going to buy the red **one**.'

Hence, we find similarities between Spanish and Portuguese, on the one hand, and different realizations in English, on the other. The motivation for this study was to test the 'Representational Deficit' and the 'Full Access' hypotheses (Iverson 2009: 231) as well as child language acquisition in relation to adult language acquisition. This may be the reason why nothing is reported about the status of the two languages, and only high proficiency in Spanish is acknowledged. However, the setting of this study includes heritage speakers and therefore it offers some interesting results relevant here.

    Surprisingly, the author did not find differences between any of the groups, not even between the learners of Portuguese and the native speakers (Iverson 2009: 236). They all performed native-like and the small differences that could be observed were not statistically significant (Iverson 2009: 236). In light of the current paper, this could have several reasons: there is no difference between the two L3 groups because the type of bilingualism does not seem to affect L3 acquisition. Any bilingual person, be they late or early bilinguals, simultaneous or successive bilinguals, including heritage speakers, should follow the same aquisitional path when acquiring a further language. This view finds support in Rothman (2015: 188), who clearly argues that there are no differences between distinct types of bilinguals, here specifically concerning the 'Typological Primacy Model'. He explicitly limits this to the initial stages of L3 acquisition without making further reference to the source of this argument and without providing clear evidence for his claim (Rothman 2015: 188).

    Alternatively, it is possible that both languages of the bilingual participants in Iverson (2009) have the same status, i.e. that the two groups are equally proficient in their previously learned languages and that they use them equally frequently; hence, there is no difference between heritage speakers and successive bilinguals.

It may be that since both languages have the same status, the underlying CLI processes are the same for heritage speakers and successive bilinguals, which results in a highly similar performance in the L3.

Yet, it is also possible that Iverson (2009) did not find differences between the two L3 learner groups because they had already exceeded the threshold for that grammatical phenomenon. Following Pienemann (1998: 1; 2005: 2) and his 'Processability Theory', learners will be able to produce structural options once the necessary resources for that grammatical phenomenon in the target language have become available to them. Hence, one could argue that the two learner groups performed native-like, because they had either already acquired this grammatical feature, at least the necessary processing resources, or because both learner groups were able to transfer grammatical knowledge from Spanish, because Spanish behaves like Portuguese in gender marking and noun-drop whereas English is different. Hence, CLI from Spanish seems to be possible for both groups, regardless of it being acquired from birth onwards or only after the age of 15. The crucial point could be again the status of the two languages. Since the participants know both of their previously acquired languages equally well, they are both available for CLI.

Summing up, we point out that Iverson (2009: 236) could not identify differences between adult L3 learners of Brazilian Portuguese and bilingual heritage L3 learners of Brazilian Portuguese. Both types of bilinguals were able to use their L2 Spanish knowledge, be it a formally learned L2 or a naturally acquired heritage language.

The findings by Fallah et al. (2015: 240) are in opposition to Iverson (2009) and the conclusion that there are no differences between heritage bilinguals and successive bilinguals. Fallah et al. (2015: 241) investigate unbalanced bilingual speakers of Persian and Mazandarani, and present results contradicting the 'Typological Primacy Model' (Rothman 2010). They did not find CLI from the typologically closest language, but identified CLI exclusively from the dominant language. They report that regardless of order of acquisition, all participants had a dominant language; this was either the L1 or the L2. Hence, unbalanced bilinguals that have a majority language and a less frequently used language are the focus of this investigation. Even though these learners are not heritage speakers, there are clear similarities concerning the language repertoires of these bilinguals and the types of unbalanced bilingual heritage speakers characterized above. The evidence presented by Fallah et al. (2015) suggests that the dominant status of a language shapes CLI in L3 acquisition. This claim needs to be substantiated with unbalanced bilingual heritage speakers, namely by analyzing the underlying principles of L3 acquisition in such contexts.

Below, we present additional case studies that discuss L3 English acquisition of heritage speakers and of unbalanced bilinguals, and that share arguments with Fallah et al. (2015) in that they provide evidence for but also against the 'Typological Primacy Model'. Furthermore, they also present counter-evidence to the 'Cumulative Enhancement Model', the 'L2 Status Factor Model', and 'Absolute L1 Transfer'. However, they provide support for selective transfer according to the 'Linguistic Proximity Model' and furthermore, they present strong evidence for CLI (mainly) coming from the majority or dominant language as opposed to the heritage language.

## 5.2 Background information about participants

There seems to be a clear shift towards investigating young, school-age L3 learners that are heritage speakers. After having presented research that points towards heritage speakers forming a distinct group of L3 learners (see Section 4), we need to focus on the characteristics of these bilingual heritage speakers in more detail to ensure comparability of the following studies.

Şahingöz (2014: 90) examines Russian-German and Turkish-German heritage speakers that grew up in Germany sampled at the age of 16. In a comprehensive questionnaire, the majority of the participants indicated that they first learned Russian or Turkish and only later German, or they acquired both languages simultaneously. In addition, they all studied English and some of them French as foreign languages at school. The C-Test results measuring proficiency in the respective languages, i.e. German, the heritage language Russian or Turkish, and the foreign languages English and French, demonstrate that the participants are most proficient in German, which was noted as their dominant language (Şahingöz 2014: 91, 94).

Siemund and Lechner (2015: 150) look at an almost identical but enlarged data set: 12-year-old and 16-year-old schoolchildren with a Russian-German, Turkish-German, and Vietnamese-German background are here investigated. They are heritage speakers, i.e. their two languages could be considered native languages, and they are defined as subtractive bilinguals with German as their dominant language (Siemund and Lechner 2015: 156). Since the same data set is used in Siemund et al. (2018: 389), only with a larger number of participants (n=172), we can assume that German is also the more frequently used and hence dominant language for these bilinguals. However, the heritage language Russian is possibly "stronger" than the other two languages Turkish and Vietnamese due to differences in the migration biographies and the community (i.e. Russians tend to have shorter immigration histories and many Russian-German bilinguals were born in Russia as opposed to the bilinguals of the other two heritage speaker groups) (Siemund et al. 2018: 400). This heritage language proficiency difference may lead to divergent results, which we will address later. In another study (Lorenz 2018), the same data set is used with an additional English native speaker control group. The study by Hopp (2019) is different, as the Turkish-German heritage speakers investigated here are at primary school level and therefore much younger; the mean age for these bilinguals is 10.54 (sd=0.44) and for the monolingual control group it is 10.37 (sd=0.49).

All studies surveyed so far are limited to the German context, where the majority language for all participants is German and all participants attend German schools. In addition, there is an obvious bias towards English as a language of investigation. We are here unable to go beyond English as an L3, but there are additional studies that investigate different language combinations of L1 and L2. Two such studies, Fallah et al. (2015) and Fallah and Jabbari (2018), are relevant in this context. They look at bilingual speakers that grew up in Iran. The bilingual participants acquired Mazandarani and Persian naturally and study English as a foreign language in school. The authors look at three different bilingual groups and account for order of acquisition (either L1 Mazandarani and L2 Persian, or vice versa) and, most importantly, they take into account frequency of use, as the participants had to specify what their language of communication is (i.e. their majority language); this could be either the L1 or the L2. Hence, all three groups were unbalanced bilinguals with one majority and one minority language. We find an increased number of participants in Fallah and Jabbari (2018), though the same groups of participants remain.

Most models explaining L3 acquisition, especially the 'Typological Primacy Model' (Rothman 2010), limit their predictions to the initial stages of language acquisition. Hence, it appears necessary to include this information when analyzing L3 learners. The participants in Şahingöz (2014) are not in the initial stages anymore, as these students attended school years 9 to 12, and had been exposed to English for a considerable amount of time (at least since school year 5, most of them even earlier). In Siemund and Lechner (2015), Siemund et al. (2018), and Lorenz (2018), the younger participants are still in the initial stages since formal written and oral instruction of English only starts in secondary schools. For the older participants, the situation is the same as in Şahingöz (2014), which means that they are not beginners anymore but rather intermediate or advanced learners of English. In Hopp (2019), we find very young L3 learners in primary school that are in the initial stages with little previous exposure to English. The participants in both Fallah et al. (2015) and Fallah and Jabbari (2018) are in the initial stages, too, with only some hours of formal instruction in English. Both groups are reported to have attended a maximum of 24 hours of English classes.

There is some variation among the above studies concerning the acquisitional stage of the foreign language learners. This will be useful for a comparison between learners in the initial stages and learners that have already advanced from this phase. What unites all groups is the unbalanced status of their languages; one of the background languages is clearly used more frequently than the other and corresponds with the earlier introduced classification of majority and minority languages.

### 5.3 The influence of grammatical phenomena on CLI

In Siemund et al. (2018: 384), the authors address a major shortcoming, common to most, if not all, studies focusing on CLI in L3 acquisition: "the examination of one particular phenomenon is usually taken to be sufficient to allow for far-reaching generalizations". Yet, CLI may actually differ for certain linguistic phenomena, as has convincingly been shown in Westergaard et al. (2017). Siemund et al. (2018) cannot overcome this weakness by focusing exclusively on demonstrative pronouns, as it would be impossible to look at every aspect of a language within the confines of one paper. Therefore, we will here combine the findings of the studies introduced above and embrace a number of different grammatical phenomena so that one can obtain a more complete picture.

Şahingöz (2014) uses written data in form of a language biography triggered by picture stimuli, as well as oral data from a picture description task. She explores word order in both samples. In Siemund and Lechner (2015), subject-verb agreement and the use of articles in a written picture description task is analyzed. The same written output is the basis of Lorenz (2018); here, the focus lies on the analysis of the progressive aspect. Hopp (2019) uses a sentence repetition task and also a picture story retelling task and compares verb-second order and adverb order (which behaves differently in English and in German) and analyzes verb-complement order and subject and article realization (which is different in Turkish, whereas it is the same for English and German). A range of tasks are used in Fallah et al. (2015), namely a grammaticality judgment task, an element rearrangement task, and an elicited oral imitation task. They examine the placement of attributive possessives. Somewhat similar is Fallah and Jabbari (2018); they focus on attributive adjective placement with data from a grammaticality judgment task and an element rearrangement task.

Evidently, there is a strong bias towards syntactic phenomena, which is of course due to their rather straightforward operationalization. The only exception is the study by Lorenz (2018) where formal correctness and target-like meaning (cf. Bardovi-Harlig 1992) of the progressive aspect are examined and contrasted. These two concepts are related; however, "[g]rammatical well-formedness and appropriate use of forms do not necessarily develop simultaneously" (Bardovi-Harlig 1992: 253). Hence, it is crucial to differentiate between form and function and a form-function mismatch, as will be shown in the following section.

## 5.4 Cross-linguistic influence

We now come back to our research questions in assessing which of the previously acquired languages influences the acquisition of further languages. More precisely, we seek to investigate to what extent the current L3 acquisition models explain the learner data found in unbalanced bilingual heritage speaker settings. The statuses of the two languages of a bilingual speaker need to be included as well as different grammatical domains. To a certain extent we would also like to offer a developmental perspective, namely whether strength and direction of CLI change over time, or whether CLI is stable across younger and older learners. It is possible to offer such a perspective because of the cross-sectional nature of some of the studies.

Şahingöz (2014) convincingly shows that word order in English is influenced by the language the participants are most proficient in, which is typically the L1 of a speaker, yet for bilinguals it is the dominant language, here German (Şahingöz 2014: 236). Thus, in the Turkish-German group, only transfer from German is visible, hence, neither L1 nor L2 status is relevant, the determining factor is dominance of use (Şahingöz 2014: 231). Furthermore, she also found transfer from Russian and Turkish, but this was related to proficiency in the heritage language: the higher the proficiency in either Russian or Turkish, the more flexible the word order in English was, apparently influenced by less rigid word order rules of Russian and Turkish (Şahingöz 2014: 234). Since English word order is rather rigid, these more advanced heritage speakers strictly speaking made more mistakes compared to those that were less proficient in their heritage language and also compared to the German monolingual learners.

Siemund and Lechner (2015: 157–158) also report that concerning the use of articles, CLI comes from the L2 German. As has been explained before, German is the majority language and should not be considered a normal L2, since the distinction between L1 and L2 is somewhat obscured in heritage speakers. In addition, they argue against holistic transfer and propose that transfer is selective and that it depends on the linguistic feature involved (Siemund & Lechner 2015: 159). This clearly supports the 'Linguistic Proximity Model' (Westergaard et al. 2017), which argues for property-by-property transfer and selective transfer, even though this claim had been made by Siemund and Lechner (2015: 159) before the 'Linguistic Proximity Model' model was published.

The results presented in Siemund et al. (2018) are slightly different. They found differences between the monolinguals and the bilinguals and hence, they argue for additional transfer from the heritage languages (Siemund et al. 2018: 399). This was especially prominent in the data produced by the Russian-German participants. The authors argue that Russian is comparably stronger in these heritage speakers than the respective heritage languages (Turkish, Vietnamese) in the other groups (Siemund et al. 2018: 400). Since this influence is negative, they present evidence against the 'Cumulative Enhancement Model' (Flynn et al. 2004), but at the same time assert selective transfer in accordance to the 'Linguistic Proximity Model' (Westergaard et al. 2017). Furthermore, they propose to have found some support for the 'Typological Primacy Model' (Rothman 2010) because German is the typologically closer language to English, compared to Russian, Turkish, or Vietnamese (Siemund et al. 2018: 403). However, at the same time, German is also the most frequently used language, which means that the aforementioned dominant language transfer scenario applies here as well.

Lorenz (2018: 350) also shows that there are differences between the monolingual learners and the bilingual heritage speakers. They mostly manifest themselves as negative influence from German on the use of the progressive aspect (i.e. the meaning) and negative influence from Turkish and Russian on the form of the progressive aspect. In principle, the Russian and Turkish monolingual control groups show a facilitative effect of their native language on the use of the progressive aspect; yet, this clear facilitative transfer is lacking in the bilingual students (Lorenz 2018: 353). Similar to what we have seen before, the disproportional influence from German may be responsible for suppressing CLI from the heritage languages.

This is much in line with Hopp's (2019) findings. He demonstrates that CLI in L3 acquisition comes exclusively from German, the dominant language. Once again, language dominance is understood as the language that is most frequently used, hence the one that is most frequently activated in the daily lives of the students, because it is the language of schooling and the language of the environment (Hopp 2019: 580). He could not identify differences between the L2 learners (monolingual German participants) and L3 learners (Turkish-German bilinguals) which he explains with complete transfer from German and no heritage language transfer (Hopp 2019: 577). He continues by explaining that German, since it is an early acquired L2, has the same status as an L1, because it is the dominant language for the participants (Hopp 2019: 579). He also takes up the argument about typological similarity and here, as has been shown for the previous studies as well, language dominance and typological similarity fall together for German (Hopp 2019: 580). Therefore, it is impossible to differentiate these two concepts on the basis of German.

Precisely this contrast can be discarded in Fallah et al. (2015) and Fallah and Jabbari (2018), because neither of the languages investigated, i.e. Mazandarani and Persian, are typologically similar to English (Fallah et al. 2015: 240). Hence, both studies make another strong case in favor of CLI coming from the dominant language. It needs to be remembered that they did not examine heritage speakers, but that their study includes unbalanced bilinguals, a slightly different setting, though comparable to the former studies. Fallah et al. (2015: 239) maintain that there are different predictions for CLI in L3 acquisition for different kinds of bilingual learners. They demonstrate with their results that facilitative and non-facilitative influence is possible and that transfer comes exclusively from the dominant language here called "language of communication" (Fallah et al. 2015: 240). Accordingly, they argue against the 'Typological Primacy Model', the 'Cumulative Enhancement Model', and also against the 'L2 Status Factor Model'. These results are replicated in Fallah and Jabbari (2018) and are in accordance with Hopp (2019).

This discussion shows that there is one thing that all studies have in common, namely that the dominant or majority language, or likewise called language of communication, is the language that mainly or even exclusively influences the L3. Şahingöz (2014), Siemund et al. (2018), and Lorenz (2018) present additional heritage language transfer, yet admit that German, the majority language, exerts the largest influence. In addition, all groups of unbalanced learners, initial and more advanced learners, show CLI from their dominant language. One possible influencing factor, namely the proficiency in the heritage language, has not been sufficiently addressed in all studies surveyed here and seems to have the potential to alter the findings as has been shown to some extent in Şahingöz (2014) and also in Siemund et al. (2018).

## 5.5 Multilingual advantages

There are numerous studies that investigate advantages of bilinguals over monolinguals in further language acquisition (see for example Cenoz 2003). Several, partly interconnected variables were identified that influence whether bilinguals have an advantage over monolinguals or not. Among these are socioeconomic status and education (Bialystok et al. 2007), age (Bialystok et al. 2004), metalinguistic awareness (Jessner 2006), and general intelligence and motivation to learn foreign languages (Cenoz 2003). They are normally controlled for and kept constant, because they manipulate the success of foreign language acquisition for both monolinguals and bilinguals. One further variable, namely the type of bilingualism, seems to play a crucial role in this discussion as well. Researchers convincingly present evidence for balanced bilinguals outperforming monolinguals in further foreign language performance (cf. Sanz 2000). The diverse findings concerning advantages and disadvantages for monolinguals and bilinguals can, to a certain extent, be explained by whether the participants are balanced or unbalanced bilinguals, as the following section demonstrates.

Del Pilar Agustín-Llach (2019: 889), as a study agreeing with Sanz (2000), found some advantages of bilinguals over monolingual when acquiring an L3. She looked at Spanish versus Spanish-Basque school students in school year 12 who were intermediate learners of English at the moment of data collection (level B1, according to the Common European Framework of Reference for Languages) (Agustín-Llach 2019: 892). The bilingual students outperformed the monolingual participants and in addition, they showed higher metalinguistic awareness (Agustín-Llach 2019: 897). However, she states that these are mere tendencies and that no general "bilingual superiority" could be attested (Agustín-Llach 2019: 896). Moreover, the participants in Agustín-Llach's (2019: 892) study are balanced bilinguals, hence equally proficient and fluent in both Spanish and Basque. What this means is that we find some support for a bilingual advantage in balanced bilinguals, as was the case in Sanz (2000).

However, if we consider unbalanced heritage speakers, the situation clearly changes. In Hopp (2019), no advantage for the bilingual students can be substantiated; the bilingual participants perform exactly the same as the monolingual students. In Şahingöz (2014: 237), it is even the reverse; there was no advantage of the bilinguals but a slight disadvantage in their performance in English in comparison to the monolingual students. She concludes that having an advantage because of bilingualism is nothing that comes naturally. The opposite is the case: certain conditions need to be met in order for bilingualism to be potentially favorable (Şahingöz 2014: 238). She especially identified the frequent use of the heritage language, hence a high proficiency in the heritage language, as one of the prerequisites for a bilingual advantage. She argues that the active use of both languages, the majority and the heritage language, and the early acquisition of both languages seem to be two of such factors that may lead to a linguistic advantage over monolinguals in a foreign language (Şahingöz 2014: 239).

Siemund and Lechner (2015: 158) report that, according to their observations, initially, there is an advantage for bilinguals when acquiring a further foreign language. However, they could only identify this benefit in the younger cohort and not in the older cohort, so it seems as if this advantage is lost during secondary schooling (Siemund & Lechner 2015: 159). A similar argument can be found in Agustín-Llach (2019: 897), who confirms the strong impact of English classes on the students and that schooling may actually rule out bilingual advantages. This is taken up in Lorenz (2018: 353–354), who also stresses the impact of teaching style and especially the unfavorable impact of teaching from a German perspective for bilingual learners. It appears plausible that potential similarities between the foreign language and the heritage language are not straightforward to identify for the bilinguals if they are not stressed explicitly, and hence, they cannot be accessed during L3 acquisition. In addition, Agustín-Llach (2019: 898) claims that

> results suggest that teachers should encourage cross-linguistic comparison and positive lexical transfer through an increase in the use of cognates. Training students in cognate recognition and use can result in an increase in their vocabulary size and thus contribute to enhancing their foreign language performance; these benefits seem to be especially strong for bilinguals.

This seems reasonable, because students must be aware of similarities and differences to their previously acquired languages in order to make use of these resources and to foster language development.

The aforementioned studies all point towards no apparent linguistic advantage in L3 acquisition for unbalanced bilingual heritage speakers. On the whole, there are of course advantages for bilingual heritage speakers, such as being able to communicate to an enlarged number of people. Yet, on a linguistic level there appear to be fewer or even no advantages at least concerning the grammatical phenomena investigated above. This is somewhat surprising, because earlier studies, also targeting subtractive bilingual heritage speakers (DESI-Konsortium 2006), identified small advantages in further language acquisition of these bilingual participants over their monolingual peers. Thus, there is the need for additional research as further studies analyzing different features or perhaps focusing on pragmatics or other areas instead of grammar may indeed identify advantages for unbalanced bilingual heritage speakers.

Another confounding factor that has only been marginally addressed are the languages involved. Most studies, and here we essentially follow this trend, are concerned with L3 English and at least one language that is to a certain extent related to English (such as German). The only exceptions were Fallah et al. (2015) and Fallah and Jabbari (2018) who instead focused on Mazandarani and Persian, which are languages that are unrelated to English. However, here as well, additional research is needed to complete this still newly developing area of investigation.

## 6 Conclusion

We would like to finish with a tentative conclusion since this is arguably still an ongoing discussion and no definite answer can be given at this point. However, we clearly identified factors influencing CLI in L3 acquisition that go beyond the often discussed variables such as the role of L1 and L2, age of onset, motivation, age of language learner, education, and socio-economic status.

Most importantly, we identified language dominance and frequency of language use to crucially determine CLI in L3 acquisition. Accordingly, we need to differentiate between different types of bilingual learners, especially between balanced and unbalanced bilinguals. What the aforementioned studies demonstrate is that CLI in unbalanced bilinguals comes mainly or even exclusively from the majority language, i.e. the dominant language or the language the bilinguals are most proficient in and use most frequently. There is a strong bias towards German transfer as opposed to transfer from the heritage or minority language in case of the bilingual heritage speakers discussed above.

In addition, and this could easily be understood as an extension of the former argument, higher proficiency in the heritage language may result in additional heritage language transfer. We presented studies (see Şahingöz 2014; Siemund et al. 2018) where mainly CLI from German but also some heritage language influence was identified. This is related to the relatively higher proficiency in the heritage language of some learner groups compared to their bilingual peers with lower heritage language proficiency. We understand this as support for CLI being possible from all previously acquired languages with the dominant language as the major source for CLI in L3 acquisition.

Furthermore, language dominance does not only influence the direction and strength of CLI in L3 acquisition, but it also has an impact on whether or not we find a multilingual advantage in bilingual speakers. The groups of unbalanced bilinguals presented here did not exhibit a linguistic advantage over their monolingual peers in foreign language acquisition. In the recent past, there have been numerous discussions about multilingual advantages of bilinguals, yet, for unbalanced bilinguals, supportive evidence is largely lacking and we could not identify such advantages based on the current heritage learner samples.

We wish to emphasize once again that further research based on unbalanced bilinguals and controlling for language dominance and frequency of use is needed in order to provide an L3 acquisition model that explains CLI for heritage speakers, who are a very frequent type of bilingual language learners in our modern, western societies.

## References

Agustín-Llach, Maria del Pilar. 2019. The impact of bilingualism on the acquisition of an additional language: Evidence from lexical knowledge, lexical fluency, and (lexical) cross-linguistic influence. *International journal of bilingualism* 23, 888–900.

Bardel, Camilla & Ylva Falk. 2007. The role of the second language in third language acquisition: The case of Germanic syntax. *Second language research* 23, 459–484.

Bardel, Camilla & Ylva Falk. 2012. The L2 status factor and the declarative/procedural distinction. In Jennifer Cabrelli Amaro, Suzanne Flynn & Jason Rothman (eds). *Third language acquisition in adulthood*. Amsterdam: John Benjamins, 61–78.

Bardovi-Harlig, Kathleen. 1992. The relationship of form and meaning: A cross-sectional study of tense and aspect in the interlanguage of learners of English as a second language. *Applied psycholinguistics* 13, 253–278.

Bialystok, Ellen & Craik, Fergus I. M. & Morris Freedman. 2004. Bilingualism as a protection against the onset of symptoms of dementia. *Neuropsychologia* 45, 459–464.

Bialystok, Ellen & Fergus I. M. Craik & Raymond Klein & Mythili Viswanathan. 2007. Bilingualism, aging, and cognitive control: Evidence from the Simon task. *Psychology and aging* 19, 209–303.

Bonnet, Andreas & Peter Siemund (eds). 2018. *Foreign language education in multilingual classrooms*. Amsterdam: John Benjamins.

Cenoz, Jasone. 2003. The additive effect of bilingualism on third language acquisition: A review. *International journal of bilingualism* 7, 71–87.

Cook, Vivian. 2016. Transfer and the relationship between the languages of multi-competence. In Rosa A. Alonso (ed). *Crosslinguistic influence in second language acquisition*. Bristol: Multilingual Matters, 24–37.

De Angelis, Gessica. 2007. *Third or additional language acquisition*. Clevedon: Multilingual Matters.

DESI-Konsortium (eds). 2006. *Unterricht und Kompetenzerwerb in Deutsch und Englisch. Zentrale Befunde der Studie Deutsch-Englisch Schülerleistungen International (DESI)*. Frankfurt am Main: Deutsches Institut für Internationale Pädagogische Forschung.

Fallah, Nader & Ali A. Jabbari. 2018. L3 acquisition of English attributive adjectives: Dominant language of communication matters for syntactic cross-linguistic influence. *Linguistic approaches to bilingualism* 8, 193–216.

Fallah, Nader & Ali A. Jabbari & Ali M. Fazilatfar. 2015. Source(s) of syntactic cross-linguistic influence (CLI): The case of L3 acquisition of English possessives by Mazandarani-Persian bilinguals. *Second language research* 32, 225–245.

Flynn, Suzanne & Claire Foley & Inna Vinnitskaya. 2004. The cumulative enhancement model for language acquisition: Comparing adults' and children's patterns of development in first, second and third language acquisition and relative clauses. *International journal of multilingualism* 1, 3–16.

Hammarberg, Björn. 2001. Roles of L1 and L2 in L3 production and acquisition. In Jasone Cenoz & Britta Hufeisen & Ulrike Jessner (eds). *Crosslinguistic influence in third language acquisition: Psycholinguistic perspectives*. Clevedon: Multilingual Matters, 21–41.

Hermas, Abdelkader. 2014. Multilingual transfer: L1 morphosyntax in L3 English. *International journal of language studies* 8 (2), 10–24.

Hopp, Holger. 2019. Cross-linguistic influence in the child third language acquisition of grammar. Sentence comprehension and production among Turkish-German and German learners of English. *International journal of bilingualism* 23, 567–583.

Iverson, Michael. 2009. N-drop at the initial state of L3 Portuguese: Comparing simultaneous and additive bilinguals of English/Spanish. In Acrisio Pries & Jason Rothman (eds). *Minimalist inquiries into child and adult language acquisition: Case studies across Portuguese*. Berlin: Mouton de Gruyter, 221–244.

Jessner, Ulrike. 2006. *Linguistic awareness in multilinguals: English as a third language*. Edinburgh: Edinburgh University Press.

Kellerman, Eric & Michael Sharwood Smith. 1986. *Crosslinguistic influence in second language acquisition*. New York: Pergamon Press.

Kupisch, Tanja & Neal Snape & Ilse Stangen. 2013. Foreign language acquisition in heritage speakers: The acquisition of articles in L3-English by German-Turkish bilinguals. In Joana Duarte & Ingrid Gogolin (eds). *Linguistic superdiversity in urban areas*. Amsterdam: John Benjamins, 99–121.

Lenneberg, Erich H. 1967. The biological foundations of language. *Hospital practice* 2 (12), 59–67.

Lorenz, Eliane. 2018. "One day a father and his son going fishing on the lake": A study on the use of the progressive aspect of monolingual and bilingual learners of English. In Andreas Bonnet & Peter Siemund (eds). *Foreign language education in multilingual classrooms*. Amsterdam: John Benjamins, 331–357.

Meisel, Jürgen M. 2004. The bilingual child. In Tej K. Bhatia & William C. Ritchie (eds). *The handbook of bilingualism*. Malden, MA: Blackwell Publishing, 90–113.

Meisel, Jürgen M. 2011. *First and second language acquisition: Parallels and differences*. Cambridge: Cambridge University Press.

Montrul, Silvina. 2016. *The acquisition of heritage languages*. Cambridge: Cambridge University Press.

Na Ranong, Sirirat & Yon-kit Ingrid Leung. 2009. Null objects in L1 Thai-L2 English-L3 Chinese: An empiricist take on a theoretical problem. In Yon-kit Ingrid Leung (ed). *Third language acquisition and Universal Grammar*. Clevedon: Multilingual Matters, 162–191.

Odlin, Terence. 1989. *Language transfer: Cross-linguistic influence in language learning*. Cambridge: Cambridge University Press.

Pienemann, Manfred. 1998. Developmental dynamics in L1 and L2 acquisition: Processability Theory and generative entrenchment. *Bilingualism: Language and cognition* 1, 1–20.

Pienemann, Manfred. 2005. An introduction to Processability Theory. In Manfred Pienemann (ed). *Cross-linguistic aspects of Processability Theory*. Amsterdam: John Benjamins, 1–60.

Rothman, Jason. 2010. L3 syntactic transfer selectivity and typological determinacy: The typological primacy model. *Second language research* 27, 107–127.

Rothman, Jason. 2015. Linguistic and cognitive motivations for the Typological Primacy Model (TPM) of third language (L3) transfer: Timing of acquisition and proficiency considered. *Bilingualism: Language and cognition* 18, 179–190.

Şahingöz, Yasemin. 2014. *Schulische Mehrsprachigkeit bei türkisch-deutsch bilingualen Schülern: Eine Analyse von transferinduzierten Wortstellungsmustern*. PhD Dissertation. Universität Hamburg. <http://ediss.sub.uni-hamburg.de/volltexte/2018/9128/>.

Sanz, Christina. 2000. Bilingual education enhances third language acquisition: Evidence from Catalonia. *Applied psycholinguistics* 21, 23–44.

Siemund, Peter & Simone Lechner. 2015. Transfer effects in the acquisition of English as an additional language by bilingual children in Germany. In Hagen Peukert (ed). *Transfer effects in multilingual language development*. Amsterdam: John Benjamins, 147–160.

Siemund, Peter, Stefanie Schröter & Sharareh Rahbari. 2018. Learning English demonstrative pronouns on bilingual substrate: Evidence from German heritage speakers of Russian, Turkish, and Vietnamese. In Andreas Bonnet & Peter Siemund (eds). *Foreign language education in multilingual classrooms*. Amsterdam: John Benjamins, 381–405.

Statistisches Amt für Hamburg und Schleswig-Holstein. 2016. *Statistisches Jahrbuch Hamburg 2015/16*. <https://www.statistik-nord.de/fileadmin/Dokumente/Jahrb%C3%BCcher/Hamburg/JB15HH_Gesamt_Internet_korr.pdf> (14 September 2018).

Statistisches Bundesamt (Destatis). 2017. *Statistisches Jahrbuch Deutschland und Internationales 2017*. <https://www.destatis.de/DE/Publikationen/StatistischesJahrbuch/StatistischesJahrbuch2017.pdf?__blob=publicationFile> (14 September 2018).

Westergaard, Marit, Natalia Mitrofanova, Roksolana Mykhaylyk & Yulia Rodina. 2017. Crosslinguistic influence in the acquisition of a third language: The Linguistic Proximity Model. *International journal of bilingualism* 21, 666–682.

Williams, Sarah & Björn Hammarberg. 1998. Language switches in L3 production: Implications for a Polyglot Speaking Model. *Applied linguistics* 19, 295–333.

Katja F. Cantone (Essen)

# Sprachgebrauch und Sprachkenntnisse in der Migrationsgesellschaft: Ergebnisse einer Studie zu deutsch-italienischsprachigen Jugendlichen

**Abstract.** Language acquisition and maintenance in the context of migration and language contact are particularly shaped by flexibility and dynamism. Therefore, it is crucial to investigate the interplay between the use of a minority language and the level of proficiency reached in it by observing and analyzing individual speakers. The present paper will attempt to identify types of speakers by looking at data from young German-Italian bilinguals revealing their attitude towards these two languages as well as their use and command of them. Getting to know the role played by linguistic and extralinguistic factors and their effect on specific but not infrequent patterns can help foster the preservation of minority languages at societal, institutional and individual level.

**Keywords:** migration languages, language contact, German-Italian bilinguals, language proficiency, minority languages

## 1 Einleitung

Der Spracherwerb und -erhalt einer Minderheitensprache im Kontext von Migration ist geprägt von einer andauernden, durchgängigen Sprachkontaktsituation. Der entstandene Sprachraum ist dynamisch, flexibel und individuell. Im Kleinkind hat er einen großen Einfluss auf den erfolgreichen Erwerb von zwei (oder mehr) Sprachen, da die Menge des Inputs in den Sprachen relevant ist. Kaum untersucht ist hingegen, welche Rolle dieser Sprachraum für Heranwachsende spielt.

Der vorliegende Beitrag möchte der Frage nachgehen, ob ein Zusammenhang zwischen Sprachgebrauch und Sprachkenntnissen in einer Minderheitensprache bei Daten aus einer Studie mit deutsch-italienischsprachigen Jugendlichen sichtbar wird. Ebenfalls soll betrachtet werden, welche Muster der Spracheinstellung vorliegen. Die Jugendlichen haben sowohl einen ausführlichen Fragebogen zu ihrer Sprachbiografie, ihrem Sprachgebrauch und ihrer Spracheinstellung beantwortet als auch sprachliche Aufgaben – einen Akzeptabilitätstest und eine Nacherzählung – gemeistert.

Aufgrund der kleinen Gruppengröße der Studie wird der Versuch unternommen, qualitativ systematisch zu erfassen, ob sich bestimmte Aspekte auf den

Sprachgebrauch jugendlicher Mehrsprachiger (hier mit Fokus auf der italienischen Sprache) auswirken. Folgende Annahmen sollen überprüft werden:

(1) Sichere Sprachkenntnisse sagen nicht vorher, ob Jugendliche in der freien Sprachwahl Italienisch gebrauchen.
(2) Eine positive Einstellung gegenüber dem Italienischen muss nicht mit einer guten Sprachproduktion oder mit einem häufigen Sprachgebrauch einhergehen.
(3) Die Spracherwerbssituation in der Generation 2 (und später) ist heterogen und undurchsichtig.

Der Beitrag gliedert sich wie folgt: Zunächst wird in Abschnitt 2 auf den Spracherwerb und Spracherhalt des Italienischen eingegangen. In Abschnitt 3 stellen wir Methoden und Kontext der empirischen Studie mit Jugendlichen in Deutschland vor, die mit Deutsch und Italienisch aufgewachsen sind, während in Abschnitt 4 die Daten analysiert werden. Abschließend folgt eine Diskussion in Abschnitt 5.

## 2 Spracherwerb und Spracherhalt des Italienischen im Kontext von Migration

Während sich Beiträge zum natürlichen oder gesteuerten Erwerb des Deutschen als (frühe) Zweit- oder Fremdsprache im Kontext von Migration seit Jahrzehnten in der Spracherwerbsforschung großer Beliebtheit erfreuen, gibt es nur wenige Studien, die auch den Erwerb und den Erhalt der Minderheitensprachen (mit) in den Fokus nehmen (siehe den Überblick in Di Venanzio & Cantone 2016: 25–29). Sucht man nach quantitativen Studien zum Kontakt zwischen Italienisch und Deutsch aus linguistischer Perspektive, so schrumpft die Zahl der wissenschaftlichen Untersuchungen beträchtlich, was verwundert, so man den Zahlen glauben mag, dass Italienisch in Deutschland von über 600.000 Menschen gesprochen wird (www. ethnologue. com (08.11.2018)). Wir stellen fest, dass eine beachtliche Anzahl an Studien zum natürlichen simultanen bilingualen Erstspracherwerb (u.a. Müller et al. 2002, Müller & Schmitz 2009, Patuto et al. 2014) vorliegt, die detailliert die Sprachentwicklungsverläufe im Deutschen und Italienischen, die beide von Geburt an das Kind weitergegeben werden (zum bilingualen Spracherwerb und seinen Formen Müller et al. $^3$2011: 14ff., Romaine 1995: 183–205, Rothweiler 2007: 106ff.), untersuchen. Des Weiteren finden sich einige Studien zum Spracherhalt des Italienischen in der ersten und zweiten Generation von Zugewanderten (u.a. Di Venanzio et al. 2016, Müller & Schmitz 2014). Junge Erwachsene (Studierende) wurden in einer Studie zur

Spracheinstellung berücksichtigt (Bernhard 2013). Zufrieden sollte man mit dieser Auflistung nicht sein, da insgesamt – trotz der Tatsache, dass sich seit über 60 Jahren ItalienerInnen in Deutschland aufhalten (Nonn 2013, Prontera 2017) – zu wenig über die sprachliche Situation dieses Bevölkerungsteils bekannt ist.

Wie ist der Sprachstand dieser SprecherInnen im Italienischen? Wird die Minderheitensprache in der mittlerweile dritten Generation überhaupt noch weitergegeben (Fishman 1991, 2001)? Erste Erhebungen deuten darauf hin, dass die zweite, bilinguale Generation nicht zwingend Italienisch an ihre Kinder weitergibt (Cantone 2019, 2020). Diese Beobachtung könnte eine Bestätigung der Annahme von García & Díaz (1992) sein, die besagt, dass die dritte Generation im Kontext von Migration nur noch einsprachig aufwächst. Doch welche Bedingungen sind relevant, damit die Weitergabe der Minderheitensprache auch in späteren Generationen stattfindet?

Bereits in den 1990er Jahren beschäftigten sich Clyne & Kipp (1996) in einer Studie mit dem Spracherhalt von Minderheitensprachen, u.a. auch vom Italienischen, in Australien. Dank der durch Zensus erhobenen Daten zu zwei Zweitpunkten (1986 und 1991) konnten Veränderungen im Sprachgebrauch und Sprachwechsel verschiedener Generationen, Geschlechter und Sprechergruppen aufgezeigt werden. Bedauerlicherweise liegen ähnliche Befragungen, die erheben, welche Sprachen zuhause außer Deutsch gesprochen werden, für Deutschland nicht flächendeckend vor (siehe die Diskussion in Baur et al. 2004, Chlosta & Ostermann 2007, ³2017; Cantone & Di Venanzio 2015: 38). Clyne & Kipp (1996) stellten mit ihrer Studie fest, dass die italienischsprachige Community größenmäßig über die Jahre stabil geblieben war und nur wenig *language shift* (soll heißen: statt Italienisch wurde nur noch Englisch als zuhause gesprochene Sprache angegeben) in der ersten Generation der Zugewanderten stattfand, nämlich nur in ca. 11% der Familien (1996: 4). In einer detaillierten Analyse der Daten stellten Clyne & Kipp (1996: 8ff.) heraus, dass der Sprachwechsel von Italienisch zu Englisch in der zweiten Generation von SprecherInnen aus gemischtsprachlichen Ehen (solchen mit nur einem italienischsprachigen Elternteil[1]) höher war (77%) als bei SprecherInnen aus Familien, in denen beide Eltern Italienisch als Erstsprache hatten (32%). Insgesamt stieg der Sprachwechsel in der zweiten Generation deutlich an.

---

1   Der Sprachwechsel war in den Fällen höher, wenn in gemischtsprachlichen Ehen der Vater aus dem Herkunftsland stammte (Clyne & Kipp sprechen von ‚exogamen' [sic] Familien).

Anstatt (2013, 2017) untersuchte als eine der wenigen den Zusammenhang zwischen Spracheinstellung und Sprachkenntnissen bei Jugendlichen mit den Kombinationen Deutsch–Polnisch und Deutsch–Russisch. Dabei berücksichtigte sie sowohl linguistische (Grammatikalitätsurteile, Nacherzählungen) als auch extralinguistische Aspekte (Fragebogen u.a. zu Sprachbiografie, Sprachgebrauch).[2] In ihrer Studie zu Deutsch-Russisch versucht Anstatt (2017: 204), Spracheinstellungen zu definieren und ordnet Fragen aus dem Fragebogen wie bspw. *Wie wichtig ist es für Dich, Russisch zu können? Hast Du vor, Russisch an Deine Kinder weiterzugeben?* (siehe Tabelle 3) den affektiven Komponenten der Spracheinstellung zu. Zu den kognitiven Komponenten zählt sie Haltungen über Vorteile, die das Können der russischen Sprache mit sich bringt (ib.: 208). Schließlich betrachtet sie Sprachwahl/Sprachgebrauch als Verhaltenskomponente (*behavioral component*) der Spracheinstellung (209). Im komplexen Versuch, den Zusammenhang verschiedener erhobener Aspekte herauszufinden, konnte mittels einer statistischen Auswertung gezeigt werden, dass die Selbsteinschätzung mit dem Ansehen des kulturellen Wertes des Russischen (gemessen durch Sprachgebrauch, Lesen von russischsprachigen Büchern sowie Erhalt der russischen Kultur) korreliert. Ein Ergebnis der Studie Anstatts (2013: 33–34) zum Polnischen war, dass die Menge des mütterlichen Inputs auf Polnisch in der Kindheit stark negativ mit der Akzeptanz nicht-normativer Sätze (in allen Bereichen der Grammatikalitätsurteile) korrelierte und dass eine negative Korrelation zwischen den Selbsteinschätzungen und der Akzeptanz von Teilaspekten der Grammatikalitätsurteile bestand.

Aus der internationalen Forschung zu Spracherhalt und -weitergabe ist weiterhin bekannt, dass verschiedene extralinguistische Faktoren eine Rolle spielen (Cantone & Olfert 2015: 27–28 sowie Olfert 2019: 103–171). Wichtige Aspekte sind beispielsweise die Generationenzugehörigkeit, der Sprachgebrauch, die Medienverwendung, die Beschulung (bilinguale Programme, Herkunftssprachenunterricht), die Spracheinstellungen (u.a. Baker 1992; Köpke 1999, 2007; Montrul 2008, 2016; Schmid 2002, 2011; Yağmur 1997). Selten finden sich bei Studien systematische Überprüfungen dieser Aspekte, stattdessen stehen vereinzelte Überprüfungen, zumeist aus quantitativer Sicht, im Fokus. Ebenso werden selten Jugendliche untersucht. Olfert (2019) ist der Frage nachgegangen, welchen Einfluss verschiedene extralinguistische Faktoren (unterteilt in

---

2 Die Erhebungsinstrumente (Fragebogen und Grammatikalitätsurteile) weisen viele Gemeinsamkeiten zur hier vorgestellten Studie auf, weil sie für ein ursprünglich gemeinsam geplantes Projekt in Zusammenarbeit erstellt wurden.

sprachbiografische, sprachgebrauchsbezogene und sozio-emotionale Faktoren) auf die Sprachkompetenz in einer Minderheitensprache ausüben könnten. In der Beantwortung dieser Frage wurden die eben genannten Desiderata erfüllt: Zum einen führte Olfert eine quantitative Analyse der durch Fragebögen erhobenen Daten (N = 202) unter Berücksichtigung vielfältiger extralinguistischer Aspekte durch, zum anderen waren Jugendliche ihre Zielgruppe. Ein wichtiges Ergebnis der statistischen Auswertung ist, dass eine positive Einstellung zur Mehrsprachigkeit, häufige Reisen ins Herkunftsland der Eltern, die Verwendung beider Sprachen mit den Eltern sowie die Häufigkeit des Besuchs von (in der Minderheitensprache stattfindenden) Gottesdiensten entscheidend für den Spracherhalt waren.

Insgesamt lassen sich zwei Aspekte festhalten:

(1) Es liegt zu wenig systematische sprachwissenschaftliche Forschung zum Spracherwerb von Minderheitensprachen im Migrationskontext vor, insbesondere mit Hinblick auf den Sprachstand, die intergenerationale Sprachweitergabe und den Sprachgebrauch.

(2) Es existieren keine verlässlichen Erhebungen zur Sprachsituation in Deutschland über die letzten 60 Jahre, sodass nur aus Einzelstudien abstrahiert werden kann, wie es um das Italienische in Deutschland innerhalb der Familien steht (Cantone 2020).

## 3 Ziele und Methoden der Studie

Im Rahmen der Studie "Wahrnehmung und Entwicklung von Mehrsprachigkeit bei italienisch-deutschsprachigen Jugendlichen" wurden Beherrschung, Erhalt und Gebrauch des Italienischen sowie Einstellung zur Minderheitensprache untersucht (Cantone & Olfert 2015: 30ff.). Anders als in vielen Studien stand dabei nicht nur die Ermittlung des Sprachstandes im Italienischen (und teilweise im Deutschen) im Vordergrund. Als ebenso wichtig wurde die Erhebung sprachbiografischer Faktoren erachtet. Insgesamt nahmen 17 Jugendliche aus Nordrhein-Westfalen mit einem Durchschnittsalter von 16 Jahren (Altersspanne 15–18) an der Untersuchung teil.[3] Sie gaben Grammatikalitätsurteile für drei Bereiche des Italienischen ab (Subjektauslassungen und -realisierungen, Art der Objektrealisierung, Adjektivstellung), erzählten in einem spontanen Sprachteil

---

3   Für die Diskussion in Cantone & Olfert (2015) wurden nur 12 der Jugendlichen analysiert. Der Kontext der hier vorliegenden Studie hingegen erlaubt die Betrachtung aller ProbandInnen.

eine Bildergeschichte in beiden Sprachen (die sog. *frog story*; Mayer 1969) und beantworteten einen achtseitigen strukturierten Fragebogen. Cantone & Olfert (2015: 38–40) diskutierten bereits kritisch, ob die Methode der Beurteilung von Grammatikalitätsurteilen für diese Zielgruppe (SprecherInnen, die Italienisch im Kontext von Migration als Minderheitensprache erworben haben) sinnvoll ist. In der Tat konnte durch Nachfragen nach der Bewertung festgestellt werden, dass das Akzeptieren oder Nichtakzeptieren einer Äußerung nicht immer auf Grundlage der Grammatikalität dieser stattfand (ib.: 32ff). Tabelle 1 zeigt Grunddaten der TeilnehmerInnen (Namen werden durch Kürzel ersetzt, *w* und *m* stehen für 'weiblich' und 'männlich').

**Tabelle 1.** Grunddaten der TeilnehmerInnen.

| *Name (Geschlecht)* | Alter | Geburtsland | Pendler | Staatsangehörigkeit Eltern Vater/Mutter |
|---|---|---|---|---|
| An (w) | 18; 3 | Deutschland | ja | I/I |
| Ro (m) | 15; 8 | Deutschland | nein | I/I |
| La (w) | 15; 1 | Deutschland | nein | I/I |
| Ti (w) | 16; 9 | Deutschland | nein | I/I |
| Vl (w) | 15; 0 | Deutschland | nein | I/I |
| Gi (m) | 15; 1 | Italien | nein | I/I |
| Rs (w) | 16; 3 | Deutschland | nein | I/I |
| Vn (w) | 15; 10 | Deutschland | nein | I/I |
| Lu (w) | 15; 1 | Deutschland | nein | I/I |
| Ag (w) | 16; 8 | Deutschland | nein | I/I |
| El (w) | 16; 6 | Deutschland | nein | I/I |
| Al (w) | 15; 5 | Deutschland | ja | I/I |
| Fb (m) | 17; 5 | Deutschland | ja | I/I |
| Je (m) | 18; 5 | Deutschland | nein | I/I |
| Va (w) | 15; 5 | Deutschland | nein | D/I |
| Fa (m) | 15; 4 | Deutschland | nein | I/I |
| Sa (w) | 16; 9 | Italien | nein | I/I |

Zwei Jugendliche sind in Italien geboren, drei sind sog. *Pendler*, d.h., sie haben mehrfach den Wohnort zwischen Italien und Deutschland gewechselt. Alle Befragten besuchten zum Zeitpunkt der Erhebung eine Schule in Deutschland (vier die Haupt-, vier die Real-, drei die Gesamtschule, drei das Berufskolleg und drei das Gymnasium), bis auf Va haben alle Eltern, die in Italien geboren wurden und im Alter zwischen 5–30 Jahren (Väter, Durchschnittsalter 20 Jahre) und

5–25 Jahren (Mütter, Durchschnittsalter 18 Jahre) nach Deutschland kamen. Der größte Teil der Eltern gehört der Arbeiterschicht an. In fast allen Haushalten wird neben Italienisch auch eine Varietät gesprochen, z.b. Sizilianisch oder Neapolitanisch.

Im weiteren Verlauf werden die Daten der Jugendlichen deskriptiv nach verschiedenen Aspekten (siehe Olfert 2019) ausgewertet. Die Kategorisierung der Antworten erfolgt im Vergleich zu den Werten der Gruppen selbst, d.h., für alle Bereiche wurden mittels Mittelwert und Distanz zwischen größtem und kleinstem Wert die Kategorien hoch-mittel-niedrig zugeteilt. Die folgenden extralinguistischen sprachbiografischen Faktoren werden berücksichtigt:

- *Generationenzugehörigkeit:* Nach Rumbaut (2004: 1164–1169) soll anhand des Geburtsortes sowie des Alters bei Anreise nach Deutschland bei Eltern und Jugendlichen eine detaillierte Unterscheidung vorgenommen werden
- *Form des Spracherwerbs:* Italienisch/Deutsch simultan oder sukzessiv

Als extralinguistische sprachgebrauchsrelevante Faktoren werden betrachtet:

- *Sprachgebrauch:* in der Familie, in der Freizeit, in der Schule
- *Medienverwendung:* TV, Musik, Bücher
- *Reisehäufigkeit:* Häufigkeit der Reisen nach Italien
- *Besuchsdauer:* Dauer des Besuchs des Herkunftssprachenunterrichts

Die extralinguistischen sozioemotionalen Faktoren werden durch verschiedene Fragen im Fragebogen zur Einstellung gegenüber Italienisch repräsentiert. Schließlich werden im Bereich der Sprachkenntnisse folgende Daten ausgewertet:

- *Selbsteinschätzung* im Italienischen
- Ergebnis des *Grammatikalitätstests*
- Ergebnis der *Nacherzählung* zur *frog story*, dabei insbesondere der verwendete Wortschatz (Nomina und Verben)

## 4 Bewertung der Daten der deutsch-italienischsprachigen Jugendlichen

Die Abschnitte 4.1 bis 4.4 widmen sich den Ergebnissen der erhobenen Daten.

### 4.1 Sprachbiografische Aspekte

Dank dem detaillierten Fragebogen liegen Angaben zum Lebensalter der Eltern bei Anreise vor, die eine Beschreibung der Generationszugehörigkeit ermöglichen. Rumbaut (2004: 1164ff) versteht unter der ersten Generation (= 1) diejenigen, die erst als Erwachsene in ein Land einreisen. Generation 1,25 beschreibt die, die im Alter zwischen 13–17 Jahren, Generation 1,5 diejenigen, die zwischen 5–12 Jahren und Generation 1,75 diejenigen, die zwischen 0–5 Jahren emigrierten. Zur zweiten Generation (= 2) werden diejenigen gezählt, die im Zielland geboren wurden, Generation 2,5 hat zusätzlich einen Elternteil, der ebenfalls im Zielland geboren wurde. Insgesamt gehören 14 der 17 Jugendlichen der Generation 2 an. Zwei der Väter und drei der Mütter emigrierten als Jugendliche (1,25), zwei Väter und fünf Mütter als Kinder (1,5).

Tabelle 2. Generationszugehörigkeit in Italien (sortiert nach Generation, D = Deutsch).

| Name | Generation | Generation Vater | Generation Mutter |
|---|---|---|---|
| Sa | 1,75 | 1 | 1 |
| Gi | 1,75 | 1,25 | 1,5 |
| Fa | 2 | 1 | 1 |
| An | 2 | 1 | 1 |
| Rs | 2 | 1 | 1 |
| Lu | 2 | 1 | 1 |
| Ag | 2 | 1 | 1 |
| Je | 2 | 1 | 1 |
| El | 2 | 1 | 1 |
| Al | 2 | 1 | 1,25 |
| Fb | 2 | 1 | 1,25 |
| La | 2 | 1 | 1,5 |
| Vn | 2 | 1 | 1,5 |
| Ti | 2 | 1,25 | 1,25 |
| Vl | 2 | 1,5 | 1,5 |
| Ro | 2 | 1,5 | 1,5 |
| Va | 2,5 | D | 1 |

Die Jugendlichen nannten den Zeitpunkt des Erstkontakts zum Italienischen und Deutschen und gaben an, wieviel Prozent Input auf Italienisch sie als Kleinkinder von den Eltern erhielten. Demnach haben alle Italienisch ab Geburt erworben. Ti und Je geben zwar resp. 4 und 2 Jahre als Erwerbszeitpunkt an (auch für das Deutsche), es scheint aber, sie meinten, sie hätten erst ab diesem Alter zu sprechen begonnen. Nach der retrospektiven Bewertung der Jugendlichen sprachen die Mütter nur unwesentlich mehr Italienisch als die Väter. Interessant ist, dass viele Eltern nicht ausschließlich Italienisch mit ihren Kindern gesprochen haben.

Tabelle 3. Form des Erwerbs (sortiert nach Input der Mutter).

| Name | Italienisch seit | Vater zum Kind | Mutter zum Kind | Deutsch seit | Erwerb |
|---|---|---|---|---|---|
| Lu | Geburt | 100% | 100% | 4 J. | sukzessiv |
| Al | Geburt | 100% | 100% | 4 J. | sukzessiv |
| Fa | Geburt | 100% | 100% | 3 J. | sukzessiv |
| Sa | Geburt | 100% | 100% | 3 J. | sukzessiv |
| Gi | Geburt | 100% | 100% | 3 J. | sukzessiv |
| An | Geburt | 95% | 100% | 3 J. | sukzessiv |
| Ag | Geburt | 90% | 100% | 3 J. | sukzessiv |
| Rs | Geburt | 100% | 90% | 7 J. | sukzessiv |
| Fb | Geburt | 100% | 90% | 4 J. | sukzessiv |
| Vl | Geburt | 50% | 80% | 3 J. | sukzessiv |
| Va | Geburt | 20% | 80% | Geburt | simultan |
| Ti | 4 J. | 90% | 80% | 4 J. | simultan |
| Ro | Geburt | 50% | 70% | 3 J. | sukzessiv |
| El | Geburt | 60% | 60% | Geburt | simultan |
| Vn | Geburt | 50% | 50% | 3 J. | sukzessiv |
| La | Geburt | 100% | 50% | Geburt | simultan |
| Je | 2 J. | 30% | 40% | 2 J. | simultan |

## 4.2 Sprachgebrauchsrelevante Aspekte

Nachstehend erfolgen Angaben zum Sprachgebrauch in verschiedenen Kontexten (Tabelle 4), zum Besuch des Italienischunterrichts und zu Reisen nach Italien (Tabelle 5).

144  Katja F. Cantone

**Tabelle 4.** Sprachgebrauch Italienisch (sortiert nach Sprachgebrauch zuhause).[4]

| Name | Zuhause | Freizeit | Schule | Bücher | TV | Musik |
|---|---|---|---|---|---|---|
| Gi | immer | immer | immer | nie | täglich | täglich |
| Rs | immer | immer | immer | 1/Woche | täglich | täglich |
| An | immer | gel. | nie | 1/Woche | täglich | täglich |
| Fa | immer | gel. | oft | nie | täglich | täglich |
| La | immer | gel. | gel. | nie | täglich | täglich |
| Lu | immer | gel. | selten | nie | täglich | täglich |
| Sa | immer | selten | nie | nie | täglich | täglich |
| Ag | immer | k.A. | k.A. | mehr/Jahr | täglich | täglich |
| Fb | immer | selten | selten | nie | täglich | nie |
| El | oft | oft | gel. | mehr/Jahr | täglich | täglich |
| Al | oft | oft | gel. | nie | täglich | täglich |
| Ti | oft | gel. | nie | nie | täglich | 1/Woche |
| Vl | oft | gel. | gel. | mehr/Jahr | täglich | täglich |
| Va | oft | gel. | gel. | mehr/Jahr | 1/Woche | täglich |
| Je | gel. | selten | selten | mehr/Jahr | 1/Woche | mehr/Jahr |
| Vn | gel. | selten | nie | nie | täglich | täglich |
| Ro | selten | gel. | nie | nie | 1/Woche | 1/Monat |

**Tabelle 5.** Dauer des Herkunftssprachenunterrichts und Reisen nach Italien.

| Name | Herkunftssprachen-unterricht | Frühere Reisen nach Italien (pro Jahr) | Aktuelle Reisen (pro Jahr) |
|---|---|---|---|
| An | 11 J. | 6 Wo. | 6 Wo. |
| Ro | 3 Monate | 4 Wo. | 4 Wo. |
| La | 7 J. | 3–4 Wo. | 3–4 Wo. |
| Ti | 3 J. | 3–4 Wo. | 4 Wo. |
| Vl | 4 J. | 4 Wo. | 4 Wo. |
| Gi | 2 J. | 6 Wo. | 6 Wo. |
| Ro | 5 J. | 7 Wo. | 7–8 Wo. |
| Vn | 3 J. | 3 Wo. | 3 Wo. |
| Lu | 8 J. | 4–6 Wo. | 5 Wo. |
| Ag | 6 J. | 3 Wo. | 0 Wo. |
| El | 9 J. | 3–6 Wo. | 3 Wo. |
| Al | 4 J. | 4 Wo. | 0 Wo. |
| Fb | 0 J. | 6 Wo. | 0 Wo. |
| Je | 11 J. | 4 Wo. | 4 Wo. |
| Va | 8 J. | 4–6 Wo. | 5 Wo. |
| Fa | 0 J. | 3 Wo. | 3 Wo. |
| Sa | 0 J. | 3 Wo. | 3 Wo. |

4  Legende: gel. = gelegentlich, 1/Woche = einmal die Woche, mehr/Jahr = mehrfach im Jahr.

Während die Häufigkeit des alltäglichen Sprachgebrauchs auch von anderen Personen abhängt (Freundeskreis, schulische Kontakte), kann die Wahl der Sprache in der Mediennutzung individuell getroffen werden. TV-Programme und Musik werden von fast allen täglich auf Italienisch konsumiert, Bücher werden kaum gelesen. Alle haben in ihrer Kindheit Reisen nach Italien unternommen, viele fahren weiterhin regelmäßig hin. Den Herkunftssprachenunterricht haben 13 von ihnen zwischen 2 und 11 Jahre lang besucht.

### 4.3 Sozioemotiale Aspekte

Um die Einstellung zum Italienischen zu ermitteln, wurden folgende Fragen aus dem Fragebogen ausgewertet (siehe Anstatt 2017):

(a) Welche Sprache würden Sie als Ihre Muttersprache bezeichnen? (Italienisch = hoch, beides = mittel, Deutsch = niedrig)
(b) Gut Italienisch sprechen zu können, ist mir: sehr wichtig (hoch), etwas wichtig (mittel), gar nicht wichtig (niedrig).
(c) Dass die/der zukünftige/r PartnerIn Italienisch spricht, ist sehr wichtig (hoch), etwas wichtig (mittel), gar nicht wichtig (niedrig).
(d) Italienisch braucht man, um sich mit der Familie zu unterhalten, und um die italienische Kultur zu pflegen. Im Fragebogen sollte eine der Kategorien "stimme voll/überwiegend zu" (hier als hoch bewertet), "stimme teilweise zu" (mittel) oder "stimme eher nicht / gar nicht zu" (niedrig) angekreuzt werden.

Fast alle sehen Italienisch als ihre einzige Muttersprache an. Italienisch zu können, ist den meisten sehr wichtig, ebenso, dass der/die zukünftige/r Partner/in die italienische Sprache spricht. Italienisch wird als sehr wichtig erachtet, um in der Familie zu sprechen und um die italienische Kultur zu pflegen (siehe Tabelle 6).

**Tabelle 6.** Kategorisierung von Antworten zur Einstellung.

| Name | a. | b. | c. | d. Familie | d. Kultur |
|---|---|---|---|---|---|
| An | hoch | hoch | mittel | hoch | hoch |
| Ro | hoch | mittel | mittel | hoch | hoch |
| La | hoch | hoch | hoch | hoch | hoch |
| Ti | hoch | hoch | hoch | hoch | hoch |
| Vl | hoch | hoch | hoch | hoch | hoch |
| Gi | hoch | hoch | hoch | hoch | hoch |
| Rs | hoch | hoch | hoch | hoch | hoch |
| Vn | hoch | mittel | mittel | mittel | mittel |
| Lu | hoch | hoch | hoch | hoch | hoch |
| Ag | mittel | hoch | hoch | hoch | hoch |
| El | mittel | hoch | mittel | hoch | hoch |
| Al | hoch | hoch | hoch | hoch | hoch |
| Fb | mittel | hoch | gar nicht | hoch | hoch |
| Je | mittel | hoch | gar nicht | hoch | hoch |
| Va | mittel | hoch | mittel | hoch | mittel |
| Fa | hoch | gar nicht | hoch | hoch | mittel |
| Sa | hoch | mittel | hoch | hoch | mittel |

## 4.4 Sprachkenntnisse

Die Jugendlichen haben für die Bereiche Sprechen, Hörverstehen, Lesen und Schreiben Selbsteinschätzungen im Italienischen und Deutschen abgegeben (0 = keine, 5 = sehr gute Kenntnisse). Daraus wurde ein Mittelwert[5] ermittelt. Diese, die Zielsprachlichkeit in den Grammatikalitätsurteilen (GU)[6], die absolute Anzahl der *verb types* sowie die Häufigkeit aller vorkommenden Verben

---

5   Die Werte für Sprechen, Hörverstehen, Lesen und Schreiben wurden summiert und durch vier geteilt, um für jede/n SprecherIn einen Wert zu haben, der Mittelwert für alle ist 3,9, der Mindestwert war 2,5, der Höchstwert 4,75. Die Werte 2,5 bis 3,25 wurden als niedrig, 3,26 bis 4 als mittel, 4,01 bis 5 als hoch interpretiert. Die Spannweite pro Kategorie ist 0,75 (ausgehend von Mindest- und Höchstwert).

6   Die Summe der korrekten Antworten in den Bereichen der Grammatikalitätsurteile (Subjekte, Objekte, Adjektive, je 10 Antworten) wurde durch dreigeteilt, um für jede/n SprecherIn einen Wert zu haben, der Mittelwert für alle ist genau 17, der Mindestwert war 12, der Höchstwert 26. Die Werte 12 bis 16 wurden als niedrig, 17 bis 21 als mittel, 22 bis 26 als hoch interpretiert. Die Spannweite pro Kategorie ist 5 (ausgehend von Mindest- und Höchstwert).

(*verb tokens*), die Anzahl der *noun types* sowie die Häufigkeit aller vorkommenden Nomina (*noun tokens*) der *frog stories* wurden in die Kategorien *niedrig*, *mittel* und *hoch* eingeteilt.[7]

Tabelle 7. Selbsteinschätzungen, GU und Sprachproduktion.

| Name | Selbsteins. | GU | verb types | verb tokens | noun types | noun tokens |
|---|---|---|---|---|---|---|
| An | mittel | mittel | mittel | mittel | mittel | mittel |
| Ro | niedrig | niedrig | niedrig | niedrig | niedrig | niedrig |
| La | mittel | mittel | hoch | hoch | hoch | hoch |
| Ti | mittel | hoch | mittel | niedrig | mittel | mittel |
| Vl | hoch | niedrig | niedrig | niedrig | niedrig | niedrig |
| Gi | mittel | niedrig | mittel | niedrig | niedrig | niedrig |
| Rs | hoch | hoch | mittel | mittel | niedrig | niedrig |
| Vn | hoch | mittel | niedrig | niedrig | niedrig | niedrig |
| Lu | hoch | niedrig | niedrig | niedrig | niedrig | niedrig |
| Ag | hoch | niedrig | mittel | hoch | niedrig | hoch |
| El | mittel | mittel | niedrig | niedrig | niedrig | niedrig |
| Al | hoch | mittel | mittel | mittel | niedrig | niedrig |
| Fb | niedrig | mittel | mittel | niedrig | mittel | mittel |
| Je | hoch | niedrig | hoch | mittel | hoch | hoch |
| Va | mittel | niedrig | niedrig | niedrig | niedrig | niedrig |
| Fa | niedrig | niedrig | mittel | niedrig | niedrig | niedrig |
| Sa | mittel | mittel | hoch | mittel | mittel | mittel |

---

7  Der Wortschatz in der freien Sprachproduktion wurde wie folgt bewertet: Die *verb types* pro SprecherIn wurden ermittelt und summiert (503), der Mittelwert für alle ist 29,59, der Mindestwert war 16, der Höchstwert 48. Die Werte 16 bis 26 wurden als niedrig, 27 bis 37 als mittel, 38 bis 48 als hoch interpretiert. Die Spannweite pro Kategorie ist 11 (ausgehend von Mindest- und Höchstwert). Bei den *verb tokens* (Summe 1209, Mittelwert für alle 71,12) war der Mindestwert 49, der Höchstwert 159. Die Werte 43 bis 81 wurden als niedrig, 82 bis 120 als mittel, 121 bis 159 als hoch interpretiert. Die Spannweite pro Kategorie ist 39 (ausgehend von Mindest- und Höchstwert). Die *noun types* pro SprecherIn (Summe 440, Mittelwert für alle 25,88), hatten einen Mindestwert von 15 und einen Höchstwert von 50. Die Werte 15 bis 26 wurden als niedrig, 27 bis 38 als mittel, 39 bis 50 als hoch interpretiert. Die Spannweite pro Kategorie ist 12 (ausgehend von Mindest- und Höchstwert). Bei den *noun tokens* (Summe 1226, Mittelwert für alle 72,12) war der Mindestwert 36, der Höchstwert 145. Die Werte 36 bis 71 wurden als niedrig, 72 bis 107 als mittel, 108 bis 145 als hoch interpretiert. Die Spannweite pro Kategorie ist 36 (ausgehend von Mindest- und Höchstwert).

Tabelle 7 entnehmen wir, dass sich An, Ro, Ti, Fa und Sa ungefähr so einschätzten, wie ihr Ergebnis in den Aufgaben war. La hat sich schlechter, alle anderen haben sich besser eingeschätzt, als sie tatsächlich waren. Die GU fallen insgesamt niedrig aus (Cantone & Olfert 2015: 32–35).

## 5 Diskussion

Im Folgenden sollen die Ergebnisse zusammengefasst werden und eine vorsichtige Bewertung vorgenommen werden, die es ermöglichen soll, erste Zusammenhänge zwischen verschiedenen Faktoren zu überprüfen. Die Tabellen 8 bis 11 stellen – auf der Grundlage der in Abschnitt 4 erhobenen Aspekte – eine Gewichtung der einzelnen Faktoren auf Gruppenebene dar.

Im Bereich der Sprachbiografie bezieht sich *hoch* auf eine höhere Monolingualität – in Italien geboren, hoher Input der Mutter. Bei Generation 2 wurde *mittel* vergeben, *niedrig* bei Generation 2,5. Im Bereich des Erwerbs gibt es nur die Dichotomie simultan-sukzessiv, wobei der Annahme gefolgt wird, dass der ausschließliche Input in der Minderheitensprache in den ersten Lebensjahren im Kontext von Migration hilfreicher sei (hoch) als der simultane Erwerb der Mehrheits- und der Minderheitensprache (Montrul 2008: 98–99).

Tabelle 8. Sprachbiografische Faktoren.

| Name | Generation | Erwerb | Input Mutter |
|---|---|---|---|
| Sa | hoch | hoch | hoch |
| Gi | hoch | hoch | hoch |
| An | mittel | hoch | hoch |
| Fa | mittel | hoch | hoch |
| Rs | mittel | hoch | hoch |
| Lu | mittel | hoch | hoch |
| Ag | mittel | hoch | hoch |
| Al | mittel | hoch | hoch |
| Fb | mittel | hoch | hoch |
| Ro | mittel | hoch | mittel |
| Vl | mittel | hoch | mittel |
| Vn | mittel | hoch | niedrig |
| Ti | mittel | niedrig | mittel |
| Va | niedrig | niedrig | mittel |
| La | mittel | niedrig | niedrig |
| El | mittel | niedrig | niedrig |
| Je | mittel | niedrig | niedrig |

Wenn man diese Tabelle als Kontinuum versteht, so können Sa, Gi, An, Fa (Bruder von Sa), Rs, die Geschwister Lu und Ag und die Geschwister Al und Fb als die am meisten monolingual italienischsprachig aufgewachsenen Jugendlichen gesehen werden. Doch spiegelt sich dieser stark einsprachige Erwerb im heutigen Sprachgebrauch, in der Einstellung sowie in den Sprachkenntnissen im Italienischen wider?

Im Sprachgebrauch wird von einer starken Nutzung des Italienischen ausgegangen, wenn viel Italienisch (zuhause, in der Freizeit, in der Schule) gesprochen wird, Medienkonsum auf Italienisch stattfindet (TV und Musik werden zusammen betrachtet, Bücher werden ausgelassen) sowie seit langem und stetig der Herkunftssprachenunterricht und das Land besucht werden.

**Tabelle 9.** Sprachgebrauchsrelevante Faktoren (sortiert nach Sprachgebrauch).

| Name | Sprachgebrauch | Unterricht | Reisen |
|---|---|---|---|
| Rs | hoch | mittel | hoch |
| Gi | hoch | niedrig | hoch |
| Fa | hoch | – | mittel |
| An | mittel | hoch | hoch |
| Lu | mittel | hoch | hoch |
| El | mittel | hoch | mittel |
| Va | mittel | hoch | hoch |
| La | mittel | mittel | mittel |
| Vl | mittel | mittel | mittel |
| Al | mittel | mittel | niedrig |
| Je | niedrig | hoch | mittel |
| Ag | niedrig | mittel | niedrig |
| Ti | niedrig | niedrig | mittel |
| Ro | niedrig | niedrig | mittel |
| Vn | niedrig | niedrig | mittel |
| Sa | niedrig | – | mittel |
| Fb | niedrig | – | mittel |

Wie Tabelle 9 zeigt, benutzen Rs, Gi, Fa am meisten Italienisch, gefolgt von An, Lu, El und Va. Während die ersten fünf schon in der Sprachbiografie als besonders dem Italienischen zugewandt eingestuft wurden, tauchen El und Va erstmalig auf. Bei ihnen sticht heraus, dass sie seit 9 bzw. 8 Jahren den Herkunftssprachenunterricht besuchen und regelmäßig nach Italien fahren. Beide Aspekte gleichen den Sprachgebrauch des Italienischen aus, der im Vergleich zu den anderen nur im Mittelfeld angesiedelt wurde (sie benutzen Italienisch *oft* aber nicht *immer*, siehe Tabelle 4).

Im Bereich der Spracheinstellungen wurden die Antworten aus dem Fragebogen direkt in die drei Kategorien eingeteilt (siehe Tabelle 6). Sieben Jugendliche haben eine deutlich positive Einstellung dem Italienischen gegenüber, die Namen Gi, Lu, Al und An sind schon in den anderen Bereichen aufgefallen, La, Ti und Vl hingegen nicht. Schaut man sich die letzten drei der vier genannten an (siehe Tabelle 10), so stellt man fest, dass La und Ti Eltern der Generation 1,25–1,5 (siehe Tabelle 2) haben, die Mütter sprachen nur zu 50–80% zu ihnen Italienisch in der Kindheit, während bei Vl beide Eltern als Kinder nach Deutschland zogen (siehe Tabelle 3). La und Vl benutzen Italienisch regelmäßig, Ti etwas weniger.

**Tabelle 10.** Spracheinstellungsrelevante Faktoren (sortiert).

| Name | a) | b) | c) | d) Familie | d) Kultur |
|---|---|---|---|---|---|
| La | hoch | hoch | hoch | hoch | hoch |
| Ti | hoch | hoch | hoch | hoch | hoch |
| Vl | hoch | hoch | hoch | hoch | hoch |
| Gi | hoch | hoch | hoch | hoch | hoch |
| Rs | hoch | hoch | hoch | hoch | hoch |
| Lu | hoch | hoch | hoch | hoch | hoch |
| Al | hoch | hoch | hoch | hoch | hoch |
| An | hoch | hoch | mittel | hoch | hoch |
| Ro | hoch | mittel | mittel | hoch | hoch |
| Sa | hoch | mittel | hoch | hoch | mittel |
| Vn | hoch | mittel | mittel | mittel | mittel |
| Fa | hoch | gar nicht | hoch | hoch | mittel |
| Ag | mittel | hoch | hoch | hoch | hoch |
| El | mittel | hoch | mittel | hoch | hoch |
| Va | mittel | hoch | mittel | hoch | mittel |
| Fb | mittel | hoch | gar nicht | hoch | hoch |
| Je | mittel | hoch | gar nicht | hoch | hoch |

Sprachgebrauch und Sprachkenntnisse in der Migrationsgesellschaft 151

Tabelle 11. Sprachkenntnisse im Italienischen (sortiert).

| Name | GU | verb types | verb tokens | noun types | noun tokens |
|---|---|---|---|---|---|
| Ti | hoch | mittel | niedrig | mittel | mittel |
| Rs | hoch | mittel | mittel | niedrig | niedrig |
| La | mittel | hoch | hoch | hoch | hoch |
| Sa | mittel | hoch | mittel | mittel | mittel |
| An | mittel | mittel | mittel | mittel | mittel |
| Fb | mittel | mittel | niedrig | mittel | mittel |
| Al | mittel | mittel | mittel | niedrig | niedrig |
| Vn | mittel | niedrig | niedrig | niedrig | niedrig |
| El | mittel | niedrig | niedrig | niedrig | niedrig |
| Je | niedrig | hoch | mittel | hoch | hoch |
| Ag | niedrig | mittel | hoch | niedrig | hoch |
| Gi | niedrig | mittel | niedrig | niedrig | niedrig |
| Fa | niedrig | mittel | niedrig | niedrig | niedrig |
| Va | niedrig | niedrig | niedrig | niedrig | niedrig |
| Ro | niedrig | niedrig | niedrig | niedrig | niedrig |
| Vl | niedrig | niedrig | niedrig | niedrig | niedrig |
| Lu | niedrig | niedrig | niedrig | niedrig | niedrig |

Tabelle 11 gibt die Kenntnisse im Italienischen ohne Selbsteinschätzung wieder. Ti und Rs, die bei den GU die meisten korrekten Antworten gaben, erzielen in der Nacherzählung nur mittlere/niedrige Werte in der Produktion von Nomina und Verben (wobei die meisten im Bereich der Nomina nur niedrige Werte erreichen), La hingegen ist die einzige, die eine abwechslungsreiche *frog story* nacherzählt (höchste Werte von *types* und *tokens* bei Verben und Nomina). Interessanterweise hatte sich La als einzige in der Gruppe schlechter eingeschätzt (Tabelle 7). Wie der folgende Ausschnitt zeigt, hat La zwar nicht alle Vokabeln parat (*Uhu, Bambi* bzw. *cavallo con le corna*), bei *ape* (Biene) weist sie das falsche Genus zu (Maskulinum statt Femininum) und hat Probleme mit der Artikelelision, und sie nutzt eine Variante der Redewendung *dare fastidio* (stören), nichtsdestoweniger erzählt sie gut und kreativ:

"il bambino è disperato lui grida nel buco 'rana rana dove sei torna qui' ma non trova la rana trova un, un, *uhu*, aspetta una aehm un aehm aspetta – lui cade perché si spaventa e il cane sta correndo perché *l'api* lo stanno inseguendo perché cè cè c'hanno c'ha *fatto fastidio ai api* poi il bambino dice 'vattene vattene uccello brutto vattene' sale su una roccia e cerca e grida 'rana rana vieni qua' il cane si sta nascondendo perché ha paura nel frattempo non trova la rana viene un un *bambi* lo prende per le corna lo sta portando via il cane ci abbaia 'lascia stare il mio padrone vattene' e il *cavallo con le corna* corre corre corre fa cadere il bambino con il aehm con il cane sotto per un lago e il bambino dirà 'aiuto aiuto aiuto' il cane e il bambino cadono nell'a- nel lago e si bagnano *tutto*" *(das kind ist verzweifelt es schreit in das loch 'frosch frosch wo bist du komm hierher zurück' aber es findet den frosch nicht es findet ein uhu warte ehm warte es fällt weil es sich erschreckt und der hund läuft weil die bienen ihr verfolgen weil sie sie die bienen gestört haben dann sagt das kind 'geh weg geh weg du hässlicher vogel geh weg' es klettert auf einen felsen und sucht und schreit "frosch frosch komm hierher" der hund hat sich versteckt weil er angst hat inzwischen findet er den frosch nicht es kommt ein bambi und nimmt ihn an den hörnern es bringt ihn weg der hund bellt 'lass mein herrchen in ruhe geh weg' und das pferd mit den hörnern läuft läuft läuft läuft lässt das kind mit dem ehm mit dem hund runter in ein see und das kind wird sagen 'hilfe hilfe hilfe' der hund und das kind fallen ins w- in den see und werden ganz nass)*

Abschließend lässt sich mit Hinblick auf die aufgestellten Annahmen sagen:

1. *Sichere Sprachkenntnisse sagen nicht vorher, ob Jugendliche in der freien Sprachwahl Italienisch gebrauchen.* Obwohl Rs (als Einzige relativ einsprachig aufgewachsen), Ti und La die sichersten Sprachkenntnisse aufzeigen, gibt nur Rs an, viel Italienisch zu gebrauchen. Sprecher Ro zeigt ein erwartbares Muster: Sowohl im Bereich der Sprachkenntnisse als auch im Sprachgebrauch weist er niedrige Werte auf (er hat auch nur 3 Monate den Herkunftssprachenunterricht besucht). Der momentane Sprachgebrauch kann nicht im direkten Zusammenhang mit den Sprachkenntnissen gesehen werden.
2. *Eine positive Einstellung gegenüber dem Italienischen muss nicht mit einer guten Sprachproduktion oder mit einem häufigen Sprachgebrauch einhergehen.* Viele Jugendliche haben eine sehr positive Einstellung gegenüber dem Italienischen, die meisten weisen jedoch bei den Grammatikalitätsurteilen und bei der Nacherzählung Schwierigkeiten auf.
3. *Die Spracherwerbssituation in der Generation 2 (und später) ist heterogen und undurchsichtig.* Einige Jugendliche scheinen zunächst beinahe einsprachig aufgewachsen zu sein. Unklar ist, ob es sich beim Sprachinput tatsächlich um Italienisch oder um ein Wechseln zwischen Italienisch und einem Dialekt handelte, denn immerhin 14 Jugendliche geben an, dass auch andere Varietäten zuhause gesprochen werden. Die Tatsache, dass einige Eltern selbst als Kinder nach Deutschland kamen, sowie die Angabe, dass von Seiten der Eltern nicht durchgängig Italienisch in der Kindheit gesprochen wurde, und schließlich das Pendeln einiger Familien zwischen den Ländern geben Anlass zur kritischen Betrachtung der Erwerbsverläufe. Diese sind vermutlich nicht so trennscharf wie ihre Definitionen. So sollten im Zusammenhang mit der

2. und 3. Generation von mehrsprachigen Kindern und Jugendlichen im Kontext von Migration dringend offenere Definitionen erarbeitet werden, die mehr Spielraum lassen als die gängigen Begriffe Erstsprache, Zweitsprache oder Herkunftssprache.

Aufgrund des qualitativen Ansatzes ergibt sich kein eindeutiges Bild der Gewichtung der einzelnen Faktoren. Eventuell lassen sich systematische Typen von SprecherInnen aus den Ergebnissen der einzelnen Aspekte herausarbeiten:

*Typ 1:* Sprachgebrauch, -einstellung und -kenntnisse im Italienischen sind hoch bis eher hoch (Gi und Rs), die Sprachbiografie ist stark "einsprachig" (sukzessiver Erwerb des Deutschen). Im Allgemeinen geht man davon aus, dass dieser Fall auf alle Jugendlichen mit dieser Erwerbsbiografie zutreffen sollte, wie die Daten zeigen, ist dies jedoch selten der Fall.

*Typ 2:* Spracheinstellung und -kenntnisse sind hoch, der Sprachgebrauch ist mittel bis wenig, die Sprachbiografie ist eher bilingual (trifft auf Ti und La zu). Hier zeigt sich, dass die SprecherInnen nicht ausschließlich Italienisch gebrauchen (trotz vorhandener Sprachkenntnisse). Eine abgeschwächte Form (Sprachkenntnisse und -einstellung eher hoch bis mittel, Sprachgebrauch mittel bis niedrig) trifft auf die Jugendlichen Ag, Fb, Je und Sa zu.

*Typ 3:* Die Spracheinstellung ist hoch, die Sprachkenntnisse sind mittel bis niedrig, der Sprachgebrauch eher hoch bis mittel (trifft auf An, Vl, Lu und Al zu). Dieser Typ hält Italienisch für sehr wichtig, wenngleich die Kenntnisse und der Gebrauch dies nicht widerspiegeln. Hier könnte von einer starken Zugehörigkeit zu Italien gesprochen werden, obwohl die Sprache keine große Rolle im Leben der SprecherInnen spielt. Ob das als Zeichen für eine bevorstehende Sprachaufgabe gewertet werden kann?

*Typ 4:* Der Sprachgebrauch ist eher hoch, die Einstellung eher mittel, die Kenntnisse eher niedrig, die Sprachbiografie ist bilingual. El und Va scheinen viel Italienisch zu sprechen, obwohl ihre Kenntnisse dieses nicht vorhersagen würden.

Die kleine Fallzahl erlaubt keine statistische Auswertung, auch kann auf viele Aspekte aus anderen Studien zum Sprachstand in Minderheitensprachen nicht eingegangen werden. Die vorgenommene Bewertung der Antworten ist nicht immer objektiv und mit anderen Studien vergleichbar, weil nur die Werte der vorliegenden Daten zu Hilfe gezogen wurden. So könnte beispielsweise die Anzahl der hier als hoch bewerteten *noun types* in einem anderen Korpus als niedrig eingestuft werden. Ziel der Auswertung war es, die Jugendlichen dieser Studie miteinander ins Verhältnis zu setzen und nicht zu bestimmen, wie gut oder schlecht sie Italienisch im Vergleich zu einer (monolingualen) Norm sprechen.

Nichtsdestoweniger ermöglicht diese Auswertung einen ungefähren Einblick in aktuelle Sprachräume mehrsprachiger Jugendlicher. Der informelle, familiäre Raum, der den Alltag wiedergibt und zeigt, dass Italienisch in der Familie weitergegeben und -gepflegt wurde/wird, steht einem formellen Raum gegenüber, der vermutlich durch unzureichende Beschulung und fehlendem institutionellem Umgang mit der Minderheitensprache Italienisch dazu geführt hat, dass die Jugendlichen keine altersgerechte Entwicklung im Italienischen aufweisen. Zukünftig sollten die Typen 2 (Sprachkenntnisse hoch – Gebrauch niedrig) und 3 (Spracheinstellung hoch – Kenntnisse und Gebrauch eher niedrig) vertiefter untersucht werden, um zu zeigen, dass ein (eventuell vorübergehender) niedriger Gebrauch des Italienischen nichts über die Kenntnisse und die Einstellung (permanente Werte) aussagt und dass ein niedriger Sprachgebrauch, der mit niedrigen Sprachkenntnissen einhergeht, eventuell eine Sprachaufgabe bedeuten kann, ohne jedoch die Einstellung zum Herkunftsland zu beeinträchtigen.

## Literatur

Anstatt, Tanja. 2013. Polnisch als Herkunftssprache: Sprachspezifische grammatische Kategorien bei bilingualen Jugendlichen. In Sebastian Kempgen et al. (Hgg.). *Deutsche Beiträge zum 15. Internationalen Slavistenkongress, Minsk 2013*. München: Otto Sagner, 15–25.

Anstatt, Tanja. 2017. Language attitudes and linguistic skills in young heritage speakers of Russian in Germany. In Ludmila Isurin & Claudia Maria Riehl (Hgg). *Integration, identity and language maintenance in young immigrants: Russian Germans or German Russians*. Amsterdam: John Benjamins, 197–224.

Baker, Colin. 1992. *Attitudes and language*. Clevedon: Multilingual Matters.

Baur, Rupprecht S., Christoph Chlosta, Thorsten Ostermann & Christoph Schroeder. 2004. "Was sprecht ihr vornehmlich zu Hause?" Zur Erhebung sprachbezogener Daten. *Essener Unikate* 24, 96–105.

Bernhard, Gerald. 2013. "Vom Klang, finde ich, das Italienische ist weicher und gefühlvoller": Erlebte italienisch-deutsche Mehrsprachigkeit im Ruhrgebiet. In Gerald Bernhard & Franz Lebsanft (Hgg). *Mehrsprachigkeit im Ruhrgebiet*. Tübingen: Stauffenburg, 169–190.

Cantone, Katja F. 2019. Language exposure in early bilingual and trilingual acquisition. Manuskript, Universität Duisburg-Essen.

Cantone, Katja F. (2020). Italienischstämmige SchülerInnen im Fremdsprachenunterricht Italienisch: Spracherwerb und Spracherhalt im mehrsprachigkeitsdidaktischen Kontext. In Marta García, Manfred Prinz & Daniel Reimann (Hgg). *Mehrsprachigkeit im Fremdsprachenunterricht: Neue Studien und Konzepte zur Vernetzung von Schulsprachen und Herkunftssprachen (Schwerpunkt: romanische Sprachen)*. Tübingen: Narr Verlag, 191–209.

Cantone, Katja F. & Laura Di Venanzio. 2015. Spracherwerb und Mehrsprachigkeit – Notwendiges Wissen in Bildungsinstitutionen. In Claudia Benholz, Magnus Frank & Erkan Gürsoy (Hgg). *Deutsch als Zweitsprache in allen Fächern: Konzepte für Lehrerbildung und Unterricht*. Stuttgart: Klett Verlag, 35–50.

Cantone, Katja F. & Helena Olfert. 2015. Spracherhalt im Kontext herkunftsbedingter Mehrsprachigkeit Italienisch-Deutsch – methodologische Überlegungen. In Eva Maria Fernández Ammann, Amina Kropp & Johannes Müller-Lancé (Hgg). *Herkunftsbedingte Mehrsprachigkeit im Unterricht der romanischen Sprachen. Akten zur gleichnamigen Sektion auf dem XXXIII. Romanistentag*. Berlin: Frank & Timme, 25–42.

Chlosta, Christoph & Thorsten Ostermann. 2007. Warum fragt man nach der Herkunft, wenn man die Sprache meint? Ein Plädoyer für eine Aufnahme sprachbezogener Fragen in demographische Untersuchungen. In Karen Schönwälder (Hg.). *Migrationshintergrund von Kindern und Jugendlichen: Wege zur Weiterentwicklung der amtlichen Statistik*. Berlin: BMBF, 55–65.

Chlosta, Christoph & Thorsten Ostermann. ³2017. Grunddaten zur Mehrsprachigkeit im deutschen Bildungssystem. In Bernd Ahrenholz & Ingrid Oomen-Welke (Hgg.) *Deutsch als Zweitsprache*. Baltmannsweiler: Schneider Verlag Hohengehren, 21–40.

Clyne, Michael & Sandra Kipp. 1996. Language maintenance and language shift in Australia. *Australian review of applied linguistics* 19, 1–19.

Di Venanzio, Laura & Katja F. Cantone. 2016. Spracherwerb und Spracherhalt im Ruhrgebiet und Umgebung: Eine Bestandsaufnahme der hiesigen Forschung zur Mehrsprachigkeit. In Katja F. Cantone & Anastasia Moraitis (Hgg). *Vielfältig und doch individuell: Mehrsprachigkeit im Ruhrgebiet*. Essen: Universität Duisburg-Essen: UNIKATE 49, 24–31.

Di Venanzio, Laura, Katrin Schmitz & Anna-Lena Scherger. 2016. Objects of transitive verbs in Italian as a heritage language in contact with German. *Linguistic approaches to bilingualism* 6, 227–261.

Ethnologue – Languages of the world. Dallas: SIL international publications <https://www.ethnologue.com/country/DE> (08.11.2018).

Fishman, Joshua A. 1991. *Reversing language shift: Theoretical and empirical foundations of assistance to threatened languages*. Bristol: Multilingual Matters.

Fishman, Joshua A. (ed). 2001. *Can threatened languages be saved? Reversing language shift, revisited: A 21st century perspective*. Bristol: Multilingual Matters.

García, Ricardo L. & Carlos F. Díaz. 1992. The status and use of Spanish and English among Hispanic youth in Dade County (Miami) Florida. A sociolinguistic study. *Language and education* 6, 13–32.

Köpke, Barbara. 1999. *L'attrition de la première langue chez le bilingue tardif: Implications pour l'étude psycholinguistique du bilinguisme*. Dissertation, Université de Toulouse – Le Mirail.

Köpke, Barbara. 2007. Attrition at the crossroads of brain, mind, and society. In Barbara Köpke, Monika S. Schmid, Merel Keijzer & Susan Dostert (Hgg). *Language attrition: Theoretical perspectives*. Amsterdam: Benjamins, 9–37.

Mayer, Mercer. 1969. *Frog, where are you?* New York: Dial Books.

Montrul, Silvina. 2008. *Incomplete acquisition in bilingualism: Re-examining the age factor*. Amsterdam: John Benjamins.

Montrul, Silvina. 2016. *The acquisition of heritage languages*. Cambridge: Cambridge University Press.

Müller, Natascha & Katrin Schmitz. 2009. Deutsch im Kontakt mit Italienisch: Das bilinguale Individuum. In Michael Elmentaler (Hgg). *Deutsch und seine Nachbarn*. Frankfurt am Main: Lang, 149–167.

Müller, Natascha & Katrin Schmitz. 2014. Mehrsprachigkeit von Geburt an: Vorteile, Schwierigkeiten und Wege dahin. In Heinz Sünker & Charlotte Röhner (Hgg). *Frühe Kindheit*. Leverkusen: Budrich, 199–213.

Müller, Natascha, K. F. Cantone, Tanja Kupisch & Katrin Schmitz. 2002. Zum Spracheneinfluss im bilingualen Erstsprachenerwerb: Italienisch-Deutsch. *Linguistische Berichte* 190, 157–206.

Müller, Natascha, Tanja Kupisch, Katrin Schmitz & Katja F. Cantone. ³2011. *Einführung in die Mehrsprachigkeitsforschung*. Tübingen: Narr.

Nonn, Christoph. 2013. Die Integration von "Gastarbeitern" in Nordrhein-Westfalen: Eine historische Perspektive. *Geschichte im Westen (GiW)* 28, 183–199.

Olfert, Helena. 2019. *Spracherhalt und Sprachverlust bei Jugendlichen: Eine Analyse begünstigender und hemmender Faktoren für Spracherhalt im Kontext von Migration*. Tübingen: Narr.

Patuto, Marisa, Malin Hager, Laia Arnaus Gil, Nadine Eichler, Veronika Jansen, Anika Schmeißer & Natascha Müller. 2014. Child-external and -internal factors in bilingual code-switching: Spanish, Italian, French and German.

In Amei Koll-Stobbe & Sebastian Knospe (eds). *Language contact around the globe*. Proceedings of the LCTG3 Conference. Frankfurt am Main: Lang, 191–209.

Prontera, Grazia. 2017. Italienische Zuwanderung nach Deutschland: Zwischen institutionalisierten Migrationsprozessen und lokaler Integration. *Deutschland Archiv*, 7.11.2017, <http://www.bpb.de/259001≥ (25.10.2018).

Romaine, Suzanne. 1995. *Bilingualism*. Oxford: Blackwell.

Rothweiler, Monika. 2007. Bilingualer Spracherwerb und Zweitspracherwerb. In Markus Steinbach (Hg). *Schnittstellen der germanistischen Linguistik*. Stuttgart: Metzler, 103–135.

Rumbaut, Rubén G. 2004. Ages, life stages, and generational cohorts: Decomposing the immigrant first and second generations in the United States. *International migration review* 38: 1160–1205.

Schmid, Monika S. 2002. *First language attrition, Use and maintenance: The case of German Jews in anglophone countries*. Amsterdam: Benjamins.

Schmid, Monika S. 2011. *Language attrition*. Cambridge: Cambridge University Press.

Yağmur, Kutlay. 1997. *First language attrition among Turkish speakers in Sydney*. Tilburg: Tilburg University Press.

Reyhan Kuyumcu (Kiel)

# "Die große Spinne ist die Mama. Papa ist der große Spinner." Was sprachliche Fehler von Kindergartenkindern mit Deutsch als Zweitsprache uns erzählen

**Abstract:** The present paper investigates selected syntactic and lexico-semantic errors found with 2-6 year-old children acquiring German as their second language. The paper explores a possible connection between these errors and the children's first language and what we can learn from this for pedagogical practice. The first language appears to interact with any given second language even when the former is typologically different from the latter and when the areas (syntax and morphology) are considered immune to first-language influence. The children's German investigated here shows clear signs of a transfer of structures from their first language. It is suggested that, rather than demonizing errors, we should recognize and explore their full potential for a better understanding of language acquisition processes.

**Keywords:** child second language acquisition, syntactic errors, lexical-semantic errors, language transfer

## 1 Einführung

Kinder suchen in der von ihnen zu erwerbenden Sprache stets nach Logik. Diese Suche führt sie unermüdlich zu sprachlichen Formen, die zwar nicht normgerecht, jedoch logisch und nachvollziehbar sind, wie man anhand des Kinderzitats im Titel dieses Beitrags feststellen kann[1]. Dass *Papa der große Spinner ist*, wenn *die große Spinne Mama ist*, erlaubt uns Erwachsenen, Einblicke in diese Suche zu bekommen. Es macht uns auch die Willkür und Unregelmäßigkeit der eigenen Sprache bewusst. Die Forschung hat bereits unzählige Beispiele solcher Willkür bzw. solcher Unregelmäßigkeiten in sprachlichen Äußerungen von Kindern dokumentiert. Je nach Forschungsbereich und -fokus geht es dabei u.a. um *Wortneuschöpfungen, Fehler* oder *Wissen um Sprache* (vgl. Kuyumcu 2014).

---

1 Das Zitat wurde der Verfasserin 2014 von einer Erzieherin im Rahmen einer Fortbildung in einem Kindergarten mitgeteilt.

Solchen Normverstößen kann eine besondere Bedeutung zukommen, wenn sie von Kindern produziert werden, die mehrsprachig aufwachsen. Insbesondere eine frühe Mehrsprachigkeit kann es Kindern erlauben, mit ihren Sprachen zu jonglieren und damit zu bestimmten sprachlichen 'Fehlern' zu kommen, die bei Einsprachigen nicht beobachtet werden. In der vorliegenden Diskussion geht es um normabweichende Formen, die Kinder benutzen, wenn sie Deutsch als Zweitsprache erwerben. Hierbei gibt es zwei Anliegen.

Erstens sollen bestimmte Fehler genauer betrachtet und ein möglicher Zusammenhang zwischen ihnen und der Erstsprache erkundet werden. Dabei handelt es sich auch um sprachliche Äußerungen der Kinder, in denen Sprachmischungen vorkommen. Der Fokus dieses Beitrags liegt jedoch weniger auf den Sprachmischungen selbst, denn es gibt in der jüngeren Forschung bereits viele Untersuchungen, die verschiede Aspekte des Phänomens Sprachmischung diskutiert haben (z.B. Dirim 1998; Dirim & Auer 2004; Keim 2007; Müller et al. 2015; Müller 2017). Weiterhin gibt es kindliche Äußerungen, deren Struktur offenbar aus der Sprache A in die Sprache B übertragen werden, aber keine Sprachmischung auf der Oberfläche aufweisen. In solchen Fällen ist der Transfer aus der einen Sprache in die andere nicht auf den ersten Blick sichtbar. Es gibt jedoch offenbar eine Übertragung auf einer tieferen Ebene, eine sogenannte sprachliche Interferenz. Im folgenden Beitrag werden wir uns mit dieser tieferen Ebene beschäftigen und versuchen, die Ursachen solcher 'Fehler' zu klären.

Zweitens soll darüber diskutiert werden, welche Potenziale solche Normverstöße aufzeigen, und was diese für die Forschung und Praxis bedeuten können.

Um auf einer gemeinsamen Grundlage diskutieren zu können, erfolgt zunächst eine Begriffsklärung. Danach werden einige Hypothesen und Theorien erläutert, die den theoretischen Rahmen dieses Beitrags bestimmen. Anschließend folgen Beispiele in Äußerungen von Kindern mit Deutsch als Zweitsprache. Abschließend werden der Stellenwert von Fehlern und ihr Potenzial diskutiert.

## 2 Begriffsklärung

### 2.1 Erst- und Zweitsprache

Im Folgenden sollen die Begriffe erläutert werden, die im vorliegenden Beitrag zentral sind. Hierbei geht es um Erstsprache(n), Zweitsprache und den Begriff 'Fehler'.

Über die Erst- und Zweitsprache sowie Mehrsprachigkeit wurde in Deutschland in der Spracherwerbs- und sprachdidaktischen Forschung in den letzten Jahren viel diskutiert (Maak in Vorb.). In unserem Kontext beziehen sich diese

Begriffe auf die Reihenfolge des Erwerbs. In Anlehnung an Jeuk (2013: 15) drückt die Bezeichnung Erst- bzw. Zweitsprache keine Wertigkeit aus, insbesondere im Hinblick auf die mehr oder weniger gute Beherrschung einer Sprache. Es geht lediglich um Zeitpunkte, bis zu denen die Grundlagen einer oder mehrerer Sprachen erworben wurden. Bis zum 3. Lebensjahr erworbene Sprache(n) werden hier als Erstsprache(n) bezeichnet. Eine zweite Sprache erwerben Menschen zeitlich etwa ab dem 3. bzw. 4. Lebensjahr, aber auch im Erwachsenenalter. Zweitsprachen referieren nicht auf die Anzahl der erlernten Sprachen, sondern implizieren lediglich den späteren Beginn ihres Erlernens. Die erreichbare Sprachhandlungskompetenz ist sehr variabel.

Die Forschung zum Spracherwerb und zu Sprachkontaktphänomenen liefert Belege dafür, dass sich Erst- und Zweitsprache allerdings nicht immer scharf trennen lassen (Dirim & Heinemann 2016). Möglicherweise ist die Einteilung 'Erstsprache Migrationssprache' und 'Zweitsprache Deutsch' nicht immer sinnvoll, da die Erstsprache häufig mit einer Nationalsprache in Verbindung gebracht wird, sich in einem Migrationskontext aber anders als diese entwickelt. Außerdem ist ein Wechseln zwischen Sprachen (s.u. Code-Switching) in der Kommunikation in Familien, unter Kindern und Jugendlichen gang und gäbe. Daher schlagen Dirim und Heinemann in diesem Kontext vor, von "erstsprachlichem Repertoire" (2016: 103) anstelle von Erstsprache zu sprechen.

## 2.2 Fehler

Fehler galten bis in die Mitte der 1960er Jahre als etwas, das beim Fremdsprachenlernen unbedingt zu vermeiden sei. Im Kontext von Zweitspracherwerb bzw. Fremdsprachendidaktik erlangte man die Einsicht, dass normabweichende Formen ein konstitutiver Bestandteil von Lernervarietäten im Prozess des Sprachlernens sind und daher die sogenannten Fehler wichtige Erkenntnisse über Erwerbsprozesse liefern (angeregt vor allem durch die Arbeiten von Corder 1967 und Selinker 1972). Dieser Paradigmenwechsel mündete in zahlreichen empirischen Forschungsarbeiten zum Thema Fehler (z.B. Kielhöfer 1975). Diese versuchten, die sprachbedingten Gründe für Fehler in der Zielsprache zu erklären, um die Fehler(-Ursachen) genauer zu ermitteln. Ziel war dabei, eine stärkere Steuerung (z.B. in Form von Korrekturen der Fehler und Wiederholungen von richtigen Formen) zur Fehlervermeidung der Lernenden zu bewirken. Somit galten Fehler als 'therapierbar'. Entsprechend verlagerte sich der Fokus bei der Ermittlung sprachlicher Kompetenzen zunehmend von grammatikalischen Fehlern auf kommunikative Aspekte, und Fehler bzw. Normverstöße wurden in der Sprachdidaktik zunehmend als sinnhafte Lernschritte verstanden. Dazu trug auch die Einführung des gemeinsamen europäischen Referenzrahmens für die sprachliche Einstufung bei. Die durch ihn festgelegten Kriterien für die Niveaubeschreibungen führten dazu, den Schwerpunkt im Sprachunterricht stärker auf Themen zu legen als auf grammatikalische Regeln. Jedoch konnte die Haltung, 'Fehler' seien etwas, das (seitens der Lernenden) zu vermeiden bzw. (seitens der Vermittelnden) auszumerzen sei, in der öffentlichen Wahrnehmung und Praxis des Sprachenlernens nicht vollständig überwunden werden. Die Einordnung sprachlicher Kompetenz beruht bis heute nicht unwesentlich darauf, Fehler zu zählen und nach einem entsprechend quantitativen Maßstab zu benoten.

Fehler waren bis in die jüngste Zeit hinein auch in verschiedenen Testverfahren bei der Evaluation sprachlicher Kompetenzen von Kindern mit Deutsch als Zweitsprache im Kindergartenalter ein wichtiger Faktor. Nach dem Pisa-Schock im Jahr 2000 haben 14 deutsche Bundesländer zwischen 2002 und 2008 Verfahren eingeführt, die sprachlichen Kompetenzen von vier- bis fünfjährigen Kindern festzustellen und angemessene Sprachfördermaßnahmen noch vor dem Schuleintritt einzuleiten (Becker-Mrotzek & Neugebauer 2013: 6). Einige dieser Verfahren sind teils heute noch verpflichtend durchzuführen. Ihr Ziel war bzw. ist es in der Regel, festzustellen, in welchem Bereich Kinder in ihrer Zweitsprache Deutsch noch Defizite haben. Mehrheitlich ging es also darum, anhand von Fehlern, die Kindern unterlaufen, herauszufinden, welcher sprachliche Bereich gefördert werden sollte. In einigen Bundesländern trugen diese Testverfahren zu Entscheidungen bei, ob ein Kind schultauglich sei bzw. welche Art von Sprachförderung es benötigte. Zum Thema Sprachförderung und sprachliche Bildung gelangte man insbesondere im bildungspolitischen Kontext erst in den letzten Jahren zu der Einsicht, dass es zur Förderung sprachlicher Kompetenzen der Kinder viel besser sei, an den beobachtbaren Stärken der Kinder anzusetzen. Hier können Bundesinitiativen wie 'Frühe Chancen' und 'Sprach-Kitas'[2] genannt werden.

Wenn wir über Fehler sprechen, so gibt es unterschiedliche Kategorien, die in unserem Kontext relevant sind:

- phonetische Fehler, die die Aussprache betreffen, z.B. Vewechselung /p/ mit /f/ wie in 'pon' statt 'von';

---

2 'Frühe Chancen' und 'Sprach-Kitas' sind Bundesprogramme, die das Bundesfamilienministerium 2011 bzw. 2016 aufgelegt hat. Ziel ist es, alltagsintegrierte sprachliche Bildung, inklusive Pädagogik sowie Zusammenarbeit mit Familien als festen Bestandteil in der Kindertagesbetreuung zu fördern (<https://sprach-kitas. fruehe-chancen.de/>) (9.7.2019)).

- orthographische Fehler, die durch einen Normverstoß in der Schrift verursacht werden, z.B. 'Schtraße' statt 'Straße';
- morphologische Fehler, die durch eine nicht-normgerechte Verwendung morphologischer Strukturen zustandekommen, z.B. 'mit ein Prinz' statt 'mit einem Prinzen';
- syntaktische Fehler, die die Wortstellung im Satz betreffen, z.B. 'Ich male an das Haus' statt 'Ich male das Haus an';
- lexikosemantische Fehler, die durch eine nicht-normgerechte Verwendung eines Wortes verursacht werden, z.B. 'Das Essen stinkt gut' statt 'Das Essen riecht gut');
- Flüchtigkeitsfehler, die nicht durch Unwissenheit, sondern durch Unachtsamkeit passieren, z.B. 'Kaninchen Kaffe' statt 'Kännchen Kaffe');
- Neuwortschöpfungen (z.B. 'Pfankuchenfisch' statt 'Scholle');
- 'logische' Fehler, die zwar nicht normgerecht sind, aber auf logischen Schlussfolgerungen, die auf Hypothesen der Lernenden beruhen (z.B. 'getut' statt 'getan');
- Fehlgriff, auch Performanzfehler genannt: Fehler, die Lernende selbst korrigieren können, wenn sie darauf aufmerksam gemacht werden;
- Irrtümer, auch Kompetenzfehler genannt, die Lernende nicht selbst korrigieren können, auch wenn sie darauf aufmerkam gemacht werden;
- Versuche (Hypothesen des Lerners): kaum zu vermeidende Fehler in Bereichen, die Lernende noch nicht kennen (angelehnt an Kleppin).

Für unseren Kontext werden wir Fehler morphologischer, syntaktischer, lexikosemantischer Hinsicht sowie Neuwortschöpfungen und logische Fehler näher betrachten. Als Fehlerursache fokussieren wir sprachliche Interferenzen. Mit Interferenzen sind hier Fehler gemeint, die durch sprachliche Kompetenzen in der anderen Sprache von Lernenden entstehen.

## 3 Hypothesen und Theorien zum kindlichen Zweitspracherwerb

Im Folgenden sollen die für unserem Kontext relevanten theoretischen Grundlagen des Phänomens 'Fehler' bzw. sprachlicher Normverstoß diskutiert werden. Dabei werden die soziokulturelle Theorie (im Sinne von Wygotski) und die Neurolinguistik (dort besonders einige Studien über den Zusammenhang zwischen Erst- und Zweitsprache) den Rahmen abstecken, denn Fehler im Rahmen der soziokulturellen Theorie, insbesondere im Rahmen des Phänomens 'Die Zone der nächsten Entwicklung', können als Ergebnisse mentaler Prozesse und

Vorläufer neuer Entwicklungssprünge betrachtet werden. Fehler sind demnach nichts, das man vermeiden müsste. Im Gegenteil: Sie können der Beweis sein, dass ein Entwicklungspotenzial im Verlauf des Sprachlernprozesses gegeben ist. Zudem beschäftigen sich sowohl die soziokulturelle Theorie als auch die Neurolinguistik mit den Schnittstellen der Erst- und Zweitsprache im Erwerbskontext.

### 3.1 Soziokulturelle Theorie

Die Grundlegung der soziokulturellen Theorie geht auf den russischen Psychologen Wygotski zurück; bei ihm heißt sie 'Theorie der kulturhistorischen Entwicklung' (Keiler 2002: 179). Sie wurde später in den USA aufgegriffen (u.a. von Berk & Winsler 1995; Bodrova & Leong 1996) und auf den Zweitspracherwerb übertragen (Lantolf & Appel 1998; Lantolf 2000; Lantolf & Thorne 2007).

Die zentrale Annahme Wygotskis ist, dass psychische Prozesse einen sozialen Ursprung besitzen und jede psychische Funktion, auch die Sprache, zunächst eine soziale und äußere war, bevor sie verinnerlicht wurde.

Eines der wichtigsten Konzepte in der soziokulturellen Theorie ist die Zone der nächsten Entwicklung. Gemeint ist damit "[...] das Gebiet der noch nicht ausgereiften, jedoch reifenden Prozesse" (Wygotski 1987: 83). Wygotski zufolge sind Lernen und Problemlösungen, die über die Zone der aktuellen Entwicklung hinausgehen, in sozialen Bezügen möglich. Genauere Beobachtungen der Handlungsweise von Kindern in der Zone der nächsten Entwicklung verdeutlichen, dass sie in ihrer Entwicklung bereits bedeutend weiter sind als vermutet:

> Was das Kind heute in Zusammenarbeit und unter Anleitung vollbringt, wird es morgen selbständig ausführen können. Und das bedeutet: Indem wir die Möglichkeiten eines Kindes in der Zusammenarbeit ermitteln, bestimmen wir das Gebiet der reifenden geistigen Funktionen, die im allernächsten Entwicklungsstadium sicherlich Früchte tragen und folglich zum realen geistigen Entwicklungsniveau des Kindes werden. Wenn wir also untersuchen, wozu das Kind selbständig fähig ist, untersuchen wir den gestrigen Tag. Erkunden wir jedoch, was das Kind in Zusammenarbeit zu leisten vermag, dann ermitteln wir damit seine morgige Entwicklung (Wygotski 1987: 83).

Der Begriff der Zone der nächsten Entwicklung wurde für den Bereich des Zweitspracherwerbs von Apeltauer & Senyildiz (2009) um "die Zone der intensiven Beschäftigung" ergänzt. "Womit beschäftigt sich ein Kind gerade? Welche sprachlichen Phänomene treten gehäuft auf? Wann gelingen schon normgerechte, wann keine normgerechten Äußerungen? An welchen Stellen gibt es erfolgreiche, wann nicht erfolgreiche Selbstkorrekturen?" (Apeltauer & Senyildiz 2009: 27). Während die Zone der nächsten Entwicklung eine Phase beschreibt, in der Kinder (bei Wygotski) bzw. Lerner (bei Lantolf) die Aufgaben noch nicht ohne Hilfe bewältigen können, umfasst die Zone der intensiven Beschäftigung Teilbereiche der Zone der nächsten Entwicklung mit, kann aber auch über diese hinausgehen (Apeltauer & Senyildiz 2009: 27).

Diese Konzepte sind für den vorliegenden Beitrag richtungweisend, denn Kinder eignen sich eine (Zweit-)Sprache in sozialen Interaktionen an. Sie überprüfen ihre Hypothesen, durch die auch Fehler entstehen, in diesen Interaktionen. Somit handeln sie in der Zone der nächsten Entwicklung bzw. in der Zone der intensiven Beschäftigung, gehen über diese hinaus und verinnerlichen mit der Zeit die normgerechten Formen.

### 3.2 Neurolinguistik

Die Neurolinguistik beschäftigt sich mit dem Zusammenhang von Sprachverarbeitung und den zugrundeliegenden neuronalen Strukturen. Insbesondere die letzten Jahrzehnte brachten neue Ergebnisse zum Zusammenhang zwischen neuronalen Strukturen in Gehirn und Spracherwerb. Einige ausgewählte und für uns relevante Studienergebnisse sollen hier in die Diskussion einfließen.

Wattendorf et al. 2014 untersuchten die Auswirkungen früher Zweisprachigkeit auf die Organisation des kortikalen Sprachnetzwerks während der Satzproduktion. Sie wählten aus 98 zuvor interviewten Personen (Franceschini 2002) acht Personen aus, die vor ihrem vierten Lebensjahr eine zweite Sprache erwarben. Weitere acht Personen hatten diese nach ihrem neunten Lebensjahr erlernt. Erstere wurden in der Studie als Frühmehrsprachige bezeichnet, letztere als Spätmehrsprachige (vgl. auch Zappatore 2003: 65). Alle Personen hatten nach ihrem neunten Lebensjahr eine dritte Sprache gelernt. Die Teilnehmenden sollten sich eine Person vorstellen, mit der sie nur in einer dieser Sprachen kommunizieren würden und sollten dieser Person über das Geschehen am Vortag erzählen. Dieser Vorgang wiederholte sich bei den Teilnehmenden in allen drei Sprachen. Dabei wurden ihre Gehirnaktivitäten durch MRI-Scans gemessen. Es wurde festgestellt, dass sich bei Frühmehrsprachigen die aktivierten Areale im Gehirn in beiden Sprachen zum größten Teil überlappten. Bei Menschen, die erst später eine Zweitsprache erlernt hatten, fielen diese Überlappungen sehr viel kleiner aus. Die Studie schlussfolgert daraus, dass sich bei Frühmehrsprachigen ein Netzwerk für beide Sprachen bildet. Die Studie stellte außerdem fest, dass sich eine später erlernte dritte Sprache an dieses bereits gebildete Sprachnetzwerk anschließen kann.

In einer anderen Studie fanden Rüschemeyer et al. 2005 heraus, dass russische Zweitsprachlerner des Deutschen bei syntaktischen Fehlern ein anderes Aktivierungsmuster im Gehirn zeigten als Personen mit Deutsch als Erstsprache.

Dies wurde dahingehend interpretiert, dass das Gehirn syntaktisch korrekte und syntaktisch inkorrekte Sätze in der Zweitsprache nicht konsistent unterschiedlich behandelt. Testpersonen können zwar die korrekten Sätze von nicht korrekten unterscheiden. Im Gehirn dieser Personen wurden jedoch ähnliche hohe Aktivierungen sowohl für syntaktisch korrekte als auch syntaktisch inkorrekte Sätze festgestellt. Bei Testpersonen mit Deutsch als Erstsprache führen syntaktisch inkorrekte Sätze zu höheren Aktivierungen im oberen Anteil des linken und rechten Temporallappens als syntaktisch korrekte Sätze. Das bedeutet nicht, dass syntaktisch inkorrekte Sätze bei Zweitsprachlern zu weniger Aktivierung führen, sondern vielmehr, dass korrekte von inkorrekten Sätzen in der Zweitsprache nicht ebenso automatisch voneinander unterschieden werden wie in der Erstsprache.

In einer neueren Studie untersuchen Blanco-Elorrieta et al. (2018) Personen, die sowohl Englisch als auch die amerikanische Gehörlosensprache beherrschen. Die Personen konnten diese beiden Sprachen gleichzeitig einsetzen, etwa ein Wort sprechen und die entsprechende Gebärde machen. Während dieses Vorgangs wurden ihre Hirnaktivitäten mittels Magnetenzephalographie (MEG) gemessen. Die Messungen zeigten, dass es den Teilnehmenden leichter fiel, den gesuchten Ausdruck gleichzeitig in beiden Sprachen zu finden. Das 'Abschalten' einer der beiden Sprachen war hingegen mit einer erhöhten Aktivität in den entsprechenden Hirnarealen verbunden, die für die kognitive Kontrolle zuständig sind. Die Forscherinnen gehen davon aus, dass dies im bilingualen Modus nicht anders ist, etwa wenn zwei gesprochene Sprachen verwendet werden. Wenn Bilinguale in einer konkreten Gesprächssituation von einer Sprache zur anderen wechseln, bestehe der kognitive Aufwand darin, mal die eine und mal die andere Sprache zu unterdrücken – und nicht mal die eine und mal die andere gleichsam in den Aktivitätszustand zu versetzen. Ähnlich hatten Kroll et al. 2006 im Rahmen ihres "non-selective language model" argumentiert, und zwar für die Wortwahl aus beiden Sprachen. Ihrer Argumentation zufolge sind Wörter in der gerade nicht gesprochenen Sprache während des Gesprächs mit einer einsprachigen Person aktiviert und stehen zur Wahl. Für ihre Argumentation lieferten Kroll et al. (2008) Belege in einer weiteren Studie, in der Gehirnreaktionen bei Wortproduktion von zweisprachigen Testpersonen durch EPR-Verfahren gemessen haben.

Die oben skizzierten Studien geben Hinweise darauf bzw. belegen, dass bei mehrsprachigen Personen die erlernten Sprachen zusammen agieren, miteinander kommunizieren und eine Grundlage für einander bilden. Durch dieses Zusammenwirken entstehen zwangsläufig Fehler.

## 4 Fehler als Einflussbereiche der Erstsprache(n) auf die Zweitsprache

Über den Bereich und die Stärke des Einflusses der Erstsprache auf den Zweitspracherwerb gibt es unterschiedliche Ansichten. Konsensfähig ist, dass die Erstsprache den Erwerb des Wortschatzes in der Zweitsprache beeinflusst (z.b. Apeltauer 2006a, 2006b, 2007; Kuyumcu 2014, 2017). Ebenfalls scheinen erstsprachliche Lautmuster eine Rolle beim Erwerb einer Zweitsprache zu spielen (Ünsal & Fox 2002). Die bisherigen Untersuchungen zum Syntax-Erwerb älterer DaZ-Kinder (sechs bis acht Jahre alt) gestehen der Erstsprache eine Mitwirkung zu (Haberzettl 2005). Bei jüngeren Lernern (im Vorschulbereich, erster, systematischer Kontakt mit dem Deutschen mit drei bis vier Jahren) dagegen wird die Stärke des Einflusses der Erstsprache unterschiedlich betrachtet. Während einige Studien die Erstsprache als irrelevant für den Syntax-Erwerb der Zweitsprache betrachten und den Verlauf des Zweitspracherwerbs in diesem Bereich als eine Variante des Erstspracherwerbs ansehen (z.b. Wode 1993; Thoma & Tracy 2006; Rothweiler 2006), stellen andere Studien einen Transfer aus der Erstsprache fest (Senyildiz 2010; Kuyumcu 2014). Neben dem erstsprachlichen Einfluss gibt es auch Abweichungen beim Zweitspracherwerb, die als Aspekte der Lernersprache interpretiert werden.

Zu Erscheinungsbildern des erstsprachlichen Einflusses gehören u.a. Fehler in der Zielsprache, die sich als Transferleistungen der Lernenden aus der Erstsprache in die Zweitsprache bemerkbar machen. Unter Transferleistungen sind sogenannte Interferenzen mit der Erstsprache zu verstehen. Beim Erwerb einer Zweitsprache im Kindesalter kann sich dieser Transfer z.b. im Bereich der Lexik (bzw. der Semantik), der Phonologie und der Syntax und Morphologie (bzw. Morphosyntax) zeigen.

Im Folgenden sollen einige Fehler-Beispiele für Transferleistungen der Kinder zeigen, wie die Erstsprache die Zweitsprache in den Bereichen Lexik bzw. Semantik, Morphologie und Syntax beeinflussen kann.

### 4.1 Lexik – Semantik

Nach heutigem Wissen geht man beim Wortschatzerwerb von einer festen Erwerbsfolge aus. Am Anfang stehen einfache und kurze Wörter, die sich auf konkrete Sachverhalte beziehen. Diesen folgen häufig gebrauchte Wörter sowie Wörter, die sich auf konkrete Handlungen beziehen (Apeltauer 2010: 240). Und schließlich werden längere und morphologisch intransparente Wörter mit komplexen und kognitiv anspruchvollen Bedeutungen erworben. Manche Kinder vernetzen ihre Wortschatzkenntnisse in beiden Sprachen automatisch miteinander, während andere dies offenbar weniger tun (Apeltauer 2006b).

Welche Erkenntnisse lassen sich gewinnen, wenn Kinder beide Sprachen in dieser Hinsicht verknüpfen? Dies soll anhand von acht Beispielen erläutert werden.

> (1) Ein zweisprachig türkisch-deutsch aufwachsendes Kind malt einen Schmetterling, zeigt ihn einer Betreuerin, die kein Türkisch kann, und sagt: "Guck mal! Mein kel- Schmetterling hier" (Kuyumcu 2014: 135)

Zunächst ist wichtig zu wissen ist, dass das Wort 'Schmetterling' auf Türkisch 'kelebek' heißt. Beispiel (1) zeigt deutlich, wie das Kind das anfänglich benutzte türkische Wort unterdrückt: "Guck mal! Mein *kel-* Schmetterling hier". Offenbar hätte das Kind statt 'Schmetterling' fast *kelebek* gesagt. Während es sich mit der deutschsprachigen Betreuerin unterhält, beurteilt es hier das türkische Wort offenbar als unangemessen.

> (2) Ein türkisch-deutsch aufwachsendes Kind betrachtet mit seiner deutschen Betreuerin ein Buch. Auf einer Seite beschreibt es einen Mann, der winkt: "Ähm eine *el-* tschüß sagt". (Kuyumcu 2014: 258)

Das abgebrochene *el-* in (2) ist türkisch für 'Hand'. Offenbar wollte das Kind *el sallamak* ('winken', wörtlich: 'Hand schaukeln') sagen, merkte jedoch, dass Türkisch in der Situation nicht angemessen ist. Es unterbricht die Äußerung rechtzeitig und setzt sie auf Deutsch fort.

Diese Beispiele lassen vermuten, dass den Äußerungen in der Zielsprache (Deutsch) durchaus Grundlagen in der Erstsprache (Türkisch) zurunde gelegt werden können. Sie unterstützen die Annahme von Blanco-Elorrieta et al. (2018), dass Bilingualen die Unterdrückung einer ihrer Sprachen schwerfällt.

> (3) Zwei Mädchen unterhalten sich am Tisch. Sie unterhalten sich über jüngere Geschwisterkinder, da das eine eins bekommen hat und das andere bald eins bekommen wird. Ein Mädchen fragt: "ist dein Bruder ein Mädchen?" Das Mädchen, das gefragt wurde, nickt. (Apeltauer 2004: 32)

In Beispiel (3) fragt das eine Kind ein anderes, ob sein Bruder ein 'Mädchen' sei. Das Wort 'Bruder' scheint hier zunächst mit dem erstsprachlichen Wort 'kardeş' ('Geschwisterkind') konnotiert zu sein. Das bedeutet, dass dem Kind nicht bewusst ist, dass 'Bruder' im Deutschen nur männlich sein kann und dass dies wohl der nächste Schritt sein wird, den das Kind sich demnächst mit Hilfe erschließen wird (Zone der nächsten Entwicklung).

> (4) Ein zweisprachig deutsch-türkisch aufwachsendes Kind (6 Jahre 4 Monate alt) spricht mit seiner Mutter über eine Situation, die es beobachtet hat: "Einmal hat er

Zigarette getrunken und die Asche rausgeworfen." (persönliche Beobachtung, Mitschrift im Protokollbuch)

Gemeint ist hier, dass ein Mann eine Zigarette *geraucht* (und nicht getrunken) hat. Dieser Fehler beruht offenbar auf einer Transferleistung aus der Erstsprache Türkisch: Dort heißt *Zigarette rauchen* 'sigara içmek', wörtlich 'Zigarette trinken'.

(5) Ein zweisprachig deutsch-türkisch aufwachsendes Kind (4 Jahre 7 Monate alt) meint zu seiner Mutter: "Mein Kopf ist verrührt." (persönliche Beobachtung, Mitschrift im Protokollbuch)

Gemeint hat es, dass es durcheinandergekommen ist. Auch hier liegt höchstwahrscheinlich eine Transferleistung aus dem Türkischen vor. Dort würde man *Kafam karıştı* (wörtlich: 'mein Kopf ist durcheinandergerührt') sagen, wenn man durcheinandergeraten ist.

Dieser Fehler ist deswegen ein aussagekräftiges Beispiel, weil es zeigt, wie komplex es sein kann, aus dem Repertoire das richtige Wort auszuwählen. Die Verbform *karışmak* bedeutet u.a. 'sich vermischen'. Wenn man die Kausativendung *-tır-* an den Verbstamm anhängt, wird es zu *karıştırmak* und bedeutet dann u.a. 'verrühren'. Offenbar liegt hier eine Verwechselung von *karıştı* ('Es ist durcheinandergekommen') und *karıştır* ('verrühre es!') vor, weswegen es zu einer Übersetzung wie *Mein Kopf ist verrührt* kommt:

Kafa-m     karış-tı
Kopf-Poss-1. P. SG   verrühr-Prät-3. P. SG

## 4.2 Morphologie und Syntax

Das Hauptproblem beim DaZ-Erwerb – aber auch beim Erwerb des Deutschen als Erstsprache – liegt in der Komplexität des deutschen Kasussystems. Insbesondere der Kasuserwerb bei Kindern mit Migrationshintergrund scheint weniger sicher zu verlaufen als bei einsprachig deutschen Kindern (Marx 2014: 107f). Das morpho-syntaktische System im Deutschen gilt deswegen als intransparent und komplex, weil am definiten sowie am indefiniten Artikel, am Adjektiv, am Nomen – im Genitiv an Maskulina und Neutra, im Dativ am Plural sowie an schwachen Maskulina – und am Pronomen flektiert wird. Im Zusammenhang mit DaZ wurde bisher u.a. nach der möglichen Aufschlüsselung einer Erwerbsreihenfolge geforscht. So untersuchten Grießhaber (2006) und Jeuk (2008) den Erwerb des Kasus für jüngere SchülerInnen, Mehlem (2004) für Sekundarstufenlernende, Bast (2003) und Dimroth (2008) für neu zugewanderte SchülerInnen oder Clahsen (1984) und Köpcke (2003) für Deutsch als L1 bzw. Diehl,

Christen, Leuenberger, Pelvat et al. (2000) für Deutsch als Fremdsprache sowie Marx (2014) SchülerInnen in der Sekundarstufe. Wegener (2005) fand heraus, dass Kindern mit Russisch als Erstsprache die Genusabhängigkeit der Pluralmarkierung bei Wörtern auf Pseudosuffix (wie in 'der Fenster' und 'die Fenster') offenbar durch ihre Erstsprache bewusst ist und deshalb besser gelingt. Während die von ihr untersuchten türkischen Kinder unabhängig vom Genus den Plural zu 60 % mit *-(e)n* (wie in 'Uhr-en', 'Affe-n') und nur zu 20 % mit *-Ø* (und den Rest mit *-s*, wie in 'Bergs' statt 'Berge') bilden, wurde der Plural zu femininen und nichtfemininen Nomen von Aussiedlerkindern unterschiedlich und tendenziell richtig mit *-n* bzw. *-Ø* gebildet. Die Aussiedlerkinder, die tatsächlich die Genera leichter erwerben, 'wissen' also früher, dass die Pluralmarkierung im Deutschen unter anderem vom Genus abhängig ist, die türkischen Kinder erkennen dies nicht. Dieser Unterschied kann auf die unterschiedliche Erstsprache Polnisch und Russisch vs. Türkisch zurückgeführt werden: Türkisch hat kein Genus, Russisch und Polnisch haben drei Genera, ähnlich wie das Deutsche. Die Aussiedlerkinder bringen also eine Sensibilität für Genus und damit bessere Voraussetzungen für den Pluralerwerb im Deutschen mit.

Die folgenden Fehler-Beispiele lassen vermuten, dass in der Architektur eines morphologischen bzw. syntaktischen Phänomens die Erstsprache Türkisch die Grundlage bildet.

(6) Ein zweisprachig türkisch-deutsch aufwachsendes Kind und die deutsche Betreuerin betrachten das Märchenbuch Rapunzel. Auf die Frage der Betreuerin "wen heiratet sie?" antwortet das Kind "mit ein Prinz". (Kuyumcu 2014: 274)

In (6) beantwortet das Kind die Frage durch "mit ein Prinz"[3], obwohl die Betreuerin in ihrer Frage bereits den Akkusativ angedeutet hatte, indem sie 'wen' benutzt hatte. Die Erklärung fällt nicht schwer, wenn man folgendes berücksichtigt: Das deutsche Verb 'heiraten' verlangt den Akkusativ ('Ich heirate dich/ ihn/den Mann/…'), das türkische *evlenmek* die Postposition *ile* (mit). Man heiratet also im Türkischen nicht *jemanden* sondern *mit jemandem*.

(7) Ein zweisprachig türkisch-deutsch aufwachsendes Kind unterhält sich auf dem Spielplatz mit einer Betreuerin, die kaum Türkisch kann, über einen Baum. Dabei sagt es: "das baum ist pon (von) mir groß."[4] (Kuyumcu 2017: 39)

---

3  Die korrekte Form wäre 'mit einem Prinzen' gewesen. Das Kind ist jedoch noch nicht in der Lage, die Dativendung an 'ein' sowie die N-Deklination an dem Wort 'Prinz' zu realisieren.
4  Normkonform müsste es 'Der Baum' (statt 'das Baum') und 'von' (statt 'pon') heißen. Das Kind hat den Artikel 'der' mit 'das' verwechselt. Auch wird der bilabiale Plosiv /p/ mit dem labiodentalen Frikativ /f/ verwechselt.

Gemeint ist in (7) offenbar 'Der Baum ist größer als ich'. Hätte das Kind diesen Satz auf Türkisch sagen wollen, würde er lauten:

| Ağaç | benden | (daha) | büyük. | ('Der Baum ist größer als ich') |
|---|---|---|---|---|
| Baum | ich-Abl | (mehr) | groß | |

Eine Wort-zu-Wort-Übersetzung ins Deutsche wäre also '(Der) Baum (ist) von mir (mehr) groß'. Die ursprüngliche fehlerhafte Wendung "das Baum ist pon mir groß" ähnelt auffällig der türkischen Satzform und wird erklärbar, wenn man sie mit ihrer türkischen Übersetzung vergleicht. Somit ist klar, dass das Kind versucht, die ihm zur Verfügung stehenden erstsprachlichen grammatikalischen Strukturen anzuwenden. Es benutzt also türkische Grammatik bzw. Syntax, um einen deutschen Satz zu bilden.

(8) Ein zweisprachig türkisch-deutsch aufwachsendes Kind erzählt das Kinderbuch *Von dem kleinen Maulwurf, der wissen wollte, wer ihm auf den Kopf gemacht hat* nach. In dieser Erzählung geht der Maulwurf zu verschiedenen Tieren und versucht, das Tier zu finden, das ihm auf den Kopf gemacht hat. Dabei fragt er die Tiere:

Maulwurf: "Hast du mir auf den Kopf gemacht?"
Tier: "Ich? Nein. Wieso? Ich mach' so."

Das Kind erzählt die Geschichte einmal auf Türkisch, dann auf Deutsch. An einer Stelle sieht die türkische Version wie folgt aus:

| de-di | ki | sen | mi | benim | kafa-m-a | kaka | yap-tı-n |
|---|---|---|---|---|---|---|---|
| sag-Prät | Konj | du | Fra. Part | mein | Kopf-Poss. End. | Kacke | mach-Prät- |
| 3. P. SG | | | | | 1. P. SG-Dat. End. | | 2. P. SG |

'[Er] sagte, [dass] hast du mir auf den Kopf gemacht.'

Auf Deutsch sagt das Kind:

| sagt | du | mein | kopf | kaka | macht |
|---|---|---|---|---|---|

Wenn wir beide Sätze vergleichen, stellen wir fest, dass die Reihenfolge der Wörter in beiden Sätzen exakt gleicht ist.

| de-di ki | sen mi | benim | kafa-m-a | kaka | yap-tı-n |
|---|---|---|---|---|---|
| sagt | du | mein | kopf | kaka | macht |

(Kuyumcu 2014: 275)

Auch in Beispiel (8) ist festzustellen, dass die erstsprachlichen Kompetenzen die Grundlage für die Bildung eines Satzes in der Zweitsprache stellen. Kinder können die Reihenfolge der Satzstruktur ihrer Erstsprache in die Zweitsprache übernehmen, wie es in diesem Beispiel vorliegt. Allerdings muss hier angemerkt werden, dass diese Art von Transfer viel seltener stattfindet als z.B. ein Tranfer im Bereich des Wortschatzes.

## 5 Ausblick

Aus den obigen Diskussionen geht hervor, dass es eine Interaktion zwischen der Erst- und Zweitsprache gibt (Wattendorf et al. 2014; Kuyumcu 2014), auch wenn die Sprachen typologisch unterschiedlich sind. Außerdem wird deutlich, dass auch in den Bereichen, die gegen erstsprachlichen Einfluss als immun gelten (Syntax und Morphologie), das erstsprachliche Wissen auf die Zweitsprache einen Einfluss haben kann. In den – oberflächlich betrachtet – deutschen Äußerungen der Kinder treten erstsprachliche Strukturen auf, was die Fehler nachvollziehbar macht und und zeigt, wo sie herrühren. Dieser Einfluss muss sich allerdings nicht zwangsläufig als stupide Übertragung der erstsprachlichen Strukturen in die Zweitsprache erweisen. Die Übertragung kann auch im Rahmen der bereits erworbenen zweitsprachlichen Regeln erfolgen, so dass es insbesondere bei als 'ähnlich' bzw. 'übertragbar' registrierten Phänomenen zum Transfer kommen kann. Somit stützen sich die Kinder auf die ihnen zur Verfügung stehenden erstsprachlichen grammatikalischen Strukturen und bewältigen die Probleme oder füllen die Lücken in der Zielsprache so gut wie möglich.

Die Fehler-Beispiele zeigen außerdem die sprachlichen Kompetenzen der Kinder im Hintergrund dieser Normverstöße. In den Beispielen (1) und (2) ("Guck mal! Mein kel- Schmetterling hier" bzw. "Ähm eine el- tschüß gesagt") sehen wir, dass Kinder in der Lage sind, ihren eigenen Satzbauplan spontan abzuändern und eine selbstinitiierte Korrektur vorzunehmen. Weiterhin zeigen sie, dass komplexe Gebilde, wie z.B. das türkische Funktionsverbgefüge *el sallamak* ('winken', wörtlich 'Hand schaukeln') bereits beherrscht werden, was auf ein gewisses Niveau in der sprachlichen Kompetenz im Türkischen hinweist. Beispiel (3) ("Ist dein Bruder ein Mädchen?") belegt die Zone der nächsten Entwicklung. Dem Kind ist noch nicht bewusst, dass der Bruder im Deutschen nur männlich sein kann. Allerdings sind andere Merkmale da, etwa: ein 'Bruder' ist ein(e) 'Familienangehörige(r)'; er hat ein Geschlecht; er stammt von denselben Eltern. In einem nächsten Schritt wird das Kind auch das Merkmal 'Bruder ist männlich' erwerben. In den Beispielen (4) und (5) ("Einmal hat er Zigarette getrunken und die Asche rausgeworfen." bzw. "Mein Kopf ist verrührt.") sind offenbar zwei Sprachen im Spiel. Die Konnotationen *sigara içmek* ('Zigarette trinken' = 'rauchen') und *karış(tır)mak* ('durcheinandergeraten') werden auf die Zielsprache Deutsch übertragen. Dabei beachten die Kinder die grammatikalischen Regeln des Deutschen. Die Beispiele (6) ("Mit ein Prinz") und (7) ("Das Baum ist von mir groß") zeigen, dass die Kinder zwar aus dem Türkischen ins Deutsche übertragen. Dabei beachten sie jedoch die morpho-syntaktischen Regeln des Deutschen. Dies zeigt sich am Umgang mit den eingesetzten Präpositionen; sie stehen in beiden Sätzen vor dem Nomen. Dass die Rückübersetzung vom Türkischen ins Deutsche bei 'benden' (ich-Abl. = von mir) im Rahmen der grammatikalischen Regeln realisiert wird, ist ebenfalls als Zwischenschritt in der Zielsprache zu sehen. Das Beispiel (8) belegt ein seltenes Phänomen. Offenbar wird auch die Reihenfolge ohne 'Bearbeitung' direkt in die Zweitsprache übernommen. So können Kinder lange und komplizierte Sätze in der Zielsprache realisieren, selbst wenn sie noch nicht diese Entwicklungsstufe erreicht haben.

Diese Erkenntnisse werfen ein neues Licht auf die Fehler-Diskussion. So wie die rein negative Wertung von Fehlern in der Fremd- bzw. Zweitsprachendidaktik verfehlt war, so wird die Diskussion über sie ihrem eigentlichen Potenzial noch lange nicht gerecht. Im Lichte des erstsprachlichen Repertoires betrachtet können nämlich nicht-normgerechte sprachliche Produktionen der Kinder eine interessante und wertvolle Quelle für die Erkennung sprachlicher Bildungsprozesse sein. Durch sie können wir Spracherwerbsprozesse von Kindern besser nachvollziehen.

Das Thema der Fehler-Bewertung in Test- und Beobachtungsverfahren verlangt somit insbesondere auf der Praxisebene nach einer wissenschaftlichen Revision. Die in kindlichen Äußerungen vorkommenden Fehler sollten in letzter Konsequenz nicht zu den Beurteilungen 'bestanden' oder 'nicht bestanden' führen. Sie müssten stattdessen im Einklang mit der soziokulturellen Theorie auf die Erstsprachen der Kinder hin überprüft und gegebenenfalls typologisiert werden, damit die Forschung auf dieser Grundlage Werkzeuge für die Praxis anbieten kann.

## Literatur

Apeltauer, Ernst. 2004. Sprachliche Frühförderung von zweisprachig aufwachsenden Kindern im Vorschulbereich: Bericht über die Kieler Modellgruppe (März 2003 bis April 2004). In *Flensburger Papiere zur Mehrsprachigkeit und Kulturenvielfalt im Unterricht*, Sonderheft 1.

Apeltauer, Ernst. 2006a. Förderprogramme, Modellvorstellungen und empirische Befunde: Zur Wortschatz- und Bedeutungsentwicklung bei türkischen Vorschulkindern. In Bernt Ahrenholz (Hg.). *Kinder mit Migrationshintergrund: Spracherwerb und Fördermöglichkeiten*. Freiburg im Breisgau: Fillibach, 11–33.

Apeltauer, Ernst. 2006b. Bedeutungsentwicklung bei zweisprachig aufwachsenden türkischen Vorschulkindern. In Bernt Ahrenholz & Ernst Apeltauer (Hgg.). *Zweitspracherwerb und curriculare Dimensionen: Empirische Untersuchungen zum Deutschlernen in Kindergarten und Grundschule.* Forum Sprachlehrforschung. Band 6. Tübingen: Stauffenburg, 31–54.

Apeltauer, Ernst. 2007. Das Kieler Modell: Sprachliche Frühförderung von Kindern mit Migrationshintergrund. In Bernt Ahrenholz (Hg.). *Deutsch als Zweitsprache, Voraussetzungen und Konzepte für die Förderung von Kindern und Jugendlichen mit Migrationshintergrund.* Freiburg im Breisgau: Fillibach, 111–135.

Apeltauer, Ernst. 2010. Wortschatzentwicklung und Wortschatzarbeit. In Bernt Ahrenholz & Ingelore Oomen-Welke (Hgg.). *Deutsch als Zweitsprache. Band 9 des Handbuchs zur Didaktik der deutschen Sprache und Literatur.* Baltmannsweiler: Schneider, 239–252.

Apeltauer, Ernst & Anastasia Senyildiz. 2009. Von der Sprachstandsdiagnose zur gezielten Sprachförderung: Entwicklungspotenziale der Kinder erschließen mit der 'Dynamischen Förderdiagnostik'. *SchulVerwaltung spezial.* Kluever Verlag, 26–29.

Bast, Cornelia. 2003. *Der Altersfaktor im Zweitspracherwerb – die Entwicklung der grammatischen Kategorien Numerus, Genus und Kasus in der Nominalphrase im ungesteuerten Zweitspracherwerb des Deutschen bei russischen Lernerinnen.* Universität zu Köln: Philosophische Fakultät.

Becker-Mrotzek, Michael & Uwe Neugebauer. 2013. Die Qualität von Sprachstandsverfahren im Elementarbereich: Eine Analyse und Bewertung. Köln: Mercator-Institut für Sprachförderung und Deutsch als Zweitsprache.

Berk, Laura E. & Adam Winsler. 1995. Scaffolding children's learning: Vygotsky and early childhood education. Washington: National Association for the Education of Young Children.

Blanco-Elorrieta, Esti, Karen Emmorey & Liina Pylkkänen. 2018. Language switching decomposed through MEG and evidence from bimodal bilinguals. <http://www.pnas.org/content/115/39/9708> (30.10.2018).

Bodrova, Elena & Deborah J. Leong. 1996. *Tools of the mind. The Vygotskian approach to early childhood education.* Columbus: Merrill/Prentice Hall.

Clahsen, Harald. 1984. Der Erwerb der Kasusmarkierungen in der deutschen Kindersprache. *Linguistische Berichte* 89, 1–31.

Corder, Stephen Pit. 1967. The significance of learner's errors. *IRAL* 5, 161–169.

Diehl, Erika, Helen Christen, Sandra Leuenberger, Isabelle Pelvat & Thérèse Studer. 2000. *Grammatikunterricht: Alles für der Katz?* Tübingen: Max Niemeyer.

Dimroth, Christine. 2008. Kleine Unterschiede in den Lernvoraussetzungen beim ungesteuerten Zweitspracherwerb: Welche Bereiche der Zielsprache Deutsch sind besonders betroffen? In Bernt Ahrenholz (Hg.) *Zweitspracherwerb: Diagnosen, Verläufe, Voraussetzungen. Beiträge aus dem 2. Workshop Kinder mit Migrationshintergrund*. Freiburg: Fillibach, 117–133.

Dirim, İnci, & Alisha Heinemann. 2016. Migrationsbedingte Mehrsprachigkeit und der Erwerb sprachlich gebundenen Wissens und Könnens. *Handbuch Sprache in der Bildung*. Hrsg. v. Kilian, Jörg / Brouër, Birgit / Lüttenberg, Dina Berlin, Boston: Handbücher Sprachwissen (HSW). Bd. 21, 99-121.

Dirim, İnci. 1998. *"Var mı lan Marmelade?":Türkisch-deutscher Sprachkontakt in einer Grundschulklasse*. Münster: Waxmann.

Dirim, İnci & Peter Auer (HGG.). 2004. *Türkisch sprechen nicht nur die Türken: Über die Unschärfebeziehung zwischen Sprache und Ethnie in Deutschland*. Linguistik – Impulse & Tendenzen. Berlin: Walter de Gruyter.

Franceschini, Rita. 2002. Sprachbiographien: Erzählungen über Mehrsprachigkeit und deren Erkenntnisse für die Spracherwerbsforschung und die Neurobiologie der Mehrsprachigkeit. In Kirsten Adamzik & Eva Roos (HGG.) *Biografie linguistiche – Biographies langagières – Biografias linguisticas – Sprachbiographien*. Bulletin vals-asla 76, 19–33.

Grießhaber, Wilhelm. 2006. Die Entwicklung der Grammatik in Texten vom 1. bis zum 4. Schuljahr. In Bernt Ahrenholz (Hg.). *Kinder mit Migrationshintergrund: Spracherwerb und Fördermöglichkeiten*. Freiburg: Fillibach, 150–167.

Haberzettl, Stefanie. 2005. *Der Erwerb der Verbstellungsregeln in der Zweitsprache Deutsch durch Kinder mit russischer und türkischer Muttersprache*. Tübingen: Niemeyer.

Jeuk, Stefan. 2008. "Der Katze sieht den Vogel": Aspekte des Genuserwerbs im Grundschulalter. In Bernt Ahrenholz (Hg.). Zweitspracherwerb. Diagnosen, Verläufe, Voraussetzungen. Beiträge aus dem 2. Workshop Kinder mit Migrationshintergrund. Freiburg: Fillibach, 135–149.

Jeuk, Stefan. ²2013. *Deutsch als Zweitsprache in der Schule. Grundlagen – Diagnose – Förderung*. Stuttgart: Kohlhammer.

Keiler, Peter. 2002. *Lev Vygotskij:Ein Leben für die Psychologie*. Weinheim [u.a.]: Beltz.

Keim, Inken. 2007. *Die "türkischen Powergirls": Lebenswelt und kommunikativer Stil einer Migrantinnengruppe in Mannheim*. Tübingen: Gunter Narr.

Kielhöfer; Bernd. 1975. *Fehlerlinguistik des Fremdsprachenerwerbs: Linguistische, lernpsychologische und didaktische Analyse von Französischfehlern*. Kronberg (Ts): Scriptor-Verlag.

Kleppin, Karin. [ohne Datum]. Fehlerkorrekturen für das Weiterlernen nutzen. [PPT-Präsentation]. <https://docplayer.org/48537828-Karin-kleppin-fehlerkorrekturen-fuer-das-weiterlernen-nutzen.html> (9.7.2019)

Köpcke, Klaus-Michael. 2003. Grammatische Komplexität und die Beherrschung der Kasusmorphologie durch Grundschulkinder. *Didaktik Deutsch 14*, 55–68.

Kroll, Judith, Susan Bobb, Maya Misra & Taomel Guo. 2008. Language selection in bilingual speech: Evidence for inhibitory processes. *Acta Psychologica, 128*, 416–430.

Kroll, Judith, Susan Bobb & Zofia Wodniecka. 2006. Language selectivity is the exception, not the rule: Arguments against a fixed locus of language selection in bilingual speech. *Bilingualism: Language and cognition.* 9/2, 119–135.

Kuyumcu, Reyhan. 2014. *Sprach(en)entwicklung und Sprachreflexion: Drei Fallstudien zu zweisprachig aufwachsenden Vorschulkindern mit Erstsprache Türkisch und Zweitsprache Deutsch.* Tübingen: Stauffenburg Verlag.

Kuyumcu, Reyhan. 2017. *Bilinguale Krippe. Das Lübecker Modell: Zur sprachlichen Entwicklung von Kindern während des ersten Kindergartenjahres 2014–2015.* Aachen: Shaker Verlag.

Lantolf, James P. 2000. *Sociocultural theory and second language learning.* Oxford [u.a.]: Oxford Univ. Press.

Lantolf, James & Steven L. Thorne. 2007. Sociocultural theory and second langugae learning. In Bill VanPatten & Jessica William (Hgg.) *Theories in second language acquisition: An introduction.* Mahwah, N.J. [u.a.]: Erlbaum, 201–224.

Lantolf, James P. & Gabriela Appel (Hgg.). 1998. *Vygotskian approaches to second language research.* Norwood, N.J.: Ablex Publ. Corp.

Maak, Diana. (i. Vorb.). Mehrsprachigkeit, mehrsprachige Kompetenz und Mehrsprachigkeitsdidaktik. In Julia Ricart Brede, Diana Maak & Enisa Pliska (Hgg.). *Beiträge zum 12. Workshop für Deutsch als Zweitsprache, Migration und Mehrsprachigkeit.* Stuttgart: Fillibach bei Klett.

Marx, Nicole. 2014. Kasuswahl und Kasuslehre bei Schülern mit Migrationshintergrund: eine differenzierte Betrachtung. In Bernt Ahrenholz & Patrick Grommes (Hgg.). *Zweitspracherwerb im Jugendalter.* Berlin [u.a.]: de Gruyter, 99–124.

Mehlem, Ulrich. 2004. Kasusmarkierungen in Verschriftungen mündlicher Nacherzählungen bei marokkanischen Migrantenkindern. In Gesa Siebert-Ott, Ursula Bredel & Tobias Thelen (Hgg.). *Schriftspracherwerb und Orthographie.* Baltmannsweiler: Schneider Verlag Hohengehren, 162–188.

Müller, Natascha, Laia Arnaus Gil, Nadine Eichler, Jasmin Geveler, Malin Hager, Veronika Jansen, Marisa Patuto, Valentina Repetto & Anika Schmeißer. 2015.

*Code-switching: Französisch, Italienisch, Spanisch. Eine Einführung.* Tübingen: Narr.

Müller, Natascha. 2017. *Code-Switching.* Tübingen: Narr.

Rothweiler, Monika. 2006. The acquisition of V2 and subordinate clauses in early successive acquisition of German. In Conxita Lleó (Hg.). *Interfaces in multilingualism: Acquisition and representation.* Hamburg Studies on Multilingualism, 4. Amsterdam [u.a.]: Benjamins, 91–113.

Rüschemeyer, Shirley-Ann, Christian J. Fiebach, Vera Kempe & Angela D. Friederici. 2005. Processing lexical semantic and syntactic information in first and second language: fMRI evidence from German and Russian. *Human brain mapping* 25, 266–286.

Selinker, Larry. 1972. Interlanguage. *International review of applied linguistics in language teaching* 10, 209–230.

Senyildiz, Anastasia. 2010. *Wenn Kinder gemeinsam mit Eltern Deutsch lernen: Soziokulturell orientierte Fallstudien zur sprachlichen Entwicklung von russischsprachigen Vorschulkindern.* Tübingen: Stauffenburg.

Thoma, Dieter & Rosemarie Tracy. 2006. Deutsch als frühe Zweitsprache: Zweite Erstsprache? In Bernt Ahrenholz (Hg.). *Kinder mit Migrationshintergrund. Spracherwerb und Fördermöglichkeiten.* Freiburg im Breisgau: Fillibach, 58–79.

Ünsal, Figen & Annette V. Fox. 2002. Lautspracherwerb bei zweisprachigen Migrantenkindern (Türkisch – Deutsch). *Forum Logopädie*, 3/16, 10–15.

Wattendorf, Elise, Julia Festman, Birgit Westermann, Ursula Keil, Daniela Zappatore, Rita Franceschini, Georges Luedi, Ernst-Wilhelm Radue, Thomas F. Münte, Günter Rager & Cordula Nitsch. 2014. Early bilingualism influences early and subsequently later acquired languages in cortical regions representing control functions. *International journal of bilingualism* 18, 48–66.

Wegener, Heide. 2005. Komplexität oder Kontrastivität der L2 – worin liegt das Problem für DaZ/DaF? *ODV-Zeitschrift* 12, 91–114.

Wode, Henning. 1993. *Psycholinguistik. Eine Einführung in die Lehr- und Lernbarkeit von Sprachen.* Ismaning: Max Hueber Verlag.

Wygotski, Lew S. 1987. *Ausgewählte Schriften. Band 2: Arbeiten zur psychischen Entwicklung der Persönlichkeit.* Köln: Pahl-Rugenstein.

Zappatore, Daniela. 2003. Die Abbildung des mehrsprachigen Sprachsystems im Gehirn: Zum Einfluss verschiedener Variablen. *Bulletin suisse de linguistique appliquée.* No 78, 61–77.

Tilman Lanz (Groningen), Eva J. Daussà (Groningen) &
Renée Pera-Ros (Marburg)

# Two-way Integration of Migrants and Minoritized Speakers: Voices from Catalonia

**Abstract.** Complex civil societies which emphasize inclusion and equality need to balance the needs of their diverse population regardless of their migratory status. This is a delicate process especially in contexts with a long-standing struggle for maintaining a local minoritized language, as is the case of Catalonia. We present ethnographic data within nine immigrant communities in Barcelona. We observe that people assign great importance to the preservation of their language(s) and would appreciate more initiatives promoting multilingualism. We adopt Modood's (2012) two-way integration model to claim that promoting the acquisition of the local minoritized language among the immigrant population within a climate of respect and support for immigrant heritage languages is the most cost-effective and promising strategy for sustained social harmony.

**Keywords:** heritage languages, migration, multiculturalism, two-way integration, Catalonia, mirror effect, multilingual education

## 1 Introduction: The role of language as a two-way integration strategy in Catalonia

European societies are becoming increasingly diverse. This is in part due to the recognition of local and individual identities, differentiated lifestyles and physical conditions previously suppressed, ignored, or marginalized. It is also a result of increased migration with a plethora of origins, legal status, religious faiths, and linguistic backgrounds (Spencer 2011). To capture this, scholars have coined a new label: societies are now being considered in their *superdiversity* (Vertovec 2007, 2012; Blommaert 2010, 2013; Crul et al. 2013; Geldof 2016). Whether the new descriptor is justified by truly new socio-demographic realities or simply constitutes a case of fashionable scientific branding (Pavlenko 2017), it has become clear that there is currently an increasing interest in creating more inclusive societies in which, ideally, all members find adequate spaces to live their lives according to their individual desires and peculiarities.

Against this backdrop, we focus on a critical aspect of superdiversity: Its effect on language dynamics (Blommaert 2012). Even in communities where multilingualism has been normative in the past, there is a general perception that the current sociocultural landscape as well as most people's personal experiences have normalized a high degree of linguistic complexity. In many cases, for example, this new sociolinguistic situation has broken historically well-established language dichotomies between dominant and minoritized languages by multiplying the fragmentation of the linguistic landscape with the languages introduced through migration (Extra & Verhoeven 1998; Gogolin 2002; Extra & Yağmur 2004; Extra & Gorter 2008). In these cases, and depending on the ideological approach taken, immigrant multilingualism is typically considered either a deficit (when associated with poverty, underachievement and lack of integration) or a resource, if associated with economic opportunities and cosmopolitan values – a dichotomy that oftentimes depends on the languages involved (Yağmur 2017).

As a response, state ideologies shaping social integration and language policies can be roughly classified as falling under one of the following categories (May 2011): pluralist, civic, assimilationist, or ethnicist. Assimilationist and ethnicist approaches place the burden of integration squarely onto migrants' shoulders, while native populations are merely required to exercise patience by tolerating the growing pains of the newcomers in their process of achieving full membership. In turn, pluralist and civic approaches also demand substantial integration efforts from migrants; however, in them, the indigenous population is key in creating and maintaining essential inroads for newcomers so that their task be achievable and even desirable by providing tailor-made platforms for the satisfaction of the migrant's personal, family, and social development. An example is Tariq Modood's *two-way integration model*, which spells out how both sides, migrants and non-migrants alike, need to make substantial efforts towards building a shared community (Modood 2012). Autochthonous populations need to examine their own local customs, ideas, and perceived cultural achievements, and decide which ones are non-renounceable and which ones do not hold up to cross-cultural examination. They then need to construct discursive venues for the former to be respected and promoted while engaging in the gradual phasing-out of the second. That is, autochthonous populations have the responsibility to formulate clear guidelines for migrants in terms of what is expected from them for successful integration. In turn, there is no doubt that migrants need to find avenues to learn about their new homeland and its existing society, and adopt their non-renounceable ways. But in a society that benefits from the labor and diversity brought about by migration, these efforts to adopt the local practices cannot reasonably be demanded if there is not also an official commitment to respect and support the maintenance and development of the immigrant's own heritage when there is a desire to do so (Seals & Shah 2018). To that end, immigrants should also engage in identifying which aspects of their own heritage they desire to maintain and develop in forms that are compatible with their new home society; once identified, they have all legitimacy to demand respect and support from their new community.

From this standpoint, the key to building a cohesive society is to increase mutual knowledge. This can only be achieved if both can rely on the availability of a number of sign-posted inroads into each other's worlds, and to encourage individuals to actively engage them.

One such inroad for migrants is learning the local language(s), which is crucial for them for two reasons. First, the local language is, most likely, their main means of communication with the autochthonous population. As such, language is an essential tool for integration. Second, language also contains and communicates many features of the local culture; migrants who master it will thus also learn much about this culture, significantly furthering their integration.

Likewise, embracing the multilingualism that almost invariably comes with migration by cultivating positive general societal attitudes and accommodating plurilingual educational and social policies sends a clear signal of reciprocity to the migrant population. This is especially so when the facilitation and support for the successful transmission of heritage languages is done taking the concrete wishes and desires of immigrant families and communities into account (King & Fogle 2006; Collins et al. 2011; De Houwer 2015) in order to avoid patronizing or insensitive measures (Lo Bianco 2008; King & Ennser-Kananen 2013; Seals & Shah 2018).

Against this backdrop, we examine the case of Catalonia, where a mid-size community is struggling to save their language from extinction brought about both by a historically turmoiled relationship with Spanish, as well as by globalization dynamics (Fishman 1991; Williams 2008; Strubell & Boix-Fuster 2011), both frequently amplified by sustained unfriendly Spanish state policies (Branchadell 2006; Juarros-Daussà & Lanz 2009; Vila-Moreno 2012, 2013). The Catalan community has, over the past forty years, distinctively expressed its cultural and political identity through emphasizing the importance of Catalan as the nation's rightful (or *authentic*) language (Woolard 1989, 2008; Alland with Alland 2006; Querol Puig & Strubell i Trueta 2009), despite the long-standing coexistence with the Spanish language in many parts of Catalonia. Neither the reality of an asymmetrical bilingual existence in the whole territory, by which one can live a fully social life while being a monolingual speaker of Spanish but not of Catalan, nor the still-practiced (although breached on occasion, see Lanz 2016) interposition of Spanish in the Catalan projection to the international sphere has weakened this prominent role of Catalan as the increasingly hegemonic language for the whole of the community.[1] In these circumstances, a reciprocal commitment on language matters takes on an even more important dimension. Indeed, it might well be that the very survival of a minoritized language like Catalan depends, in great measure, on immigrants accepting it as a societal language for community cohesion and personal integration (Juarros-Daussà & Lanz 2009; O'Rourke, Ramallo & Pujolar 2015). Therefore, if Catalans are to rely on immigrants for the survival of their language, it would be only fair that the government as well as society at large did something in turn. This could be done by engaging in the allocation of resources and establishment of (logistic and mental) structures dedicated to the maintenance of non-Catalan family languages according to these families' desires, in addition to providing the necessary structures to facilitate the acquisition of Catalan without disturbing professional or academic lives.

In order to investigate two-way integration processes in Catalonia, and complement studies on immigrants' reactions to the local governmental policies and social practices regarding Catalan (see e.g. Newman, Trenchs-Parera & Ng 2008, and the case studies within Woolard & Frekko 2013), we have collected attitudes and opinions regarding their own heritage languages as reported by representatives of several immigrant associations in the city of Barcelona.[2] The focus of our inquiries goes beyond migrants' assessments of available venues for learning Catalan and into strategies to transmit their heritage languages to their children. In order to provide context, we finish this section by summarizing the most relevant landmarks of policy design regarding migration and language in contemporary Catalonia as well as zooming in on one of the most interesting proposals of contemporary thinking about the topic (the *mirror effect*).

---

1   As Catalonia advances in its road towards Statehood, this claim might prove to be of even greater urgency (Sendra & Vila 2016).
2   Of course, migrant "groups" are also diverse, each one including individuals of different gender, sexual orientation, age, ability, faith, socioeconomic class, and immigrant status, among others. Indeed, for many people, their sense of identity as a disabled or gay person might be stronger than their identity as a migrant (Spencer 2011). In this article, however, we will override this level of complexity and focus on the desires articulated by the representatives of such groups as defined by their relative association (personal or inherited) to a nationality or ethnicity (self-)perceived as the product of cross-border migration, although we are very much aware of the internal diversity of the groups we interviewed.

## 1.1 Language policies in Catalonia

Post-dictatorship language policies in Catalonia have interested many scholars since they achieved what Fishman (1991: 23) described as a "relatively successful" example of language shift reversal and subsequent linguistic revitalization. After the Spanish dictatorship ended in 1975, Catalan was in a delicate situation because of the outright repression and persecution it had been suffering for the last 36 years (Strubell & Boix-Fuster 2011). In addition, between 1950 and 1975, Catalonia received a large number of immigrants from other regions of Spain: about 1.3 million people who did not, in many cases, learn Catalan since the dictatorship banned it from schools and marginalized it in public spaces (Woolard 2016). Nevertheless, in 1986, 90.3% of the population in Catalonia was able to understand Catalan, while a much lower percentage (64%) was able to speak it (Idescat 2011). Therefore, after such a significant demolinguistic change and a succession of unfavorable state policies, Catalonia felt a need to reverse the ongoing language shift and to revive its minoritized language (Comajoan 2004; Juarros-Daussà & Lanz 2009).

Four decades of grassroots support, firm language revitalization policies and campaigns have resulted in a much stronger vitality of Catalan. In contrast to the aforementioned percentages, Idescat (2015) found that 95.1% of the population in Catalonia (almost 7.5 million people) were able to understand Catalan and that 80.4% were able to speak it. Among other signs of good linguistic vitality, there is just sufficient (around 30%) intergenerational transmission of Catalan, to keep it alive and Catalan is highly and dynamically codified. It is also the vehicular language in state schools and the main language used by the *Generalitat* (the Catalan government) and its institutions as well as a mandatory requirement for working in the public administration.

The *Llei de Normalització Lingüística* (Language Normalization Act) was passed in 1983 (Generalitat de Catalunya, 1983). It acknowledged the vulnerability of Catalan and aimed at addressing this situation by declaring it as the territory's own language (*llengua pròpia*), worthy of special protection. The *Llei de Política Lingüística* (Language Policy Act), approved in 1998, consolidated the affirmative action measure known as the *model de conjunció en català*, which stipulated that all state schools must have Catalan as their vehicular language and that children must not be linguistically segregated (Strubell & Boix-Fuster 2011). The New Statute of Autonomy, passed in 2006,[3] stipulated that Catalonia

---

3 The new Statute was blocked by the Spanish Supreme Court in 2010, but it is likely to be the starting point of future language policies as Catalonia recovers its self-government.

had two official languages: Catalan, which was Catalonia's own language (Article 6.1), and Spanish, already official in the rest of Spain (Article 6.2); furthermore, Aranese was declared the official language of Val d'Aran (Article 6.5), and Catalan Sign Language was recognized as the own language of the deaf community in Catalonia (Article 50.6). The New Statute also guaranteed special provisions for migrant students to learn Catalan (Vila-Moreno 2011); however, rights regarding heritage languages were not regulated, and only an antidiscrimination law was passed.

The latter were intended to address the change in the demographics of the region. Globalized immigration is responsible for people of non-Spanish nationality currently representing 13.6% of the total Catalan population (Idescat 2016), with around 300 languages spoken today in Catalonia (Barrieras 2013). Catalonia has thus left the traditional Spanish/Catalan bilingualism behind and has become a decidedly multilingual community in need of policies which advocate a plurilingual habitus (Gogolin 2002) while ensuring the continued maintenance of the local historical language(s) (Sendra & Vila 2016).

In addition to language laws, several measures were taken in order to assume the challenges of this new superdiversity, both to bring Catalan closer to newcomers and to offer more linguistic resources for those who speak languages other than Catalan or Spanish. Language Volunteering (*Voluntariat per la Llengua*) is a project created in 2003 by the General Directorate for Language Policy, and it consists of creating linguistic tandems (*parelles lingüístiques*) so that Catalan learners can practice the language with a Catalan speaker. In addition, there were campaigns such as *Dóna corda al català* ("Wind [your] Catalan up") in 2005 encouraging newcomers to use their Catalan, or *Encomana el català* ("Pass Catalan on") in 2009 reminding locals to use Catalan with newcomers instead of the common practice of switching to Spanish.

Schools obviously play an important role in the integration of newcomers. Welcome classrooms (*aules d'acollida*) were created in 2004 with the aim to facilitate the incorporation of migrant children who joined the education system after the age of 6 and could not follow classes in Catalan (Fidalgo 2015; Trenchs-Parera & Newmann 2015). Moreover, the Department of Education of

---

In spite of the recent attempts to return Catalan to its subordinate role by a centralistic Spanish government responding to political developments, and the creation of *Ciutadans*, a political party originally created in Catalonia with the specific goal of overturning the Catalan affirmative policies, the current educational laws so far have been holding their ground, even as the country prepares for the historical crossroad towards its increased autonomy and international representation (Sendra & Vila 2016).

the *Generalitat* signed several agreements either with newcomers' associations or with newcomers' home governments in order to facilitate extracurricular heritage language and culture lessons (*classes de llengua d'origen*), although concrete measures are still to be fully developed and implemented (Fidalgo 2015).

Regarding the implementation of multilingual services in institutions, courts, for instance, provide translation for those who cannot understand any of the official languages. In health services, there are also provisions for translators and interpreters, but while some of them have a permanent schedule, many others only work on request. Schools can also request translation services in case the children's family does not speak Catalan or Spanish. Theoretically, this service is limited up to two or three years after the newcomer's arrival in order to motivate them to learn Catalan and Spanish, but the school or health center staff have the last word on it (Generalitat de Catalunya 2013). Moreover, the emergency phone line can assist in 50 languages (Generalitat de Catalunya 2017) and the Service Center for Immigrants, Emigrants and Refugees in Barcelona offers basic welcome services in 34 different languages (Romero-Galera 2010).

## 1.2 The "mirror effect" and the interposition of Spanish

Recent research has established the importance of the "mirror effect" (Cortès-Colomé, Barrieras & Comellas 2016) phenomenon, which consists of migrant speakers of minoritized languages who identify with Catalan, which is also a minoritized language, since they see themselves reflected in their sociolinguistic situation as speakers of also a language that is not valued or recognized enough. In addition, newcomers might even reassess their attitudes towards their own language and revalue them after their experience with Catalan, which is a language highly valued by its speakers despite being minoritized. This phenomenon has been found in the present study as well as in previous ones (Junyent i Figueras et al. 2011; Larrea Mendizabal 2016) and has contributed to our understanding of the diversity in speakers' linguistic expectations regarding minoritized and hegemonic languages.

The mirror effect needs to be investigated in detail since it can explain why some migrants might be more likely than others to identify with Catalan and end up valuing their own minoritized language and linguistic diversity in general. Larrea Mendizabal (2016), for example, while researching linguistic attitudes of Punjabi speakers from Pakistan and India living in Catalonia, found the mirror effect only in some respondents, whereas others did not show any special interest or identification with Catalan. He concluded that speaking a minoritized language might help identify with Catalan in many but not all cases.

This kind of alliance between newcomers and Catalan is very interesting since it has the potential to help increase sympathy within the migrant community. It could even contribute to reverse the widespread tendency to be more interested in Spanish because it is a hegemonic language offering more immediate and visible advantages, and it could be applied to other minoritized languages. Because of the innovation and the potentiality of this idea, we have thematized it in our study.

## 2 Migrant associations and language programs in Catalonia

Our study investigated five key issues regarding the importance of migrant heritage languages:

(a) Migrants' desires to maintain and transmit their home languages and culture
(b) The role of migrant heritage languages in education
(c) The role of heritage languages in the formation of plural identities
(d) The "mirror effect"
(e) Migrants' assessments of how their linguistic needs are met in Catalonia

The sample consisted of a total of 11 qualitative interviews. Nine interviews were conducted with representatives of migrant communities in Barcelona and two with representatives of Catalan institutions. The nine migrant informants have in common that they have a community language other than Catalan, but their profiles are rather varied regarding the time their communities have been living in Catalonia: while some of the migrant communities started arriving just a few years ago and the associations are led by first-generation immigrants, other communities started to settle down in Catalonia over 20 years ago, and second-generation immigrants were the ones who founded and lead the association.

The interviews were semi-structured with open-ended questions, and additional questions were asked when the interviewer deemed it necessary in order to elaborate on issues mentioned during the interview. The length of the interviews varied between 30 and 75 minutes. They were audio-taped with the permission of the informants, who had been informed that the data would remain anonymous and confidential. They were held in Catalan, Spanish, or English, depending on the interviewee's preference, and all of them, except for three cases, took place in Barcelona, mostly in places familiar to the informants, such as the association's premises. All informants were interviewed once, individually.

The interviews were conducted between March and September 2017, but all informants had been contacted beforehand, and, in most cases, there had been a meeting between the interviewer and the interviewee some weeks before the interview took place in order to get to know each other and build trust.[4] The details of the associations are shown in Table 1:

Table 1. Name of the association, year of its foundation, country of origin of its members, language(s) each association promotes, and its code.

| Informant | Foundation | Country of origin | Language promoted | Code |
|---|---|---|---|---|
| Associació de Treballadors Pakistanesos | 2001 | Pakistan | Urdu & Punjabi | PU1 |
| Associació Romanesa de Catalunya (ASOCROM) | 1999 | Romania | Romanian | RO2 |
| Associació Txervona Kalyna | 2007 | Ukraine | Ukrainian | UK3 |
| Casa Amaziga de Catalunya | 2008 | Morocco | Amazigh | AM4 |
| Centre Rimasun Barcelona | 2013 | Peru | Quechua | QU5 |
| Comunitat Sikh de Catalunya | 1992 | India | Punjabi | SI6 |
| Dahiratoul Moutahabina Filahi | 2008 | Senegal | Arabic & Wolof | WO7 |
| Dones Marroquines a Catalunya | 2016 | Morocco | Arabic | AR8 |
| English Language Association of Catalunya | 2010 | Mostly English-speaking countries (Canada, USA, UK, Australia, etc.) | English | EN9 |
| Plataforma per la Llengua | 1993 | Catalonia | Catalan | PL10 |
| *Generalitat* | - | Catalonia | Catalan | GE11 |

## 2.1 Maintaining the home link and personal heritage

An obvious reason why migrants use their heritage language is to maintain a meaningful link to their former homeland: communicating with friends and family, keeping up-to-date with events, dealing with bureaucratic issues, planning for an eventual return, etc. For this reason, it was our expectation that migrants would emphasize the role of the heritage language in this fashion. The following statement by a Moroccan immigrant confirms these expectations:

---

4   Data from many of the interviews were included in Pera-Ros (2017).

> It [the transmission of the heritage language] is very important. When a child goes to Morocco but they can't talk to their family it's painful. (AR8) (Q1)

In many cases, speaking the language of the family is of utmost importance since many of the services provided by modern Western states, such as child or elderly care, marriage arrangements, or funerary provisions, are still in the hands of extended family networks in other societies. Therefore, migrants who are actively or potentially involved in providing and receiving such services rely on their language skills to continue having access to the transnational support networks that their families provide. Not teaching the heritage language to the children would, in this light, seem careless and dangerous for their future. In other cases, it is more a matter of family-transmitted personal identity and cultural heritage. An English-speaking informant puts it thus:

> It represents the opportunity to carry on relationships with family who is abroad. It represents access to the parents' past and all the cultural baggage that comes with it, so greater access to the parents' identity. But on top of that it represents cultural capital, future study abroad abilities and these things. (EN9) (Q2)

This informant puts the issue very succinctly, even employing the notion of cultural capital (Bourdieu 1986) to describe the importance of heritage languages for migrants. In his view, the heritage language provides the way to access a whole culture with its itinerant subaspects of opportunity, identity, and future abilities. The above statement also provides a tacit understanding of the migration process as a narrative of arrival: while at present the heritage language might function as a gateway to a past culture, it will eventually transform itself as a source of opportunity for migrant children or even grandchildren, giving them additional access to educational or professional opportunities. We should not ignore, in this instance, that the informant is an English speaker, propagating one of the few dominant global languages today. Language as a cultural capital is not restricted to economic or professional gain, however. The following statement from a Punjabi speaker highlights a further aspect of accessing the heritage culture through its language:

> For us, if someone wants to be a practicing Sikh (...) but can't read Punjabi, Gurmukhi, they can't read Guru Granth Sahib (...). If I don't know Punjabi I won't be able to read Gurmukhi and so I won't be able to understand Sikhism, you know what I mean? This is why for us it's so important to learn our language. (SI6) (Q3)

This informant ties heritage language to the possibility of continued religious practice – especially in its textual form. But he also, in this way, again emphasizes the link between heritage language and culture. As Western states increasingly demand immigrants to take language exams in the national language of their new homeland, migrants themselves know very well how important the maintenance of the heritage language is.

This is also a generational issue. In Catalonia, migration from outside of Spain is a relatively recent phenomenon. As a consequence, most immigrants to Catalonia are of the first generation, by which we mean that they have migrated as (young) adults. This is significant because the propensity to maintain the former homeland culture is far more developed among such first generation migrants in comparison with those who migrated as little children or were born in the new homeland. Crucially, for first generation migrants, their heritage language and culture intimately linked, and it is difficult, indeed, to think one without their respective complement. Therefore, the heritage language itself guarantees newcomers existence and identity, in addition to offering important pragmatic advantages that relate to their complex social world, consisting of (part of) the family still living in the former homeland and they themselves living in the new homeland. Indeed, migrants are attached to their heritage language for deeply emotional reasons having to do with their feelings of intimacy, personal pleasure, and constructed self (Juarros-Daussà 2013). This is supported by what the Amazigh informant, shared with us in an interview:

> In this world where we are led towards linguistic unification (…), maintaining our own language is essential, it means keeping existing. (AM4) (Q4)

The Punjabi speaker expresses this intimate and important link even more directly:

> If we don't speak [Punjabi] any more, we lose our identity, we're no longer what we are. (SI6) (Q5)

Both migrants emphasize the connection of their heritage language with maintaining their heritage identity. They could, alternatively, exclusively embrace a plural or cosmopolitan identity that deliberately detaches itself from that of the former homeland – or from any concrete enclave, for that matter. Instead, the above quotes show that many of these migrants were keenly interested in retaining, at least to some extent, their heritage identity, and language provides them with a safe and clear tool to do so. The first statement even links the maintenance of this identity to the possibility of existence – seemingly making it a matter of life or death. While this might be an exaggeration, the retention, to a certain extent, of former homeland identities is clearly a highly important factor for these migrants, something very close to their heart.

## 2.2 Migrant languages in education

Teaching heritage languages in schools quickly runs into two problems. First, migrants' heritage languages are frequently perceived as carrying neither much nor an immediate usefulness for the autochtonous population. Second, and perhaps more importantly, migrant diversity makes it logistically difficult to accommodate all heritage languages. But, of course, any given selection of languages to be taught (e.g., Arabic and English, but not Wolof or Tagalog) will discriminate against certain migrant groups in favor of others.

Regarding the teaching of heritage languages in the school curriculum, all informants agreed that they would appreciate it if their heritage language or at least some other migrant language could be learned at school. When directly asked if they would like their own language to be taught to all children in schools, all informants answered affirmatively; however, the Pakistani and the Romanian informants gave contradictory answers later on in the interview when asked about what languages should be used in schools since they said that the ones currently taught were fine, or they expressed interest in more English being taught without mentioning their own language. This apparent paradox reflects a social desirability bias generalized in Western communities, and certainly also present in Catalonia (where even the minoritized language Catalan is constantly being called into question for this same reason by some local and national groups).

The Amazigh, the Peruvian, and the Punjabi informants, despite admitting that they would like their own language to be taught at schools, acknowledged that they regarded the inclusion of migrant languages in the school curriculum as an extremely difficult endeavor due to the great linguistic diversity in Catalonia. Nonetheless, they highlighted instead the need to adapt the curriculum in order to be more inclusive towards newcomers' cultures, the importance of extracurricular classes, and the recognition with academic credits of such instruction. These informants believe that the education system should embrace diversity so that migrant children can identify with it and feel valued:

> I understand that it's very difficult to include all languages of our environment (…), but I think it'd be good to develop projects and activities so that these languages become part of the education system (…). It's not about teaching every single language in schools (…) but rather spreading awareness and knowledge, right? (…) You can't obviously aspire to teach Urdu in schools, no. (QU5) (Q6)

> Sure I'd like that [Punjabi being taught at school]. (…) The thing is that there are so many [migrant] communities, so many nationalities that I think it [including migrant languages in the school curriculum] would be a bit complex, you know? But if it were possible, sure I'd love it. (SI6) (Q7)

The Amazigh informant explained that including referents from other cultures would have a positive effect on migrant children's self-esteem since many of them were under the impression that their culture was deemed worthless by their environment. Moreover, the informant regretted the fact that schoolbooks only include Western referents:

> We must bear in mind that society is diverse and so are our referents. (...) It's the way these people will be included in your society. (…) Incorporating elements from other cultures in the school curricula is an acknowledgement because the others [newcomers] will feel valued. (AM4) (Q8)

In contrast to the other informants, the English and the Moroccan informants expressed their interest in having bilingual schools Catalan-English and Catalan-Arabic respectively:

> If you take the English-speaking community and you offer them a Catalan-English bilingual education in Barcelona where half of the school day is in English and the other half of the day is in Catalan (...), both groups [English-speaking children and non-English-speaking children] will have a good knowledge of the language because everyone will have been socialized in those languages. (EN9) (Q9)

The Moroccan informant explained that Arabic should be taught in schools as the vehicular language alongside Catalan because it was widely spoken and could provide many employment opportunities in the future:

> Arabic is very important, half the world speaks it. (AR8) (Q10)

Again, speakers of hegemonic languages such as English and Arabic have a different attitude towards their own language and do not seem to have the same perception of their linguistic rights as the other interviewees, who speak minoritized or less hegemonic languages. While some speakers of the latter languages simply ask to be acknowledged, others want their language to be more recognized, with a stronger presence in education.

Apart from the Pakistani and the Romanian informants, who would like to see schools increase the presence of a language which was not their community's (English), the Senegalese interviewee was the only one who showed preference for a language which was not natively spoken by his compatriots to be taught in schools. When asked about his favored migrant language classes, the Senegalese interviewee mentioned Arabic first and then added that if this were not possible, Wolof would be fine as well. The informant explained that knowing Arabic was very important in order to be able to read the Qu'ran. This seems not surprising, given the importance of religion for Arabic-speaking migrants.

Other participants suggested that some specific heritage languages ought to be taught in schools with a high percentage of speakers of those languages:

> In places where there are many migrant children, their language could be taught [...], like English and French. (UK3) (Q11)

> If you could designate a few schools and offer them in those schools and make knowledge of those languages, you'd be providing something of great cultural worth but also academic worth for those languages. (EN9) (Q12)

Based on their answers and comments, all informants seem to be supportive, to different degrees, of the idea to introduce certain changes to the education system which allow schools to embrace cultural and linguistic diversity more actively. This is clearly an area where the immigrants we interviewed would like to see more substantial efforts by the Catalan government and Catalan civil society to help them maintain their heritage languages. However, the implementation of heritage language teaching can also backfire, if approached improperly. For example, the widespread practice in other immigration countries of Europe to import language teachers from the former homeland to educate the immigrant population in their heritage language has not proven successful over time (cf. also Casesnoves & Daussà 2013 regarding the Catalan diaspora itself). The case of Turkish immigrants in Germany is also illustrative here: the language teachers from the former homeland are increasingly incapable of relating to second- and third-generation students that only know the sociocultural realities of the new homeland but not of the old ones (Lanz 2005). In addition, the assault on civil society in Turkey has also spilled over to Germany, radicalizing some Turkish immigrants and turning them against the state and society of their new homeland. For these reasons, we recommend retaining tight control over the teaching of heritage languages in the new home country, something that can certainly be improved in Catalonia.

Concretely, the interviewees' comments show that the education system does need to introduce some changes and increase the acknowledgement of other cultures.

Our informants made the following proposals or sympathized with them:

(a) Migrant languages should be included in the school curriculum (explicitly pointed out by the Ukrainian and the English informants as well as the interviewed representative of the *Generalitat*);
(b) Representatives of other cultures should feature in school books or projects (suggested by the Amazigh and the Peruvian informants);

(c) Bilingual schools should be established (suggested by the Amazigh and the English informants);
(d) Intercultural mediators should be hired (suggested by the Ukrainian informant);
(e) More heritage language classes with academic credits or some kind of recognition should be offered (agreed with or suggested by all interviewees).

Thus, rethinking the system is necessary and it would be reasonable to respond to these ideas.

Most newcomers and our interlocutors in the *Plataforma per la Llengua* and the *Generalitat* definitely expressed interest in more heritage language classes and assigning them with academic credits. For this reason, the initiative of the *Generalitat* to reach agreements with institutions or other governments about the evaluation and academic recognition of heritage language classes should be applauded and continued.

## 2.3 Plural identities

Migrants, by necessity, aim to reconcile various different cultures (at least two) with each other in the process of moving from their country to another. Since this reconciliation of their culture with Catalan culture constitutes one of their foremost interests, the possibility to develop and maintain plural identities is of great importance to them. Some of our interlocutors expressed a clear understanding of the importance of having plural identities. The Amazigh informant stated it in the following way:

> If this society wants me to feel Catalan (...), my diversity needs to be incorporated. (...) I have many things in common with this society, but I also have my differences. (AM4) (Q13)

In other words: making it a condition to fully feel as an integral part of the community, he simply asks Catalan society to accommodate his desire to retain his former identity to some degree and embrace a pluralistic Catalan community. Another informant states the possibilities quite clearly:

> You can integrate in a society without renouncing your identity, like me, you know? I'm a Sikh, and without losing my identity, I'm also Catalan. (...) You can be both things. (SI6) (Q14)

As our interlocutor from India explicitly expressed, and as some authors like Comellas (2009) and Guibernau (2006) observed, identities can be plural. This should be acknowledged and promoted by intercultural policies to create a new society in which hybrid identities are not stigmatized and different cultures can coexist peacefully and enriching each other (Kymlicka & Patten 2003). The reluctance, described by Yağmur (2010), to accept hybrid identities and elements from other cultures as part of the national identity forces newcomers and their children to choose between their own or their parents' identity and those of host societies.

While plural identities are generally accepted as a basic need for migrants, their formulation frequently encounters obstacles in everyday implementation. In our example, comments made by the Amazigh (Q8 and Q13) and the Punjabi informant (Q14) show that more initiatives which support diversity more actively are necessary so that migrant children do not feel pressured to reject their parents' identity. This will help them integrate better and prevent intergenerational conflicts, as expressed by the Ukrainian informant in the following quote and argued by some authors (Fishman 1991; Rosenthal & Cichello 1986; De Houwer 2015):

> It's very important that they [children] speak their heritage language (...) A kid who (...) knows about their culture can better integrate here (UK3) (Q15)

If children of migrants have positive feelings towards the heritage language and culture, this has an effect on their behavior at school and academic outcomes, reducing conflicts and generating harmony (Borg 1999; Skutnabb-Kangas 2000).

*Plataforma per la Llengua*'s discourse promotes acceptance of these hybrid identities and diversity, which shows what Pujolar (2010) argues to be an evolution from ethnic to civic nationalism. This evolution can be regarded as positive since it is more inclusive of those who were not born in Catalonia or who have a mother tongue other than Catalan by legitimizing their identification with Catalonia without making them give up their heritage background. Thus, as the interviewed representative of *Plataforma per la Llengua* pointed out, it is important to keep fighting racism and social inequalities, and to work on the idea that both the host society and newcomers share in the responsibility of adapting to the new demography. Nevertheless, a more multilingual and multicultural Catalan identity will not be achieved without more cooperation and intercultural mediation.

## 2.4 Mirror effect

Speaking a minoritized language might make immigrants more sympathetic towards Catalan and induce them to identify with its struggle for survival. In the present study, the mirror effect was found in some informants who expressed a clear identification with Catalan. These informants have forged an emotional alliance with Catalan because of the perceived similarity between its sociolinguistic situation and that of their own language, as can be seen in the quotes below:

> Catalonia is a great example for us, right? (…) Your language is your identity. If you lose your language you lose your identity, you know? (...) We the Sikhs sacrificed a lot [for our language], you know? (...) It [Punjabi] is our own language. (…) If we give up it's like we forgot our roots, right? (SI6) (Q16)
>
> We are India's Catalans. (SI6) (Q17)
>
> You need to defend your own language. Because (…) the weakest language (…) simply disappears. (...) People are sympathetic [with Catalan], this problem [linguistic minoritization] happened to us with Russian. (UK3) (Q18)
>
> We defend our language (…), the local language here has the right to be claimed and promoted. (QU5) (Q19)

In the case of Ukrainian and Punjabi, these are languages with many more speakers than Catalan, but these languages have encountered minoritization and subordination in the context of colonization. This experience creates solidarity and sympathy towards Catalan, as illustrated with Q16, Q18 and Q19. The Amazigh informant, as a representative of a community which speaks a minoritized language, also showed sympathy towards Catalan. The other informants' attitudes towards Catalan were also generally positive, but they did not explicitly mention identification with Catalan.

## 2.5 Satisfaction with treatment in Catalonia

Informants expressed very different opinions and discussed several issues regarding the treatment and attention they had received from the host society. Some of them showed satisfaction with official institutions, while some others were more satisfied with civil society. As we showed in section 2.4 above, the English, the Amazigh, and the Peruvian interviewees were very unsatisfied and believed that the *Generalitat* should do much more to embrace diversity and go further than symbolic folklorization:

> When we talk about […] acknowledging diversity, it's not about holding a celebration at the end of the academic year and inviting a Senegalese woman so that she plaits [kids' hair, asking a Moroccan woman to bring pastries or a [Moroccan] man to prepare some tea. (AM4) (Q20)

The Amazigh informant pointed out that, in order to leave a generic focus on the West behind and show that newcomers' contributions are part of Catalan society, elements of other cultures should be incorporated in school books (as suggested in Q8), in popular festivities and in public places by including languages other than Catalan, Spanish, English, or French in Christmas adverts. The informant believes that, without elements from other cultures, the image of Catalonia which is being conveyed is not the actual one, but an image which no longer exists.

The informants concluded that official institutions should try to show more interest in newcomers and associations like theirs by cooperating more with them and organizing acts and events to promote their cultures. In spite of their disappointment with official institutions, though, the Peruvian informant noted that civil society had been kind and had showed interest in the Peruvian association's activities.

The Senegalese and the Moroccan informants were rather satisfied with official institutions. They felt their relationship with the current left-wing city council of Barcelona to be better than it used to be because it showed more interest in them and greater acceptance of the celebration of religious ceremonies. Nonetheless, the Amazigh interviewee regretted that the association had so far not received any city funding to organize more activities.

The Punjabi informant believes that both the *Generalitat* and the *Plataforma per la Llengua* are doing a good job and treat Sikhs and the migrant population generally well. The informant, though, regretted that Catalan society distrusts and discriminates against them because Catalans do not know Sikhism and mistake them for Muslims, bringing up episodes and attitudes revealing racism and Islamophobia.

The Pakistani, the Amazigh, and the Senegalese informants also praised the *Plataforma per la Llengua*'s work since they believe they do a good job both on bringing Catalan closer to the migrant population and on spreading awareness about newcomers' cultures and languages in Catalan society. The informants think that there should be more campaigns, events and materials like those organized and provided by *Plataforma per la Llengua*.

Interestingly, the Romanian and the Amazigh informant's opinions about the *Generalitat*'s duties were opposed. The Romanian interviewee expressed satisfaction with Catalan official institutions since they listen to all their propositions in the Barcelona Municipal Immigration Council's Work Plan. When asked specifically for grants or recognition for Romanian, their answer was that the Romanian association had not received anything, but they did not expect it from the *Generalitat* in the first place since they believed that its duty was to promote Catalan, not other languages.

> We understand it. The grant they [Catalan official institutions] give you is for teaching Catalan to Romanians, because Catalan institutions can't justify a grant for an association that wants to teach their heritage language. (RO2) (Q21)

In contrast, the Amazigh informant believed that promoting Amazigh, and heritage languages in general, was the *Generalitat*'s responsibility since they are not being supported by the Moroccan government due to tensions between the Moroccan majority and the Amazigh minority in the country:

> We asked for it [financial aid] once in 2007 but [...] they [the Moroccan government] ignored us. We haven't asked again because we believe it's something that is from here and must be done here. (AM4) (Q22)

Like the Amazigh informant, the Punjabi interviewee expressed hopelessness about receiving aid from their homeland government, showing again a mirror effect. The informant compared the Indian and the Spanish government stating that neither of them was interested in promoting their regional languages:

> The Indian government is not interested in teaching Punjabi. It's like Rajoy, he's not interested in the teaching of Catalan in France, you know? If it was about Spanish, he [Rajoy] would be fine with that. It's like here we wanted to teach Hindi, then they [the Indian government] would be fine with it. (SI6) (Q23)

Unlike the Amazigh interviewee, the Sikh informant did not present the preservation of Punjabi or migrant languages as the duty of the *Generalitat* but rather as that of the Sikh community.

Although the interviewees made a few comments about the need to have multilingual services, it did not seem to be their main concern since they pointed out other issues. Both newcomers and Catalan institutions highlighted the importance of translation services in places like hospitals or welcome services, which allow newcomers to access information more easily; bilingual materials, such as booklets or bills, were also mentioned since they are as symbolic gestures of interest to reach migrant communities. However, beyond that, most newcomers did not insist much on multilingual services. Regarding the interviewed representative of the Catalan institutions, they also attached importance to multilingual services to improve the communication with migrant communities but were careful not to give the impression that it was not necessary to learn Catalan or Spanish, as the representative of the *Generalitat* expressed with the following quote:

> Sometimes it [regulating translation services] is necessary, sometimes it is not. (...) If you do so in welcome services, it is a matter of first necessity. If it becomes a permanent service [in other domains], then you are taking for granted that these people do not need to learn the host country's language. (GE11) (Q24)

In sum, it has become clear that both newcomers and Catalan institutions show interest in preserving and promoting migrant heritage languages. Creating and providing bilingual materials, improving translation services, promoting and spreading awareness about cultural and linguistic diversity, and increasing the presence of migrant languages in schools are all ideas that all informants, in different degrees, agreed with. For this reason, as everyone seems to be on the same page regarding most issues, it would be advisable to keep seeking opportunities to cooperate and create an integrated multilingual environment for Catalans and immigrants alike.

## 3 Conclusion: Current situation and imagined futures

It is our appreciation that Catalan society displays a substantial understanding for linguistic diversity and significant empathy for the linguistic needs of immigrants. We thus recognize, for Catalan society, the presence of what we call an ideology of multilingualism: a widespread, sometimes conscious and sometimes unconscious understanding among the majority of the Catalan population, of what multilingualism is, what problems and opportunities it creates, and how to interact with people speaking different languages, as well as an empathetic understanding of the reasons why migrants frequently want to preserve their heritage languages (Woolard 1989, 2016; Woolard & Frekko 2013). This normalization of multilingualism provides ideal conditions for the double task of immigrants learning the local language and autochthonous population supporting heritage language development. Indeed, the fact that Catalonia's struggle for cultural identity and self-government has oftentimes been articulated in terms of linguistic rights and privileges makes this community particularly well-equipped to successfully engage with immigrants and help them to integrate in a two-way manner. We further believe that the relative ease with which migrants can learn the locally important languages in Catalonia leads to their better integration in other domains such as culture, religion, politics, or economics.

As the results of our study suggest, many migrants are keenly interested in retaining, in different ways, their heritage identity. By adhering to their heritage languages, immigrants can maintain these heritage identities without having to commit themselves to other features of the culture that they left behind – perhaps because they had run away from those very features in the first place. In other words: the spatial distance to their former homelands as well as the discursive formations that maintain their heritage identities allow migrants to mold heritage identities with a significant freedom while continuing to have access to heritage discursive formations by transmitting their home languages.

Not surprisingly, migrants express diverse expectations – even within communities – as to what measures should be taken to support them. Immigration policies in general and, specifically, those for language learning need to be adjusted to reflect this diversity. Overarching strategies for the whole of Catalonia are difficult to implement when a reasonable level of efficiency is called for. Rather, tailor-made programs which accommodate the specific circumstances of local populations are needed to boost the acquisition of both the heritage language and the local language. For instance, Arabic-speaking immigrants will likely find ample opportunities to have their children learn Catalan, while such opportunities will be rare for Amazigh speakers.

The diversity among migrants also requires the design of language transmission policies in close collaboration with immigrant communities. Only if such policies are designed in collaboration will the needs and desires of each community be fully met. Diversity within Catalan society is a value requiring appropriate commitment by policy makers, educators, and society.

The fortuitous mirror effect can help Catalans and immigrants maintain and better integrate language diversity. Immigrants to Catalonia as well as the local population have considerable experience with multilingual situations and largely lack the otherwise common focus on monolingualism as a hallmark of modern nationality. Therefore, Catalans should, on the one hand, let migrants play an active part in the survival of Catalan, which migrants understand as a result of their own linguistic experience in association with the migration process. On the other hand, Catalan society should also pay close attention to the desires and wishes of migrants. They will only be valuable allies in maintaining Catalan as long as they also feel respected in their linguistic rights and wishes. The linguistic diversity that has recently emerged in Catalonia will not pose a threat to Catalan but rather support its vitality and longevity.

Catalans are in a nearly ideal situation to understand the predicament of immigrants who want to learn the language(s) of the new homeland but remain involved in the developments in their former homeland, for which they crucially need the language(s) spoken there. The widespread Catalan/Castilian bilingualism among Catalans is in this sense slightly different from the situation of the immigrants. While the latter are aiming to retain their language(s) in a long-distance situation, bilingualism for Catalans is an *in situ* feature of their everyday lives. However, Catalans and immigrants alike understand very well the importance of context for language use as well as the ideologies and attitudes that govern such use. Catalan society has already incorporated the idea that a basic understanding of how multilingualism works is needed. In fact, it might well be that mutual intelligibility (Gooskens et al. 2017) and receptive multilingualism is the most promising way to accommodate diversity.

The place where such strategies need to begin are the schools where adult and children immigrants alike first encounter the language of the new homeland. Teachers frequently struggle to accommodate linguistic diversity in their classrooms. They would be very content if they were equipped with comprehensive strategies to teach both domestic and foreign languages as well as interlinguistic communication to students with varying linguistic needs. In addition, schools should also become places where migrants learn and maintain their heritage languages.

The development of comprehensive strategies to accommodate the linguistic needs of immigrants must start with the overt and, perhaps even more importantly, covert assumptions and expectations on both sides – the immigrants and the autochthonous population. Many economically induced migration patterns in Europe have suffered from false expectations that were raised during the initial migration phase. In Central Europe, for instance, so-called 'guest worker' migration programs were started in the mid-20th century with the assumption on both sides that the workers did not need to learn the local language since they would return to their homelands after a few years. Today, forty or even fifty years later, problems associated with these migration populations still endure because immigrants and indigenous populations still refuse to confront the changed realities. Similar developments have already been discerned in conjunction with the immigration of Syrian war-refugees in recent years: the mutual expectations are not clearly articulated, and, thus, problems associated with these expectations cannot be properly addressed. In Catalonia the local population has largely accepted immigration as an issue to be taken care of. In this, Catalonia is more advanced than other European countries such as France or Germany. The situation in Catalonia resembles, to a certain extent, that of Britain, where the concept of two-way integration was developed and is already being deployed.

Catalonia needs to incorporate the two-way integration model into its linguistic policy. Immigrants and the local indigenous population alike need to collaborate proactively on this. Immigrants to Catalonia first need to learn what it means for Catalans to be bilingual and why they continue to maintain their language in the face of the overwhelming presence of Spanish in all aspects of life. Likewise, Catalans need to understand better why immigrants continue to speak their heritage languages and why they teach them to their children.

Catalans need to understand in which cases immigrants retain former homeland languages and, especially, for what reasons they do so. Immigrant communities might, for instance, use a heritage language to keep meaningful ties with friends, family, and colleagues in the former homeland. In this case, immigrants' gradual transition into Catalan society will surely benefit as the abruptness of the break with the former homeland is somewhat eased and integration in the new homeland thereby facilitated. However, Catalans also need to closely watch out for cases where former homeland languages are used by immigrants for more sinister reasons: mainly, to maintain cultural practices that are not compatible with life in a (post)modern Western society and its values (e.g., so-called 'honor killings'). The Catalan autochthonous population as a whole and, specifically, Catalan policy makers will benefit immensely from an improved understanding of the varied reasons for immigrants to retain a language, making it possible to promote or curtail immigrant language use where appropriate.

Immigrants to Catalonia also benefit from a better understanding of the intricacies of language practices in contemporary Catalonia and their history. Frequently, immigrants from non-Spanish speaking countries in Catalonia initially believe that learning Spanish will benefit them more because of its status as a global language. It takes them time to understand that social upward mobility in Catalonia (usually beyond blue-collar jobs) is only possible for those who speak, write, and read Catalan well. Many of the recently arrived immigrants in Catalonia have done quite well in blue-collar jobs in the first years but then hit an invisible ceiling because they did not have the Catalan skills necessary to advance. Among the immigrant communities in Catalonia, this understanding needs to be substantially bolstered.

Finally, policy makers in charge of linguistic policy in Catalonia need to become more responsive to the linguistic diversity of the territory and the associated needs this diversity engenders. Comprehensive programs that must be designed in collaboration with the indigenous population and immigrant communities alike are needed. The design of such programs requires a substantial negotiation process to ensure that there is sufficient mutual understanding on all sides. Only such a robust and extensive mutual understanding will make the design of these programs a successful endeavor – one that Catalan society, as a whole, is far better prepared to undertake than many other Western societies.

## References

Alland, Alexander, Jr. with Sonia Alland. 2006. *Catalunya, one nation, two states. An ethnographic study of nonviolent resistance to assimilation.* New York: Palgrave.

Barrieras, Mònica. 2013. La cruïlla del multilingüisme: les llengües dels catalans al segle XXI. *Diversia* 3, 1–37.

Blommaert, Jan. 2010. *The sociolinguistics of globalization.* Cambridge, UK: Cambridge University Press.

Blommaert, Jan. 2012. Language and superdiversity. *Max Planck institute for the study of religious and ethnic diversity*, 13. 1–21.

Blommaert, Jan. 2013. *Ethnography, superdiversity and linguistic landscapes. Chronicles of complexity.* Bristol: Multilingual Matters.

Borg, Victoria. 1999. Ethnicity and adjustment: A comparative study of Maltese- and Anglo-Australian adolescents. In Maurice Cauchi, H. Borland & R. Adams (eds.). *Maltese background youth: Language, education, employment and welfare.* Melbourne: Europe Australia Institute, Victoria University of Technology, 62–74.

Bourdieu, Pierre. 1986. The forms of capital. In John G. Richardson (ed.). *Handbook for theory and research for the sociology of education.* New York: Greenwood Press, 241–258.

Branchadell, Albert. 2006. *L'aventura del català: de les Homilíes d'Organyà a nou Estatut.* Barcelona: L'esfera dels llibres.

Casesnoves, Raquel & Eva J. Daussà. 2013. Les institucions catalanes a NYC: Influència en la transmissió i manteniment del català. In L. Arroyo Moliner & S. Simó Solsona (eds.). *VI Congrés Català Internacional de Sociologia: Societats i cultures, més enllà de les fronteres.* Associació Catalana de Sociologia, Institut d'Estudis Catalans, 2–25.

Collins, Brian A., Alfonso Nieto-Castañon, Carola Suárez-Orozco, Claudio O. Toppelberg & Erin O'Connor. 2011. Cross-sectional associations of Spanish and English competence and well-being in Latino children of immigrants in kindergarten. *International journal of the sociology of language* 208, 5–23.

Comajoan, Llorenç. 2004. The sociolinguistic situation of Catalan at the turn of the 21st century: Immigration and intergenerational transmission. *Catalan review* 18/1, 67–95.

Comellas, Pere. 2009. Les llengües immigrades: Adversàries o aliades de les llengües minoritzades? In Carme Junyent (ed.). *Llengua i acollida.* Barcelona: Horsori, 23–41.

Cortès-Colomé, Montserrat & Mònica Barrieras & Pere Comellas. 2016. Changes in immigrant individuals' language attitudes through contact with Catalan: The mirror effect. *Language awareness* 25, 271–289.

Crul, Maurice, Frans Lelie & Jens Schneider. 2013. *Superdiversity: A new perspective on integration.* Amsterdam: VU University Press.

De Houwer, A. 2015. Harmonious bilingual development: Young families' well-being in language contact situations. *International journal of bilingualism*, 19, 169–184.

Extra, Guus & Durk Gorter (eds.). 2008. *Multilingual Europe: Facts and policies.* Berlin, New York: Mouton de Gruyter.

Extra, Guus & Ludo Verhoeven (eds.). 1998. *Bilingualism and migration*. New York, NY: Mouton de Gruyter, 75–96.

Extra, Guus & Kutlay Yağmur (eds.). 2004. *Urban multilingualism in Europe: Immigrant and minority languages at home and school*. Clevendon: Multilingual Matters.

Fidalgo, Mònica. 2015. *L'ensenyament de llengua i cultura d'origen a Catalunya* (Doctoral Dissertation, Universitat de Barcelona). <http://hdl.handle.net/2445/101751> (17 January 2018).

Fishman, Joshua. 1991. *Reversing language shift: Theoretical and empirical foundations of assistance to threatened languages*. Clevedon, UK: Multilingual Matters.

Geldof, Dirk. 2016. *Superdiversity in the heart of Europe: How migration changes our society*. Leuven/Den Haag: ACCO.

Generalitat de Catalunya. 1983. *Llei de normalització lingüística a Catalunya*. <https://llengua.gencat.cat/web/.content/documents/legislacio/llei_de_politica_linguistica/arxius/lleinl83.pdf> (18 February 2019).

Generalitat de Catalunya. 2013. *Els serveis de traducció, interpretació i mediació en els processos d'acolliment lingüístic a Catalunya*. <http://llengua.gencat.cat/web/.content/documents/publicacions/altres/arxius/serveis_acolliment_ling_cat.pdf> (18 February 2019).

Generalitat de Catalunya. 2017. *El voluntariat per la llengua crea més de 10.000 noves parelles lingüístiques durant el 2016*. <http://llengua.gencat.cat/ca/detalls/noticia/El-Voluntariat-per-la-llengua-crea-mes-de-10.000-noves-parelles-lingueistiques-durant-el-2016> (19 February 2019).

Gogolin, Ingrid. 2002. Linguistic and cultural diversity in Europe: A challenge for educational research and practice. *European educational research journal* 1, 123–138.

Gooskens, Charlotte, Anja Schüppert, Femke Swarte, Jelena Golubović, Stefanie Voigt & Vincent J. van Heuven. 2017. Mutual intelligibility between closely related languages in Europe. *International journal of multilingualism* 15, 169–193.

Guibernau, Montserrat. 2006. National identity, devolution and secession in Canada, Britain and Spain. *Nations and nationalism* 12, 51–76.

Idescat. 2011. *Població de 2 anys i més segons coneixement de català (%). Catalunya*. <http://www.idescat.cat/pub/?id=censph&n=6446> (19 February 2019)

Idescat. 2015. *Language use of the population in Catalonia*. <http://llengua.gencat.cat/web/.content/documents/publicacions/altres/arxius/EULP2013_angles.pdf> (30 January 2019).

Idescat. 2016. *Total and foreign population series. 2000-2016 Catalonia.* <http://www.idescat.cat/poblacioestrangera/?b=0&lang=en> (30 January 2019).

Juarros-Daussà, Eva. 2013. Language transmission among Catalan and Galician families in New York City. In Sara Beaudrie & Ana Maria Carvalho, *Selected proceedings of the 6th international workshop on Spanish sociolinguistics.* Somerville, MA: Cascadilla Press, 148–157.

Juarros-Daussà, Eva & Tilman Lanz. 2009. Re-thinking balanced bilingualism: The impact of global migration in Catalonia. *Language problems and language planning* 33, 1–21.

Junyent, Ma Carme, Eva Monrós, Mònica Fidalgo, Montserrat Cortès, Mònica Barrieras & Pere Comellas. 2011. Canvi de representacions lingüístiques de parlants al·loglots per contacte amb la situació lingüística catalana. In Generalitat de Catalunya, Departament de Benestar Social i Família (ed.). *Recerca i immigració III*: Col lecció Ciutadania i immigració 6. Barcelona, 93–109.

King, Kendall & Lyn Fogle. 2006. Bilingual parenting as good parenting. Parents' perspectives on family language policy for additive bilingualism. *International journal of bilingual education and bilingualism* 9, 695–712.

King, Kendall & Johanna Ennser-Kananen. 2013. Heritage languages and language policies. In Carol A. Chapelle (ed.). *Encyclopedia of applied linguistics.* Oxford: Blackwell Publishing Ltd.

Kymlicka, Will & Alan Patten (eds.). 2003. *Language rights and political theory.* Oxford, New York: Oxford University Press.

Lanz, Tilman. 2005. *Subjects of migration: Alterity and subjectivity among Turkish immigrants in Germany.* Doctoral Dissertation, University of Massachusetts, Amherst.

Lanz, Tilman. 2016. The Catalan independence process, the EU, and the Framework Convention for National Minorities. *Journal on ethnopolitics and minority issues in Europe* 15, 31–58.

Larrea Mendizabal, Imanol. 2016. *Les actituds lingüístiques dels immigrants panjabis adults de Catalunya*(Doctoral dissertation, Universitat Pompeu Fabra) <https://www.tdx.cat/handle/10803/402437> (20 August 2019).

Lo Bianco, Joseph. 2008. Policy activity for heritage languages: connections with representation and citizenship. In Donna M. Brinton, Olga Kagan & Susan Bauckus (eds). *Heritage language education: A new field emerging.* New York: Routledge, 53–70.

May, Stephen. 2011. *Language and minority rights: Ethnicity, nationalism and the politics of language.* London: Longman.

Modood, Tariq. 2012. *Post-immigration 'difference' and integration: The case of Muslims in Western Europe.* London: The British Academy.

Newman, Michael & Mireia Trenchs-Parera & Shukhan Ng. 2008. Normalizing bilingualism: The effects of the Catalonian linguistic normalization policy one generation after. *Journal of sociolinguistics*, 12, 306–333.

O'Rourke, Bernadette & Fernando Ramallo & Joan Pujolar. 2015. New speakers of minority languages: The challenging opportunity. *International journal of the sociology of language* 231, 1–20.

Pavlenko, Aneta. 2017. Superdiversity and why it isn't: Reflection on terminological innovations and academic branding. In Stephan Breidbach, Lutz Küster & Barbara Schmenk (Eds.). *Sloganizations in language education discourse*. Bristol, UK: Multilingual Matters.

Pera-Ros, Renée. 2017. Rethinking language policies in Catalonia: Taking migrant languages into account. (MA Thesis, University of Groningen) <http://arts.studenttheses.ub.rug.nl/20167> (20 August 2019).

Pujolar, Joan. 2010. Immigration and language education in Catalonia: Between national and social agendas. *Linguistics and education* 21, 229–243.

Querol Puig, Ernest & Miquel Strubell i Trueta. 2009. *Llengua i reivindicacions nacionals a Catalunya*. Barcelona: UOC.

Romero-Galera, Sílvia. 2010. Experiències de gestió del multilingüisme a Catalunya: l'acollida lingüística d'immigrants adults. In Pere Comellass & Conxita Lleó (eds.). *Recerca i gestió del multilingüisme*. Münster: Waxmann, 157–166.

Rosenthal, Doreen A. & Anthoney M. Cichello. 1986. The meeting of two cultures: Ethnic identity and psychosocial adjustment of Italian-Australian adolescents. *International journal of psychology* 21, 487–501.

Seals, Corinne A. & Sheena Shah. 2018. *Heritage language policies around the world*. London and New York: Routledge.

Sendra, Montserrat & Francesc Xavier Vila. 2016. L'estatus de les llengües a la República Catalana: una breu anàlisi del desenvolupament del debat. *Els Marges* 108, 33–50.

Skutnabb-Kangas, Tove. 2000. *Linguistic genocide in education – or worldwide diversity and human rights?*. Mahwah: Lawrence Erlbaum Associates.

Spencer, Sarah. 2011. *The migration debate*. Bristol, UK: Bristol University Press (Policy Press).

Strubell, Miquel & Emili Boix-Fuster. 2011. *Democratic policies for language revitalization: The case of Catalan*. Basingstoke: Palgrave Macmillan.

Trenchs-Parera, Mireia & Michael Newman. 2015. Language policies, ideologies, and attitudes, Part 2: International immigration, globalization and the future of Catalan. *Language and linguistics compass* 9, 491–501.

Vertovec, Steven. 2007. Superdiversity and its implications. *Ethnic and racial studies* 29, 1024–1054.

Vertovec, Steven. 2012. 'Diversity' and the social imaginary. *European journal of sociology* 53, 287–312.

Vila-Moreno, Francesc Xavier. 2011. Language in education policies. In Miquel Strubell-Trueta & Emili Boix-Fuster (eds.). *Democratic policies for language revitalisation*. Basingstoke: Palgrave Macmillan,119–149.

Vila-Moreno, Francesc Xavier. 2012. Catalonia. In Guus Extra & Kutlay Yağmur (ed.). *Language-rich Europe: Trends in policies and practices for multilingualism in Europe*. Cambridge/British Council: Cambridge University Press, 201–207.

Vila-Moreno, Francesc Xavier. (ed.). 2013. *Survival and development of language communities: Prospects and challenges*. Bristol, Buffalo, Toronto: Multilingual Matters.

Williams, Colin H. 2008. *Linguistic minorities in democratic context*. New York: Palgrave-Macmillan.

Woolard, Kathryn. 1989. *Double talk: Bilingualism and the politics of ethnicity in Catalonia*. Stanford, CA: Stanford University Press.

Woolard, Kathryn. 2008. Language and identity choice in Catalonia: The interplay of contrasting ideologies of linguistic authority. In Kirsten Süselbeck & Ulrike Mühlschlegel & Peter Masson (eds). *Lengua, nación e identidad:La regulación del plurilingüismo en España y América Latina*. Berlin: Ibero-Amerkanisches Institut P. K., 303–323.

Woolard, Kathryn. 2016. *Singular and plural: Ideologies of linguistic authority in 21st-century Catalonia*. Oxford: Oxford University Press.

Woolard, Kathryn & Susan Frekko. 2013. Catalan in the twenty-first century: romantic publics and cosmopolitan communities. *International journal of bilingual education and bilingualism* 16, 129–137.

Yağmur, Kutlay. 2010. Les polítiques lingüístiques i el lloc de les llengües de la immigració a l'Europa multilingüe. In Pere Comellas & Conxita Lleó (eds.). *Recerca i gestió del multilingüisme*. Münster: Waxmann, 117–136.

Yağmur, Kutlay. [3]2017. Multilingualism in immigrant communities. In Jasone Cenoz, Durk Gorter & Stephen May. *Language awareness and mutilingualism*. Springer: Cham, Switzerland, 347–361.

# 3 Mehrsprachigkeit, interkulturelle Spannungsfelder und Schulausbildung im Zusammenhang mit Migration / Multilingualism, Intercultural Areas of Tension and School Education in Migration Contexts

Mar Mañes-Bordes (Kiel)

# Bilingualism and Migration in Catalonia: Examples of the Phenomenon 'Catanyol' in Literature and in the Media

**Abstract.** Catalonia is an autonomous region in Spain, where Catalan and Castilian seem to coexist without major conflicts. Despite efforts by the Catalan government and institutions to give Catalan a status equivalent to Spanish as a cultural language, there are still inequalities, as Spanish is dominant in many social contexts. Although Castilian was imposed as the only official language since the 18th century, it was not widespread and commonly used in Catalonia until the migratory waves of the 20th century. The study refers to a controversial discussion of the relationship between migration and bilingualism. Furthermore, the mutual linguistic influence of Catalan and Castilian is illustrated with special regard to language use in literature and the media.

**Keywords:** Catalan, Spanish, bilingualism, migration, code-switching

## 1 Introduction

Today, Catalonia is essentially a bilingual country, with Catalan and Castilian being recognized as co-official languages by the Spanish constitution, and both languages have co-inhabited the territory for centuries. Catalan, however, has only recently attained a status fully equivalent to a national language. This was not achieved without controversy, since Castilian is still, to this day, the dominant language, despite the fact that Catalan is no longer minoritized or persecuted within its own linguistic area, and it is used in most socio-cultural contexts, from everyday conversations to mass media and literature. Nevertheless, a great amount of prejudice still remains in speakers' perceptions of Catalan, especially with regard to its "validity".

Throughout the 20th century, Catalonia has been a welcoming country to people looking for better living conditions from other parts of Spain and, in more recent years, from other countries. The migratory waves of the early and mid-20th century brought a large number of Spanish speakers to Catalonia (Francés & Amorós 2005: 419-420). As a consequence, the linguistic contact between both languages began to generate certain interferences that are popularly called *Catanyol*, a hybrid word formation taken from *català* and *espanyol*, which is used to refer to the loanwords and lexical and semantic calques that can be observed both in Catalan speakers when speaking Spanish, and in Spanish speakers living in Catalan-speaking areas. Although this hybrid language use is often associated with speakers of lower levels of education, it can be found in all social groups.

But does this phenomenon of linguistic interference and code-switching have a direct relationship to the migratory waves of the 20th century, or is it due to other factors? Do new immigrants from other nations play a role in the future evolution of the linguistic situation in Catalonia? Can *Catanyol* be considered a typical case of code-switching? Does the term only apply to interferences or, as Xavier Vila (2016: 152) claims, is it an outdated phenomenon that is now restricted to the literary genre or serves to produce comic effects? In an attempt to answer these guiding questions, the origins of bilingualism in Catalonia and the demographic situation today will be analyzed. This will be followed by an example of how *Catanyol* can be used in literature, and I will end with a reflection on present-day speech patterns that could be considered a use of *Catanyol*.

## 2 Bilingualism and diglossia before the 20th century

Catalonia became an officially bilingual territory after the unification of the Crowns of Aragon and Castile, entailing the use of Castilian in the court of Aragon. Due to Castile's political hegemony, Castilian quickly spread among aristocrats and was the most common language for all kinds of literature. Meanwhile, Catalan, which had achieved the status of a full cultural language between the 13th and 15th centuries, a period whose culmination is known as the Golden Age of Catalan literature, was suddenly set back to a secondary position. Nevertheless, despite several prohibitions of its public use, such as King Philip V's *Nueva Planta* decrees in the early 18th century, the Catalan language did not disappear. On the contrary, the 19th century witnessed a literary awakening known as the *Renaixença* (literally: "rebirth", not to be confused with the Renaissance period), which was partially supported by the Catalan middle class. At the turn of the century, efforts to increase literacy among the population (mainly through the printing of newspapers, magazines, literary texts, and religious publications in Catalan addressed to the general public) ran parallel to an institutional campaign to normalize the language, a process that culminated with Pompeu Fabra's spelling reforms between 1913 and 1917 and the publication of the first Catalan *Gramàtica Catalana* in 1918 (Francés & Amorós 2005: 486).

Despite a considerable lack of reliable data on the linguistic situation of Castilian spoken in bilingual areas of Spain before the 20th century, the hypothesis that Catalonia has been diglossic since the beginning of the modern era is widespread and has been supported by several researchers. Most notably, Rolf

Kailuweit (1997: 78) argues that, in the late 15th century, Ferdinand the Catholic already used Castilian to communicate with members of Catalan institutions and needed to be translated. Kailuweit claims that the following centuries were marked by "diglossia without bilingualism" (ibd: 84), although he suggests that a variety of Castilian strongly influenced by the autochthonous Catalan language has been evolving progressively among people living in Catalan-speaking areas and using Spanish as their first language, whereas, at the same time, the middle and working classes continued to speak Catalan. Juan Ramón Lodares (2000: 159) argues in a similar way that the establishment of bilingualism in Catalonia has been a constant process since the Crowns of Aragon and Castile united.

Francesc Vallverdú (1979: 23-24) also believes that Catalan society has been, to a greater or lesser extent, bilingual since the 16th or 17th centuries. In his analysis of the historical origins of the linguistic conflict in Catalonia, he considers the Catalan-speaking countries an example of "diglossic bilingualism" where a social contempt for Catalan (patoisation) showed effects on the stigmatized use of this language defined as 'assimilated', although Castilian as the assimilating language did not manage to become predominant outside the higher registers. However, recent statistics regarding language use in Catalonia, are calling Vallverdú's views into question[1]. According to the latest poll on language use (EULP 2013 (2015): 53), Castilian is now the language of preferred use among speakers both in informal and formal contexts.

Xavier Vila (2016) questions the theory of a diglossic society and asks whether it is even justified to call Catalonia a bilingual region before the 20th century, when the presence of inhabitants speaking Castilian as a first language was rather insignificant:

> Al fin y al cabo, por plantear el problema de forma sencilla, esa presunta bilingüización amplia, temprana y estable de la gran mayoría de la población catalana, ¿cómo se habría conseguido?, ¿cómo se explicaría que —más allá de las élites— una población que no pasaba por la escuela de manera mayoritaria hasta entrado el siglo XX, que tenía en una Iglesia que hablaba catalán su principal fuente de (in)formación, y que apenas trataba con la administración supralocal, aprendiese a utilizar razonablemente bien la lengua del reino vecino? Es decir, ¿cómo se aprende una lengua con la que se tiene escaso contacto directo? (Vila 2016: 137)

---

[1] However, it should not be forgotten that the author was writing in a specific period of history characterized by a particular sociolinguistic situation: he began his study during the last years of the Franco dictatorship, a time when the presence of the Catalan language in public areas, such as the media or politics, did not reach the masses.

## 3 Bilingualism and identity in Catalonia today

Since the introduction of democracy in Spain, Catalan has become more widespread in public life. Both the Spanish Constitution of 1978 and the Catalan Statute of Autonomy of 1979 recognize its co-officiality within the Catalan-speaking territories of Spain, and a special law regulating language use in Catalonia, the *Llei de Normalització Lingüística a Catalunya* (1983: 5-6), ensures that Catalan may be used with preferential status in education, the media and in administration. The mass media, in particular *AVUI* (the first post-dictatorship newspaper written solely in Catalan), *Ràdio Catalunya* and *Televisió de Catalunya*, (both founded in 1983) were instrumental in the process of normalizing Catalan in Catalonia, as were official measures taken to introduce Catalan as the vehicular language for compulsory school education (cf. Francés & Amorós 2005: 458, 463).

Looking at the exceptional perpetuation of Catalan as a minority language in Spain and Europe from past centuries until today, one might be tempted to think that it has always been the basic element of identity creation, keeping Catalonia at a distance from the Spanish monarchy and motivating the defense of its independence. In the words of Michael Keating:

> The main bearers of identity were the language, which remained in daily use and with which the courts and administration had in practice to compromise; a particular religious sensibility focused on Catalan icons and traditions; and the historic memory of independence which provided a rallying point for opposition to successive Spanish regimes. (1996: 177)

Another actor played a key role in the development of the emerging nationalist movements in Spain in the mid-19th century, particularly in Catalonia and the Basque Country, where industrialization developed earlier than in the rest of the peninsula. The economic interests of the industrial middle class in Catalonia helped to establish Catalanism as a cultural movement that took a political turn favoring regionalism and defending Catalonia's autonomy not only, but above all, in economic terms. In this situation, the Catalan bourgeoisie encouraged cultural production in Catalan, and thus the *Renaixença* was born under the creative ideas of Romanticism (cf. Keating 1996: 115-162). Therefore, it is not surprising that the *Renaixença* is based on an idealized vision of the High and Late Middle Ages, when Catalonia expanded its territory along the Mediterranean and attained economic prosperity and political relevance in Europe, as well as a period of splendid literary creation, referred to as the first golden age of Catalan literature, with authors like Ramon Llull or Joanot Martorell. The *Renaixença* was welcome as a return to a new golden age after suffering three centuries of insignificance, the so-called period of *Decadència* (decadence), during which most of the high literature produced in Catalonia was written in Spanish instead of Catalan.

Romantic principles, which are clearly expressed by the artistic production of the second half of the 19th century, particularly in literature and architecture, are firmly based on some of the traditional corner stones of the Catalan identity which sees itself as opposed to the Spanish identity, more progressive and open to modern European developments. Within this dichotomy, the use of Catalan language is the most obvious differentiating sign, and this behavioral impetus is still strongly rooted in the Catalan self-consciousness today. As a Catalan, however, I hesitate to associate the use of one language or another with an awareness of one's own identity or even with certain political attitudes, and I therefore believe that more research is needed in this area.

## 4 Present-day migration to Catalonia and language use

According to the most recent census data (INE 2018, Idescat 2018), about 7.5 million people live in Catalonia. Most of its inhabitants are concentrated in Barcelona and its surroundings, the so-called "metropolitan area", formed by cities that grew exponentially thanks to industrialization and several migratory waves throughout the 20th century. The first of these occurred in the late 19th century, during the so-called "Gold Fever": a boom in the textile industry and the construction work for the Universal Exposition in Barcelona in 1888, which attracted a great number of workers from the regions of Valencia and Aragon. A similar phenomenon occurred in the 1920s, mainly due to the need of workers in the construction of the underground rail system in Barcelona and the pavilions for the Universal Exposition of 1929. In this period, the majority of immigrants once again came from the nearby Aragon and Valencia, although a small yet significant percentage were from Murcia and Almeria. Migrants from other parts of Spain who were looking for work in the recovering Catalan industry massively entered the country in the 1950s and 60s, originating mainly from rural areas, especially Murcia, Andalusia, and Extremadura, but also from Castile-La Mancha and Aragon.

In the last few decades, due to the need of workers in phases of economic heyday, especially the construction boom leading to the housing bubble of the early 2000s, Catalonia once again received a high number of immigrants, especially from Latin America, but also from Africa, and certain areas of Asia. According to the data provided by the *Institut d'Estadística de Catalunya* (Idescat), the statistics center of the *Generalitat de Catalunya*, as of January 1, 2018, approximately 14% of the inhabitants of Catalonia were born outside Spain. Since the late 1990s, Moroccans have become the largest immigrant group, closely followed by immigrants from Latin American nations who already spoke Spanish and sometimes even could acquire the Spanish nationality quite easily. In the recent past, the Chinese community in Spain has also increased considerably.

So how do these migratory movements influence language use in Catalonia? Let us point out that immigrants from outside Catalonia do not speak Catalan as their first language and, with the exception of Latin Americans, do not speak Spanish either, which means that they have to use at least one of these languages when communicating outside their own linguistic community, or even both, which is likely for children who are educated in Catalan schools. A conflict easily arises when migrants have to choose which language to learn first: despite the facts that Catalan is the official language in Catalonia and that social and political initiatives are being implemented to encourage the learning and subsequently more frequent use of Catalan in public life, such as free Catalan courses for newcomers offered by city councils, most of the migrants opt for Spanish as the command of this language allows them to move to other regions of Spain where Catalan is not spoken. In fact, regardless of the place of birth of the speakers, Catalan is generally not preferred in most situations, whether private or public, according to the results of the survey on language use (*Enquesta d'usos lingüístics de la població a Catalunya*, EULP), which was carried out in 2013 by Idescat and published in 2015[2].

According to the poll, almost 6.4 million people in Catalonia were above the age of 15 in 2013. As can be seen in Table 1, 31% of these named Catalan as their first language or mother tongue, whereas 55.1% said that Spanish was their first language, and 10.6% assigned this status to another language. Only 2.4% claimed to be bilingual in the combination Catalan-Spanish. Slight differences can be noticed when people were asked which language they identify with the most: 36.4% said Catalan, 47.6% Spanish, and 7% considered both relevant for personal identification, whereas 8.5% identified with other languages. These percentages are almost identical to those regarding the most frequently used language in everyday situations.

**Table 1.** Percentages for language use in the total population of Catalonia (EULP 2013: 30).

|  | Catalan | Spanish | Bilinguals | Others |
|---|---|---|---|---|
| First language | 31.0 | 55.1 | 2.4 | 10.6 |
| Language speakers most identify with | 36.4 | 47.6 | 7.0 | 8.5 |
| Preferred language for everyday use | 36.3 | 50.7 | 6.8 | 5.9 |

---

2   From now on I will refer to this poll in the following form: EULP 2013.

As we can see from the EULP data 2013 provided in Table 2, there is a significant shift if the place of birth is taken into consideration. As of 2013, for 56.5% of the people born in Catalonia, Catalan was the favorite language, while 34% preferred Spanish, and 8.8% used both equally. In the case of speakers born outside Catalonia, 85.1% preferred Spanish, while only 8.7% named Catalan as first option. 62.1% of the immigrants from other nations favored Spanish or their primary language, either exclusively (23.7%) or as an alternative to another (5.5%).

Table 2. Percentages for language preference by place of birth (EULP 2013: 32).

|  | Catalan | Spanish | Bilinguals | Other combinations |
| --- | --- | --- | --- | --- |
| Catalonia | 56.5 | 34.0 | 8.8 |  |
| Spain (except Catalonia) | 8.7 | 85.1 | 5.3 | 0.9 |
| Other countries | 5.3 | 62.1 | 2.3 | 29.2 |

These figures probably reveal a correlation with the speakers' awareness of their own linguistic competence. While almost everybody, regardless of their origin, claims to be able to speak and write in Spanish, the percentages for Catalan vary significantly depending on the year of birth, especially with regard to writing, probably because the older generation did not have access to education in this language, and it appears that the place of birth may be also a relevant factor. However, a steady increase can be noticed over the years and more than 80% of the population over the age of 35 consider themselves fluent, both in oral and written use of Catalan (cf. EULP 2013: 28), presumably due to the fact that they were educated within the so-called language immersion system, which means using only Catalan for school communication.

Finally, although the total percentage of Catalan speakers (understood both as people who have Catalan as their first language and those who use it preferentially for communication) centers around 40%, Idescat is optimistic about the future development of these specific demographic data, as Catalan is used by 37.3% of the population as a transmission language from parents to children (EULP 2013: 34). But as Idescat does not provide any further information on the background of this group, it is uncertain whether this tendency has been on the rise in the population at large or whether there are clear differences between families that relate to variables such as their initial language, the language preferred by the parents, or even the socioeconomic family background. As of July 2019, an update on this particular aspect of the poll has been published by Idescat. The most recent information reveals that Catalan as a first language has increased to 31.5%, but also the number of speakers who consider themselves bilingual (2.8%) or users of other languages (10.7%), whereas the number of Castilian speakers has decreased to 52.7%. As for the use of Catalan, a slight decrease is documented by the figures referring to the language that speakers identify with (36.3% for Catalan, 46.6% for Castilian and 6.9% for both), as well as in the percentage of population that has either Catalan or Castilian as the preferred language for daily use (36.1% and 48.6%, respectively), although 7.4% of the speakers seem to use both languages equally. Compared to 2013, a shift can be observed if the place of birth is taken into consideration: 55.4% of people born in Catalonia prefer Catalan, while 81% of the people born in other regions of Spain use mainly Castilian (cf. Idescat 2019). Further information will be provided by the full publication of the survey, which may give us some additional answers to the development of language use between 2013 and 2018.

## 5 *Catanyol*: mutual linguistic influences between Catalan and Castilian

It is often assumed that speakers of bilingual territories are equally fluent and have the same competence in both languages, but recent historical and sociopolitical events have to be taken into consideration when talking about bilingualism in Spain. Generally, the level of competence in Spanish, being the dominant language, is higher than in the regional minority language, despite both of them being the speakers' mother tongues (Domènech Bagaria 2012: 27). This is not only due to the fact that a great number of speakers did not receive a formal education in the minority language, as happened during the Franco dictatorship, or because Spanish has a greater presence in everyday areas such as audiovisual media or even in informal social situations. It is also due to the persisting prevalence of the prejudice that the minority languages are "lesser" languages, even among younger people who have experienced the use of both languages at similar prestige levels.

The particularities of Spanish spoken in Catalan-speaking areas and the interferences between both languages were studied quite extensively throughout the whole 20th century. Some of the earliest investigations centered mainly on the way Catalan-speakers spoke Castilian, especially at a phonetic and lexical level. Sinner and Wesch (2008: 14-15) have identified some problems with these early approaches based on claims such as the one made by Badia i Margarit (1979) that the phenomena observed in the Barcelona area can be extrapolated to the whole Catalan-speaking world, or the generally accepted notion that the characteristic velar pronunciation of *l* in Catalan is generally reproduced in Spanish by Catalan-speakers.

Newer investigations also focus on the way that the dominant language, Spanish, finds itself incorporating elements of Catalan, often called "catalanisms", in its native regions. For example, Wesch (2008: 58) points out some lexical calques (marked in Table 3 by superscript [1]) that he considers typical of Castilian as spoken in Catalonia because they have become so deeply rooted in the everyday forms of speech. Casanovas Català (2008) also provides a sample of lexical patterns observed in Spanish speakers in Catalonia (marked in Table 3 by superscript [2]).

Table 3. Castilian lexical calques: [1] from Wesch (2008: 58-62) and [2] from Casanovas Català (2008: 186-189).

| "Catanyol" | Catalan | Spanish | Translation |
| --- | --- | --- | --- |
| paleta[1] | paleta | albañil | construction worker |
| plegar[1] | plegar | terminar el trabajo | to finish work |
| rachola | rajola | azulejo | tile |
| enchegar[1/2] | engegar | encender | to turn something on |
| mujer de hacer faenas[1] | dona de fer feines | señora de la limpieza, asistenta doméstica | cleaner (f.) |
| (ir a) hacer un café[2] | (anar a) fer un cafè | (ir a) tomar un café | (to go) get some coffee |
| hacer clase[2] | fer classe | dar una clase / ir a clase | to give a class / to take a class |

The loanwords and expressions in Table 3 seem particularly interesting because they represent the types of interferences that can be observed in the linguistic contact between Catalan and Spanish. We find loanwords for terms that already exist in Castilian, but that come very naturally to speakers, sometimes even giving an already existing word (sp. *paleta* 'palette') a new meaning (cat. *paleta* 'construction worker'). Some of these loanwords undergo a certain degree of modification, namely at a phonetic level: *plegar* is pronounced [pləˈɣa] in Catalan but the word adopts the Castilian phonetic system in Spanish and becomes [pleˈɣar]. Similarly, since Spanish neither has a voiced nor an unvoiced sibilant parallel to Catalan, the loanword *enchegar* uses the closest possible sound, in this case, the voiceless postalveolar affricate. Even though Casanovas Català (2008: 184) considers the loanword *enchegar* "prototypical" of the Spanish spoken in Catalonia, Wesch (2008: 59-60) questions whether these are proper catalanisms as a basic Google search revealed to him that, while some forum users from Spain (excluding Catalan-speaking areas) did not understand the term, it seems to be used in some regions of Latin America.

As Wesch admits, his initial research is not representative enough to determine the actual influence of Catalan on these terms and the validity of the corpus seems indeed questionable, as messages in online forums regarding language use are not always trustworthy or offer insufficient evidence for certain claims. Wesch (2008: 60) provides the example of a man from Sabadell, in the Barcelona metropolitan area, who assumed that people in his neighborhood neither knew that *enchegar* does not exist in Spanish nor what the actual standard term is. Further field studies with well-designed questionnaires still need to be carried out to provide an answer based on reliable data. A similar situation occurs with the calque of the prepositional structure *fer de* in front of a profession or occupation, which Wesch (2008: 63) considers typical of Catalan-speaking areas, but not a catalanism *per se*, as it can also be heard in areas of Mexico or Argentina. In standard Spanish, speakers would normally use the structure *trabajar de* ('work as') or the appropriate form of the verb *ser* ('be') before their profession, while a Catalan speaker is more likely to choose the structure with the verb *fer* ('do'). This verb is actually very common in Catalan and can be found in a great number of combinations and collocations, such as '*fer* + noun', which refers to an activity. One of the more typical structures provided by both Wesch (2008: 61) and Casanovas Català (2008: 187) is *(anar a) fer un cafè*, literally 'make some coffee', but a Catalan speaker would give it the additional meaning '(go to) get coffee'. Among several examples of calques, Casanovas Català (2008: 186) also suggests *hacer classes* (from the Catalan *fer classes*), which is employed by teachers to describe their professional activity, but also commonly used by students, referring to their taking part in courses; or *hacer vacaciones* (Catalan: *fer vacances* meaning 'having days off' or 'go on holiday', depending on the context) instead of the standard phrases *tener vacaciones* or *ir de vacaciones*.

Such interferences also exist in the opposite direction, either due to the dominance of Castilian in most areas of language use (Woolard 1989: 94-95) or to the close proximity between both languages and the prevailing misconception that Catalan, as a minority language, is automatically the lesser of the two. Thus speakers who do not know the rules of Catalan well generally look to Spanish and calque its structures. They are observed in phonetics, especially in cases where the speakers have Spanish as their first language, as some characteristic adaptations of sounds in Catalan such as the reduction of a palatal lateral approximant or of voiced postalveolar fricative sounds to a voiced palatal approximant does not exist in present-day Castilian. Similarly, most voiced sibilant sounds are articulated in a voiceless form, and voiceless palato-alveolar sibilants at the beginning of a word become voiceless palato-alveolar affricates. These characteristics are often associated with the way inhabitants of Barcelona and its surrounding cities speak, a subdialect of the Central linguistic variety which is popularly called *xava* (Veny 1978: 32). While there is some influence of Spanish in the phonetic production of the metropolitan area, these characterictics should not be considered equivalent to 'Catanyol'.

Within the interferences from Spanish to Catalan, calques and loanwords are common phenomena as well, both at the lexical and the morphosyntactic level. Domènech Bagaria (2012) offers an extensive list of common translation mistakes from Spanish to Catalan which probably originated from interferences that speakers might not be aware of. At the grammatical level, she points out the incorrect use of gerund forms with a consecutive value, which has become especially common in press and audiovisual media (Domènech Bagaria 2012: 153; translations are mine – M. M.-B.):

> El ferit fou dut a l'hospital, *morint al cap de poc.
> 'The victim was taken to the hospital, dying after a while. '
> El ferit fou dut a l'hospital, i morí al cap de poc.
> 'The victim was taken to the hospital, and he died after a while. '

The use of the future tense to express probability is common in Spanish, and has been calqued by Catalan speakers. The future tense thus progressively replaces the modal periphrasis with the verb *deure* followed by an infinitive to express probability (translations are literal):

> *Seran les vuit del vespre.
> 'It will be eight in the evening. '
> Deuen ser les vuit del vespre.
> 'It must be eight in the evening. '
> (ibd: 153)

This specific phenomenon is also commonly observed in legal texts, in which the use of the future creates a binding obligation in Spanish. In Catalan, it must be expressed in the present tense:

> Será competencia del Ministerio de Fomento la inspección de los servicios y de las redes de telecomunicaciones.
> És competència del Ministeri de Foment la inspecció dels serveis i de les xarxes de telecomunicacions.
> (ibd: 153)

Meanwhile, the obligation periphrasis *haver de* is being replaced by *tenir que*, a calque of the Spanish structure *tener que*, or the hypercorrection *tenir de*, neither of which have been accepted by the Institut d'Estudis Catalans. Other common phenomena are the inclusion of the preposition in subordinate clauses, even though Catalan grammar rules require the preposition to be left out in most cases, or the omission of the conjunction *que* in subordinate clauses that act as a direct object, which is accepted in Spanish:

Preguem *ø disculpin les molèsties.
Preguem que disculpin les molèsties.

Some calques are the product of an attempt at hypercorrection or at trying to produce more formal-sounding expressions. It has become widespread to translate the causal conjunction *pues* directly as 'doncs', which is given a consequential value in Catalan, instead of 'perquè' or 'ja que' ('because'); or the creation of a prepositional phrase *degut a* (Spanish: *debido a*, 'due to') as a substitute for other genuine Catalan solutions such as *a causa de* or *gràcies a* (Domènec 2012: 155).

At the lexical level, Domènech Bagaria proposes a list of words, mainly verbs and nouns, that have a formal equivalent in Spanish but do not share the same meaning, or that have two different forms in Catalan for the same Spanish word. For example, she notices that while the verb *cumplimentar* exists in Catalan (*complimentar*), it can only be used as a direct equivalent with the meaning of "making a compliment", but not as a synonym for *emplenar* ('fill in') or *formalitzar* ('present a legal document') (Domènech Bagaria 2012: 159). Another common mistake that she points out is the confusion between the verbs *nomenar* and *anomenar*, because Spanish, like English, only has one form for all meanings that apply, namely *nombrar* ('name') (ib.: 162); or between *compondre* ('form' or 'compose') and *composar* ('arbitrarily impose a fine'), which translate to *componer* in Spanish (ib.: 160).

These are just a few examples of interferences that occur when Catalan and Spanish are in contact in the bilingual society of Catalonia. For lack of space, I have left out similar phenomena that take place in other Catalan-speaking areas, or even within Catalonia itself, such as the degree of influence from Spanish seems to vary depending on the particular regions that are being analyzed (Sinner & Wesch 2008 and Poch Olivé 2016).

## 6 An example from literature: Joan Oliver's *Pigmalió*

During the Franco dictatorship, Catalan, along with all other minority languages in Spain, was forbidden. The prohibition was not completely lifted until democracy was reinstated, but, in an attempt to appear more open to the international community, especially after the mid-1950s, the government allowed the publication of some pieces of literature or the representation of theater plays in Catalan, often translations of classic texts that would not pose a direct threat to the ideology of the regime. Authors continued to use the standard model proposed by Fabra in the late 1910s and tried to reach as many speakers as possible, despite the fact that access to such books or public events was usually limited.

In this context, in 1957, the poet and playwright Joan Oliver translated George Bernard Shaw's comedy *Pygmalion* into Catalan for the stage. In the early years of his career, Oliver had been a firm defender of the importance of literature as the transmitter of a refined linguistic model by an educated elite who would learn to imitate the way that established literary systems, especially pieces in French and English, created their masterworks, in order to produce new materials in Catalan. Oliver strongly believed that the sort of language expressed in literature could not be overly rigid and bound to outdated norms, but should instead be a vivid element reflecting the way that speakers employed it in real life. While he did not completely abandon the standard proposed by Fabra, he made sure that the language in both his own texts and his translations felt genuine. He thought this particularly important in plays for the stage, so he tried to include more colloquial expressions and cultural elements with which Catalan-speaking audiences would identify.

However, because of the need to use literature as a model which reproduced the normative standard language, Catalan literature in general, and translations in particular, tend to avoid manifesting a character's dialect unless it is essential to the plot, because, unlike languages like English, the geographic linguistic variety does not automatically imply that the speaker belongs to a concrete social group. This presented a big problem when translating *Pygmalion* because the central element of the comedy is the fact that the main character, the flower girl Eliza Doolittle, is taught to speak "proper English" so that her cockney accent does not stop her from getting a better job and improving her way of life.

When adapting Shaw's play into other languages, this becomes a first major challenge for translation. For his own Catalan version, Oliver chose to maintain neither the space nor the time and set his play in 1950s Barcelona instead. This allowed him to give Eliza, now dubbed Roseta Fernandes, a *xava* dialect strongly influenced by Spanish and full of *Catanyol* interferences. In my PhD thesis (Mañes-Bordes 2016), I analyzed the way Oliver transforms Eliza Doolittle into Roseta Fernandes, and how he successfully transfers the particularities of cockney to *xava* without losing the comedic effect or the social criticism of the original play. At a more superficial level, the name Oliver gives the protagonist points to her probable migration background, which is later confirmed by the fact that the flower girl's grandmother on her father's side was a native of Cartagena, in the southern part of Spain. Therefore, the audience can infer that the Fernandes family moved to Barcelona during the migratory wave of the 1920s, as Roseta claims that she was born in Poblenou, one of the most industrialized neighborhoods of the Catalan capital.

In my analysis, I found that Oliver makes Roseta's speech patterns most explicit at the phonetic and the lexical levels, and, to a lesser degree, in the morphosyntactic structures. The translator marks the flower girl's phonetic irregularities in the first and second acts, adapting the spelling of words to clarify which sounds the actress should reproduce. Therefore, in order to specify that Roseta cannot produce the palatal lateral approximant sound in words such as *clavells* or *ulls*, Oliver spells the words *claveis* [kla'βejs] or *uis* [ujs]. Another characteristic trait which appears throughout the whole first and second act is her difficulty with voiced sibilants, both fricative and affricate, which, as we have seen earlier, is a typical interference for Spanish-speakers. Thus, we see that the intervocalic [dʒ] sound and [ʃ] at the beginning of a word become [tʃ] in words such as *fetge* (liver, spelled *fetxe* in the text) or *xicota* (girl, reproduced as *txicota*); or that [ʒ] is articulated in the voiceless form [ʃ] in words like *ajuntament* (city council, spelled *aixuntament*) or *pluja* (rain, spelled *pluixa*).

Unlike her English-speaking counterpart, Roseta does not seem to have special problems with the articulation of vocalic sounds, as per the "transcription" offered by Joan Oliver. He does not make any comment whether the flower girl's speech pattern includes the typical loss of the [ə] sound in the Barcelona area, nor does he specify if she has problems with the distinction between the opening degrees of *e*, represented by the pair [ɛ]/[e], and *o*, which can be articulated as [ɔ] or [o] (Martí i Castell 1985: 143). She does, however, show a tendency to reduce certain diphthongs to a single vocalic sound, as in the case of the conjugated forms of the verb *veure*, in which she uses *vorà* instead of the normative *veurà* for the future tense, among others, and in a few cases she also opens the [i] sound in an unstressed position to an *e* (likely pronounced as an [e] instead of the expected [ə] in central dialect) in words as *prencipi* or *creminal* instead of *principi* and *criminal*, respectively.

It is in the lexical area where the character's interferences from Spanish are made more explicit. It is worth noting that, in the first acts of the play, before she is "transformed" into a lady, the girl does not show signs of knowing how to use the formal register or the normative forms properly. In order to create a plausible reproduction of the interferences found in Catalan speakers, especially of lower classes, Oliver gives Roseta's speech a great number of barbarisms or loanwords, sometimes in a hypercorrected form, from Spanish. Table 4 provides a short list of representative examples from the first and second act of the Catalan translation:

Bilingualism and migration in Catalonia 223

Table 4. Calques and loanwords in Roseta's speech pattern in the first and second act of *Pigmalió* (as adapted in Mañes-Bordes 2016: 183 from Oliver 2010).

| Loanword / barbarism | Origin (Spanish) | Standard Catalan |
|---|---|---|
| carinyós | cariñoso | afectuós (affectionate) |
| derrotxe | derroche | malbaratament (waste) |
| jusgat | juzgado | jutjat (law court) |
| lletrero | letrero | cartell (sign) |
| m'assentaré | me sentaré | m'asseuré (I will sit down) |
| sinvergüensa | sinvergüenza | pocavergonya (cheeky) |
| tonto | tonto | pallús, ximple (dumb) |

Finally, the character presents morphological problems with invariable adjectives or some verb conjugations, but these issues do not appear too frequently. As for syntax, Roseta sometimes calques structures from Castilian directly into Catalan without respecting the grammatical norms of the latter. However, Oliver also makes her well-versed in her use of certain colloquial Catalan idioms, partly due to his wish to maintain the verisimilitude of the spoken language of the popular classes in his adaptation. Thus, the flower girl alternates calques such as *servidora no serà una santeta* (one might not be a saint), using the future tense in a way that is deviant from the Catalan norm, and interjections that sound genuinely Catalan, as *Tot a Can Taps!* (all gone to waste!).

## 7 Tracing *Catanyol* in today's use of language

Roseta's idiolect reflects some characteristics of *Catanyol* that could be heard in the 1950s, when the vast majority of Catalan speakers did not receive a formal education in their mother tongue. However, almost forty years after the reintroduction of Catalan in education and general media, not only can some of the interferences mentioned above still be observed in speakers of all ages and social contexts, but it also seems that *Catanyol* has been expanding rather than decreasing.

Narcís Garolera (2014) points out that genuine Catalan is slowly receding and fears that Catalan risks becoming "a shameful patois or an idiolect imposed by the media" (ib.: 175)[3]. He stipulates that, not unlike in the mid-20th century, the main cause for such interferences can be found not only in a poor awareness of standard Catalan but also of the proper expressions depending on the register.

---

3   This translation is my own.

Speakers try to compensate for their insecurities by calquing Spanish structures (despite the fact that Catalan often has genuine equivalents) and sometimes by giving existing Catalan words a new meaning.

Garolera presents a general, yet significant overview of interferences that he has observed in the speech patterns of politicians, talk-show hosts and guests (both on the radio and on television), as well as in print in newspapers and advertisements, which often rely on automatic translation tools[4]. Garolera mainly focuses on the shift in vocabulary and the addition of what he considers "unnecessary neologisms" (ib.: 176). Table 5 provides some of Garolera's examples.

Table 5. Selected examples of calques that are replacing standard options from Garolera (2014: 176-181)).

| *Standard option(s)* | Interference |
| --- | --- |
| crear, causar, motivar, provocar | generar |
| passar | succeir |
| sentir | escoltar |
| la referència | el referent |
| la feina | el treball |
| el vespre | la tarda-nit |
| l'endemà | el dia següent, el dia després |
| característic, representatiu | emblemàtic |
| famós, conegut, popular | mític |
| tip | fart |
| prou | suficient (adj.) / suficientment (adv.) |
| gaire (negative) | molt |
| tocar ferro | tocar fusta |
| fer els ulls grossos | fer la vista grossa |

It is debatable whether Garolera's verbs are real calques or simply stylistic alternatives, admittedly redundant or somewhat gratuitous in some cases. For example, using *generar* instead of verbs like *crear, causar, motivar* or *provocar* gives the former a more general meaning instead of limiting it to scientific contexts. There may also be an intensifying intent behind the choice of verbs like *generar*

---

4  A more detailed compilation of interferences between Catalan and Spanish can be found in Vidal's (2012) *Catanyol.es: El catanyol es cura* ('Catanyol.es: *Catanyol* can be cured'), which inspired Garolera (2014).

or *succeir* (instead of simply *passar*, 'happen'), probably perceived as stronger or more formal alternatives, especially when speakers imitate Spanish structures[5]. Adjectives can also be substituted for more grandiloquent-sounding options, like *emblemàtic* instead of *caracteristic* or *representatiu*, or *mític* instead of *famós, conegut* or *popular*.

A clear interference pointed out by Garolera (2014: 180) is the confusion between the verbs *sentir* ('hear') and *escoltar* ('listen'), whose false-friend equivalents can be found in the respective Spanish forms (*oir* and *escuchar*). It has become frequent to tell one's interlocutor, when acoustic problems arise, *no t'escolto* ('I'm not listening to you') – a calque of the Spanish phrase *no te escucho* –, when one actually means *no et sento* ('I can't hear you').

A similar phenomenon is observed in vocabulary: jobs are no longer called *feina*, but *treball* (like *trabajo* in Spanish[6]); *vespre* ('evening') is slowly being exchanged for *tarda-nit*, probably because Spanish does not have a direct equivalent; and *l'endemà* ('the next day') is being replaced with the calque *el dia després* or *el dia següent*. A lack of knowledge of idioms and phrases is compensated for by direct translations of their Spanish equivalent (Garolera 2014: 180): for example, Catalan speakers no longer knock on iron (*tocar ferro*), but on wood (*tocar fusta*, from the Spanish *tocar madera*) to invoke good luck, or say that they "make a fat sight" (*fer la vista grossa*, imitating the Spanish phrase *hacer la vista gorda*) when they turn a blind eye, instead of *fer els ulls grossos* (literally 'make big eyes').

Catalan has a tendency to avoid possessive pronouns when possible, especially when the context or the inclusion of pronouns already makes it implicit, but calques from Spanish have become more frequent in expressions such as *s'ha endut la meva moto* ('he/she took my motorbike'), which can be expressed in a more genuine Catalan form: *se m'ha endut la moto* (Garolera 2014: 179). Similarly, a notable shift can be noticed in the use of *prou* ('enough'), which, depending on the context, has been substituted by the adjective *suficient* or the adverb *suficientment*, both a calque from Spanish. This also happens with *gaire* in its negative form (both as an adjective and as an adverb): Spanish uses the

---

5  In some informal conversations, I have often heard the argument that Catalan is a "softer" language in comparison to Spanish. While I intuitively find this claim unfounded, it would be worth investigating whether this is a common perception among the Catalan population and whether there is a correlation between this idea and the preferred language.
6  Interestingly, the interference from Catalan *faena* can be found in the Spanish spoken in Catalonia (Wesch 2008).

form *mucho* regardless of whether the sentence is positive or negative, as shown in Table 6.

Table 6. Interference from Castilian in the negative quantifier *gaire*.

|  | Positive sentence | Negative sentence |
| --- | --- | --- |
| Spanish | Tengo *mucho* sueño. | No tengo *mucho* sueño. |
| Catalan (standard) | Tinc *molta* son. | No tinc *gaire* son. |
| Interference |  | No tinc *\*molta* son.[7] |

However, Garolera's list seems to be based on a more conservative and normative perspective, as can be inferred from his claim that the adjective *fart* has acquired the meaning of the Spanish word *harto* ('full after a meal' or 'fed up', depending on the context) and has been incorporated into the dictionary as a synonym for a more genuine *tip* (Garolera 2014: 177). Yet the *Diccionari català-valencià-balear* (DCVB 2002) shows corpus results of both uses that go back to Medieval Catalan and considers them synonyms. Garolera suggests that the preposition *malgrat* "has never been alive" in Catalan (ib.: 177) because Jacint Verdaguer, one of the most important authors of the *Renaixença*, considered it a Gallicism, but it is included in the *Diccionari de l'Institut d'Estudis Catalans* (DIEC 2007), making *malgrat* standard. The debate on whether the IEC should allow so many of these neologisms cannot be traced here.

# 8 Closing remarks

It seems clear that there is no longer a situation of diglossia in Catalonia today. Rather, there are still some inequalities between Catalan and Spanish, as can be inferred from the large number of interferences observed in the examples above. Catalan struggles not to lose its recently "recovered territory" despite the fact that Castilian maintains a dominant position in most situations, especially in the media, and seems to be preferred as a working language by many speakers. Although the last *Enquesta d'usos lingüístics de la població a Catalunya* (2013) claims that more speakers are using Catalan with their children, implying that a larger number of the total population will have Catalan as a first language in the

---

7 The last edition of the *Gramàtica essencial de la llengua catalana* (2018) published by Institut d'Estudis Catalans notes that this option is acceptable in certain dialects, but only at a colloquial level.

future, it is also plausible to pessimistically conclude that the tendency might go backwards in upcoming years because migrants also give priority to the use of Spanish for practical reasons.

Xavier Vila (2016: 151) posits the existence of a certain correlation between the place of birth and the choice of one's first language, but I consider such hypotheses and predictions based only on current data risky. According to the author, the population born in Catalonia has become a mainly bilingual community with an equally good working knowledge of both Catalan and Spanish in most cases, and most monolingual speakers usually originate from other parts of Spain or from other nations. Vila also suggests that Catalonia is evolving into a trilingual society, a view that I consider more plausible since a large number of people in the region claim to also speak English at an advanced level, especially among younger generations (EULP 2013: 157). Certainly, schools are attempting to introduce English as part of the curriculum at the compulsory levels outside English language classes, that is, in subjects such as mathematics or the social sciences. Additionally, English, having acquired the role of global *lingua franca*, is increasingly present in many aspects of the everyday lives of the Catalan population. However, in view of the demographics of the land, it is questionable whether English will indeed become Catalonia's third working language instead of Chinese or Arab, languages spoken by a considerable percentage of the migrant population.

Given the difficulty of making predictions regarding the natural development of languages, it will be interesting to compare the data presented above with the upcoming publication of the 2018 EULP data. It must not be forgotten that the current political situation could present a shift in the linguistic paradigm, as can be inferred from some initiatives, such as the *Manifiesto por una lengua común* (2008) which claimed the dominance of Spanish and requested that linguistic immersion be stopped in Catalonia to allow parents to choose the vehicular language for education in schools, as is being done in other bilingual communities. Although the initiative was supported by the Constitutional Court, few applications were received. However, further research regarding the preferred language for education is called for, especially if one takes into consideration how things have changed in the period between 2013 and 2018.

## References

Badia i Margarit, Antoni M. ⁶1979. *Llengua i cultura als Països Catalans*. Barcelona: Edicions 62.

Casanovas Català, Montserrat. 2008. Patrones léxicos en el español de los catalanohablantes: aproximación cualitativa. In Carsten Sinner & Andreas Wesch (eds.). *El castellano en las tierras de habla catalana*. Madrid: Iberoamericana, 181–198.

[DCVB]. 2002. *Diccionari català-valencià-balear*. Ed. Antoni M. Alcover & Francesc de Borja Moll. <http://dcvb.iecat.net/> (3 March 2019).

Domènech Bagaria, Ona. 2012. La traducció entre el castellà i el català. In Montserrat Bacardí, Ona Domènech Bagaria, Cristina Gelpí & Marisa Presas. *Teoria i pràctica de la traducció*. Barcelona: UOC, 139–180.

[EULP]. Institut d'Estadística de Catalunya (Idescat). 2015. *Enquesta d'usos lingüistics de la població 2013*. <https://www.idescat.cat/serveis/biblioteca/docs/cat/eulp2013.pdf> (26 July 2019).

Ferrando Francés, Antoni & Miquel Nicolás Amorós. 2005. *Història de la llengua de Catalunya*. Barcelona: UOC.

Garolera, Narcís. 2014. El català que ara es parla. *Marges* 103. Barcelona: L'Avenç, 175–182.

Institut d'Estadística de Catalunya (Idescat). 2019. *Novetats: Enquesta d'usos lingüistics de la població 2018*. <https://www.idescat.cat/novetats/?id=3329> (26 July 2019).

Institut d'Estadística de Catalunya (Idescat). 2018. *Indicadors anuals de demografia i societat*. <https://www.idescat.cat/indicadors/?id=anuals&n=10003> (26 July 2019).

Institut d'Estudis Catalans (DIEC). ²2007. *Diccionari de la llengua catalana*. <https://dlc.iec.cat> (3 March 2019).

Instituto Nacional de Estadística (INE). 2018. *Cifras de población*. <https://www.ine.es/dyngs/INEbase/es/operacion.htm?c=Estadistica_C&cid=1254736176951&menu=ultiDatos&idp=1254735572981> (31 October 2018).

Kailuweit, Rolf. 1997. *Von eigenen Sprachen: Eine Geschichte der spanisch-katalanischen Diglossie in Katalonien (1759–1859)*. Frankfurt am Main: Peter Lang.

Keating, Michael. 1996. *Nations against the state: The new politics of nationalism in Quebec, Catalonia and Scotland*. London: Macmillan Press.

*Llei de normalització Lingüística a Catalunya*. 1983. <http://llengua.gencat.cat/web/.content/documents/legislacio/llei_de_politica_lingulingui/arxius/lleinl83.pdf> (3 March 2019).

Lodares, Juan Ramón. 2000. *El paraíso políglota: historias de lenguas en la España moderna contadas sin prejuicios*. Madrid: Taurus.

*Manifiesto por la lengua común*. 2008. <https://elpais.com/elpais/2008/06/23/actualidad/1214209045_850215.html> (3 March 2019).

Mañes-Bordes, Mar. 2016. *Joan Oliver: Traductor: Estudi de l'adaptació lliure de 'Pygmalion' de G.B. Shaw*. <http://hdl.handle.net/10803/394042> (31 October 2018).

Martí i Castell, Joan (coord.). 1985. *Coneguem els nostres parlars*. Barcelona: Generalitat de Catalunya.

Oliver, Joan. [11]2010. *Pigmalió*. Barcelona: Edicions 62.

Poch Olivé, Dolors (ed.). 2016. *El español en contacto con las otras lenguas peninsulares*. Madrid: Iberoamericana Vervuert.

Sinner, Carsten & Andreas Wesch. 2008. El castellano en las tierras de lengua catalana: Estado de la cuestión. In Carsten Sinner & Andreas Wesch (eds.). *El castellano en las tierras de habla catalana*. Madrid: Iberoamericana, 11–56.

Vallverdú, Francesc. 1979. *Dues llengües, dues funcions? La història contemporània de Catalunya, des d'un punt de vista sociolinguistic*. Barcelona: Laia.

Veny, Joan. 1978. *Els parlars catalans*. Palma de Mallorca: Moll.

Vidal, Pau. 2012. *Catanyol. es: El catanyol es cura*. Barcelona: Barcanova.

Vila, Xavier. 2016. ¿Quién habla hoy en día el castellano en Cataluña? Una aproximacion demolingüístca. In Dolors Poch Olivé (ed.). *El español en contacto con las otras lenguas peninsulares*. Madrid: Iberoamericana Vervuert, 135–155.

Wesch, Andreas. 2008. Mujeres de hacer faenas que limpian racholas: Sobre algunos catalanismos léxicos. In Carsten Sinner & Andreas Wesch (eds.). *El castellano en las tierras de habla catalana*. Madrid: Iberoamericana, 57–64.

Woolard, Kathryn A. 1989. *Double talk: Bilingualism and the politics of ethnicity in Catalonia*. Stanford: Stanford University Press.

İnci Dirim (Wien) & Paul Mecheril (Bielefeld)
# Diskriminierung und Ausgrenzung im Kontext von migrationsgesellschaftlicher Mehrsprachigkeit[1]

**Abstract.** Languages are not only means of communication; they also symbolize the affiliations and social positions of speakers. This is particularly relevant for and in the context of the national education system. Students learn something about the place they are given through the evaluation and inclusion of their languages in schools. The school is the institution that differentially addresses, adopts or ignores the different linguistic preconditions of children and young people. It can re-produce social inequalities through direct and indirect discrimination or – as any pluralistic-democratic educational system should claim – strive to problematise them and contribute to their transformation.

**Keywords:** language and affiliation, language and social position, evaluation of languages, languages in schools, social inequalities, discrimination

## 1 Problemaufriss

Sprachen sind nicht nur ein Mittel der Kommunikation, sie besitzen auf Grund ihrer Historizität und Gruppenspezifizität auch eine starke identifikatorische und symbolische Funktionalität. Das heißt, dass Sprachen Kommunikationsmittel sind, zugleich aber auch zur wertbezogenen Unterscheidung von Menschen, Gruppen und Sachverhalten dienen. So ist es nicht weiter verwunderlich, dass die Sprachbezeichnung 'Deutsch' etymologisch auf das Wort 'diot' zurückgeht, das eine ganz allgemeine Bedeutung im Sinne von 'Volk' oder 'Menschengruppe' hatte, sich aber im Zuge der Ausdifferenzierung von einzelnen ethnischen Gruppen, Staaten und deren Kontakten zueinander zur spezifischen Bezeichnung einer als primordial verstandenen Gemeinschaft und deren Sprache entwickelte. Überregionale sowie transnationale Entwicklungen gehen nicht selten auch mit sprachlichen Spezifizierungen einher, auf die politische Akteure im Sinne des Gelingens der Kommunikationsprozesse, aber auch im Sinne der Bewahrung und Ausübung von Herrschaft reagieren können. Migration kann als

---

1 Der vorliegende Beitrag basiert auf Passagen der folgenden Publikationen: Dirim & Mecheril u.a. (2018, darin Kapitel I von Dirim & Mecheril, S. 39f.), Dirim & Mecheril (2016) und Dirim & Mecheril (2010).

Veruneindeutigung von sprachlichen Konventionen und Regelungen angesehen werden, weil der fraglose Geltungsanspruch historisch verfestigter Kommunikationssysteme durch Migrationsphänomene in Frage gestellt wird. Das Bemühen um die Herstellung von sprachlicher Einheit, der Versuch, die symbolische Einheit von Sprache und Nation zu sichern, kann zum Ausschluss von Menschen führen, die mit ihrer Sprachverwendung der jeweiligen hegemonialen nationalen Sprache nicht entsprechen. Versuche der Kompensation wie Deutschförderung können die Benachteiligungen nur teilweise beheben. Im vorliegenden Beitrag geht es uns nicht so sehr um die Frage, wie Diskriminierungen von etwa Schüler/innen, die sich Deutsch als Zweitsprache aneignen, in monolingualen nationalen Schulen reduziert werden können. Es geht eher darum, mit welchen allgemeinen konzeptionellen und begrifflichen Forschungsgrundlagen Benachteiligungen, auch symbolische, erkannt und auf Sprache bezogen werden können. Im Sinne dieses Anliegens stellen wir im Folgenden Möglichkeiten der Erfassung von Diskriminierung vor und beziehen diese auf den Zusammenhang der migrationsbedingten Mehrsprachigkeit im nationalen Kontext.

## 2 Diskriminierung erfassen: Begriffliche und konzeptionelle Grundlagen

### 2.1 Diskriminierungsbegriff

Diskriminierung kann allgemein verstanden werden als eine Unterscheidung von Menschen, die entlang bestimmter überindividueller, vermeintlich kollektiver Merkmale spezifisch benachteiligt werden. Mit diesem Diskriminierungsbegriff wird eine bestimmte Art von Benachteiligung zum Gegenstand. Allgemein können Benachteiligungen zufällig, individuell und aus singulären Konstellationen (etwa einer spezifischen Beziehung zwischen Lehrer/in und Schüler/in) und aus besonderen Situationen resultieren. Mit dem Diskriminierungsbegriff wird jedoch auf Formen der Benachteiligung hingewiesen, die nicht in der bloßen Singularität einer Beziehung oder einer Situation aufgehen, sondern immer in einem Verhältnis zu allgemein verfügbaren gesellschaftlichen Unterscheidungsweisen (Differenzordnungen; vgl. Mecheril 2008: o.S.) stehen. Diese müssen den beteiligten Akteur/innen nicht immer bewusst sein. Der Diskriminierungsbegriff verweist damit immer auch auf die Geschichte und die Historizität der Art und Weise, in der Menschen auf der Ebene von Privilegien, Wert, Ansehen, Status und Prestige unterschieden werden. Diskriminierungen können als Benachteiligungen verstanden werden, mit denen soziale 'Gruppen' bzw. Individuen als ihnen zugeschriebene Mitglieder unterschieden und unterschiedlich bewertet bzw. behandelt werden. Diskriminierungen beziehen sich auf unterschiedliche Ungleichheiten, u.a. auf die Differenzordnungen 'Gender', 'Behinderung' sowie 'Sprache'. Sprachliche Unterschiede – um den Aspekt von Sprache als Differenzordnung ein wenig genauer zu erfassen – können als Differenzen betrachtet werden, an Hand derer faktisch und symbolisch soziale Positionen festgemacht werden. Es macht einen sozial bedeutsamen Unterschied, ob jemand in Deutschland als Sprecher/in des Arabischen, Englischen oder Deutschen identifiziert wird. Ein Beleg dafür ist die empirische Studie von Settinieri (2011: 3f), in der 100 als 'muttersprachliche' Sprecher/innen des Deutschen eingeordnete Studierende deutschsprachige Sätze mit verschiedenen Akzenten bewerteten, z.B. einem französischen Akzent oder einem türkischen Akzent. Die Ergebnisse zeigten, dass bestimmte Akzente signifikant positiver bzw. signifikant negativer bewertet werden als andere (vgl. Settinieri 2011: 8). Wenig verwunderlich ist, dass in dieser Studie hegemoniale Welt- und Migrationsordnungen anhand von Sprache reproduziert werden: Während beispielsweise der türkische Akzent im Deutschen von keinem der Proband/innen positiv bewertet wurde, erhielt der amerikanische Akzent zahlreiche positive Bewertungen, auch wenn diese Bewertungen von den Proband/innen offenbar eher unpolitisch kommentiert wurden, z.B. mit den Worten "Mir gefällt eine bestimmte Wortmelodie, die ich nicht genau beschreiben kann" (ebd.: 75).

## 2.2 Diskriminierungsformen

Theoretische Erklärungsansätze, die die Rolle gesellschaftlich-politischer, kulturell-sozialer und institutionell-organisationaler Rahmenbedingungen des Handelns, Empfindens und Denkens von Menschen in den Vordergrund stellen, fokussieren selten das einzelne Individuum als Zentrum und gewissermaßen Startpunkt des Geschehens. Vielmehr geht es diesen Ansätzen um eine Aufklärung der politischen, strukturellen, rechtlichen, kulturellen sowie institutionellen Voraussetzungen und Bedingungen des Handelns und Erlebens von Einzelnen. Sie sind an den Rahmenbedingungen und Kontexten interessiert, in denen das Handeln, das Empfinden und Denken von Menschen nicht nur einfach stattfindet, sondern ermöglicht und profiliert wird. Mit dem Augenmerk auf Voraussetzungen und gesellschaftliche Rahmungen oder Kontexte kommt in der Diskriminierungsforschung dann zumeist auch nicht das Außergewöhnliche in den Blick, vielmehr sind es allgemeine Charakteristika gesellschaftlicher, sozialer und organisatorischer Wirklichkeit.

In der Literatur (zum Überblick vgl. die Beiträge in Scherr u.a. 2017) werden hierbei unterschiedliche begriffliche und phänomenale Aspekte von

Diskriminierung unterschieden. Im Versuch, diese Unterscheidungen in einem systematischen Zusammenhang zu skizzieren, werden im Folgenden vier analytische Unterscheidungsdimensionen hervorgehoben:

(a) symbolische und materielle Diskriminierung;
(b) bewusste und nicht-bewusste Diskriminierung;
(c) direkte und indirekte Diskriminierung;
(d) strukturelle, institutionelle und interaktive Diskriminierung.

Ad (a) *Symbolische und materielle Diskriminierung.* Diskriminierung äußert sich nicht allein in dem vergleichsweise schlechteren Zugang zu materiellen Ressourcen (etwa der ungleichen Entlohnung gleicher Arbeit bei männlich und weiblich positionierten Personen), sondern nimmt auch die Form der symbolischen Ungleichbehandlung an. Wenn Menschen ein geringerer Grad an Ansehen oder Prestige zukommt, allein weil sie einer bestimmten sozialen Gruppe zugeordnet werden, haben wir es mit symbolischer Diskriminierung zu tun. So kann etwa die unterschiedliche Bewertung von Menschen aufgrund ihrer Sprachen als symbolische Diskriminierung eingeordnet werden. Diskriminierungsverhältnisse haben, anders als punktuelle Benachteiligungen oder jene für das Selbstbild nicht durchgängig signifikant bedeutsamen symbolischen Benachteiligungen und Bevorteilungen (etwa die in 'eine/keine Brille tragen' zum Ausdruck kommende Differenz), Auswirkungen auf das Selbstverhältnis und -verständnis von Individuen. Diskriminierung findet also nicht nur statt, wenn materielle Ressourcen systematisch ungleich verteilt sind, sondern auch, wenn die soziale, politische und kulturelle Anerkennung von Menschen auf Grund ihrer tatsächlichen oder vermittels sprachlicher Merkmale unterstellten Zugehörigkeit zu einer Gruppe unterschiedlich ausfällt.

Ad (b) *Absichtliche und unabsichtliche Diskriminierung.* Der Diskriminierungsbegriff sieht neben der bewussten und intentionalen Benachteiligung von (vermeintlichen) Mitgliedern von sozialen Gruppen ('ich vermiete meine Wohnung nicht an XY'; 'meine Tochter/mein Sohn soll keinen YX heiraten') auch die Möglichkeit vor, dass Handlungen unbeabsichtigt Akte der Diskriminierung darstellen bzw. dem/der Akteur/in gar nicht als Diskriminierungsphänomen bewusst werden können, weil er/sie nicht über ein entsprechendes Wissen verfügt ('ist doch normal, dass Menschen, die keine Unionsbürgerschaft besitzen, weniger Rechte in Europa haben'). Vorausgesetzt ist bei diesem theoretischen Verständnis von Diskriminierung, dass Wahrnehmungsschemata und Deutungsmuster, wie sie in Differenzordnungen angelegt sind, über performative Wiederholungen (Medien, Alltagsgespräche, wissenschaftliche Diskurse etc.) vermittelt werden und zum 'normalen' Deutungshaushalt in gesellschaftlichen, institutionellen oder interaktiven Zusammenhänge werden, ohne dass dies den Akteur/innen bewusst sein muss. Das Bewusstmachen von Deutungsmustern, die in bestimmten sozialen Konstellationen Diskriminierungen ermöglichen, ist mithin ein wichtiger Aspekt einer diskriminierungskritischen Pädagogik. Die Absicht zur Diskriminierung ist keine notwendige Voraussetzung für das Vorkommen von Diskriminierung; mehr noch: sogar die Absicht, nicht zu diskriminieren, ist keine Garantin für das Ausbleiben von Diskriminierung. Diskriminierung in guter (pädagogischer) Absicht liegt dann zum Beispiel vor, wenn eine Lehrerin die Leistung eines Schülers besonders lobt und in diesem Lob eine Re-Stigmatisierung stattfindet:

> "Aah (.), das war´s auch. In der fünften Klasse, ehm (..) also, ich hab irgendetwas ganz Gutes gemacht in Deutsch. [I: Hm] Und danach kam eh (Frau H.*) hieß die, also die konnte niemand leiden, also sie meinte so: 'Für ´nen Ausländer gar nicht mal schlecht.' [I: Mhm] Ja, ja eh solche Sachen vergisst du nicht! Also, ich hab auch vieles Gutes, gute Sachen erlebt, aber wirklich/eh für ´nen Ausländer war es gar nicht mal so schlecht/ dachte ich dann so. Boh (.) O.k. hart!" (Rose 2012: 140ff.)

Das Beispiel kann als eine Form von sprachbezogener Diskriminierung verstanden werden, die auf der Annahme basiert, dass es für als 'Ausländer' geltende Schüler/innen nicht so ohne weiteres möglich ist, die Anforderungen des Deutschunterrichts zu erfüllen und für sie deshalb ein anderer Erwartungshorizont Gültigkeit habe.

Ad (c) *Diskriminierung durch Ungleichbehandlung und durch Gleichbehandlung (bzw. direkte und indirekte Diskriminierung bzw. unmittelbare und mittelbare Diskriminierung).* Als bildungspolitisches Dilemma im Umgang mit ethnischen Minderheiten bezeichnet Norbert Wenning (2003: 80) den Umstand, dass der Staat sowohl im Modell einer egalitären Bildungspolitik, als auch in einer differenzsensiblen Politik Ungleichheiten produziert, die dem prinzipiellen Anspruch der Gleichbehandlung demokratischer Bildungspolitik zuwiderlaufen. Denn der egalitäre Ansatz ermöglicht zwar formell einen gleichen Zugang zu Bildungsinstitutionen für alle, diese produzieren aber aufgrund ihrer kulturell und sprachlich einseitig geprägten Struktur einen Rahmen, in dem Ungleichheit reproduziert und produziert wird. Andererseits besteht, sobald Bildungsinstitutionen differenzsensibel strukturiert sind, "die Gefahr, dass Absolventen und Absolventinnen entsprechender Bildungsrichtungen bei allgemeinen, für alle gleichen Tests (etwa Zentralprüfungen zum Schulabschluss, Eingangsprüfungen für Hochschulen oder Tests für Ausbildungsplätze) zwangsläufig benachteiligt sind, und dass es durch diese Maßnahmen Schulen erster und zweiter Klasse gibt, die ihren Schülern und Schülerinnen mit dem jeweiligen Profil und Status zugleich unterschiedlich bewertete Startvoraussetzungen mitgeben" (ebd.).

Auf Sprache bezogen kann der für alle unabhängig vom Grad der Beherrschung dieser Sprache gleichermaßen auf Deutsch angebotene Schulunterricht eine Diskriminierung durch Gleichbehandlung bedeuten, da Schüler/innen, die sich noch im Prozess der Aneignung des Deutschen befinden, benachteiligt werden.

Das Angebot von Deutschförderung wiederum kann eine Benachteiligung durch Ungleichbehandlung bedeuten, wenn die Schüler/innen damit als sprachunkundig markiert werden.

Ad (d) *Strukturelle, institutionelle und interaktive Diskriminierung*. Die Unterscheidung zwischen struktureller, institutioneller und interaktiver Diskriminierung betrifft die Art des sozialen Kontextes, in dem die Diskriminierung nicht nur stattfindet, sondern dessen Logik Diskriminierung spezifisch kanalisiert und figuriert (genauer: Dirim & Mecheril 2018: 39f).

## 3 Sprachliche Diskriminierung im nationalen Kontext

Um die oben bereits angedeutete sprachliche Diskriminierung zu verstehen, ist es nicht nur wichtig, verschiedene Formen von Diskriminierung unterscheiden zu können, sondern auch zu wissen, dass Sprache nicht nur ein 'technisches' Kommunikationsmittel darstellt, sondern auch ein Mittel der Herstellung und Artikulation gesellschaftlicher Anerkennung ist. Wer ist befugt wann, wie, zu wem und über wen zu sprechen? Welche Sprachen und Sprechweisen gelten (in der Gesellschaft, in der Schule, im Jugendzentrum) als legitime Sprachen? Wer gilt als legitime Sprecher/in einer Sprache? Welche Sprachen und Sprachformen besitzen hohes, welche eher geringes Prestige? Sollte pädagogisches Handeln diese "Prestigehierarchie" bestätigen oder problematisieren? Welche Möglichkeiten eines diese "Prestigehierarchien" nicht schlicht bejahenden pädagogischen Handelns gibt es? Mit Hilfe solcher Fragen kommen die gesellschaftlichen (Macht-)Dimensionen des Themas "Sprachen-Sprechen" in den Blick. Die Reflexion dieser Dimensionen begründet professionelles pädagogisches Handeln, das nicht allein das gesellschaftlich Gegebene bejaht, sondern es befragt.

Sprache stellt einen zentralen Weg zur Erschließung der Welt und eine wesentliche Voraussetzung für soziale, ökonomische und politische Teilhabe dar. Das Individuum eignet sich Sprache in der täglichen Interaktion aktiv an und erweitert im Prozess dieser Aneignung seine individuelle, soziale und schließlich politische Handlungsfähigkeit. Gleichzeitig schafft Sprache für das Individuum eine

Orientierung durch kollektive und umfassende Einbindung in Vergangenheit, Gegenwart und Zukunft der sozialen Kontexte, deren Mitglied es ist.
Jede Beschäftigung mit den sprachlichen Verhältnissen einer Gesellschaft muss berücksichtigen, dass Sprache ein Raum ist, in dem soziale Unterscheidungen erfolgen. Sprache bezeichnet ein Feld systematischer Unterscheidungen, in dem sich zunächst unterschiedliche Sprachen und Sprachvarietäten wie Dialekte und Kommunikationsformen finden. Allerdings werden diese Sprachen und Sprachvarietäten in unterschiedlichem Maße anerkannt. Alle Kinder erwerben an den Orten ihres Aufwachsens auf eine sehr ähnliche Weise, zunächst in der Interaktion mit Bezugspersonen, Sprache(n). Inwiefern sich die Kinder in den weiteren sozialen Umgebungen, in die sie eintreten, Gehör verschaffen können, hängt jedoch nicht nur davon ab, wie weit ihr Sprachverständnis gediehen ist, wie differenziert ihre Äußerungen sind und wie weit ihr Wortschatz ausgefächert ist. Welchen Zugang die Kinder zu den gesellschaftlichen Kontexten erhalten, hängt nicht nur von ihrer allgemeinen Sprachkompetenz und dem relativen Grad dieser Kompetenz ab, sondern ganz entschieden davon, ob die Sprache, in der sie diese Kompetenz besitzen, anerkannt wird. Pierre Bourdieu formuliert dies so:

"Die Sprachkompetenz, die ausreicht, um Sätze zu bilden, kann völlig unzureichend sein, um Sätze zu bilden, auf die gehört wird, Sätze, die in allen Situationen, in denen gesprochen wird, als rezipierbar anerkannt werden können. Auch hier ist die soziale Akzeptabilität nicht auf die Grammatikalität beschränkt. Sprecher ohne legitime Sprachkompetenz sind in Wirklichkeit von sozialen Welten, in denen diese Kompetenz vorausgesetzt wird, ausgeschlossen oder zum Schweigen verurteilt." (Bourdieu 2005 [1982]: 60)

In einer gehaltvollen Analyse der Bedeutung und der Funktion von Sprache geht es nicht allein darum, das Ausbilden von Sprachkompetenz in einem traditionell semiotischen Sinne zu untersuchen und zu beschreiben. Der schriftliche und mündliche Gebrauch von Sprache ist eine soziale Praxis, die nicht nur etwas mit dem Vermögen zu tun hat, Äußerungen hervorzubringen, die als semantisch und grammatisch angemessen gelten. Sie ist vielmehr geknüpft an Bedingungen eines differenziellen Systems der Legitimität des je spezifischen Sprachgebrauchs (dies ist in etwa Bourdieus (2005 [1982]: 37) Kritik an der Sprachtheorie von de Saussure und von Chomsky).

Das Alltagsverständnis von Sprache und auch das Sprachverständnis vieler pädagogischer Debatten sind allerdings von dem idealistischen Konstrukt Chomskys geprägt, das von den staatlich geförderten Normierungsversuchen der Nationalsprachen gestützt wird (Mattheier & Radtke 1997). Die auf die äußere

Beschaffenheit von Äußerungen gerichtete Perfektions- und Normorientierung wirkt sich auf das Verständnis von individueller Zwei- und Mehrsprachigkeit auch deshalb besonders ungünstig aus, weil sie sich auf beide bzw. alle Sprachen richtet, die die Person spricht, und den unrealistischen Anspruch entstehen lässt, dass die Sprachen sehr und gleich gut beherrscht werden müssen. Diese Grundorientierung spielt einer anderen Vorstellung in die Hand, die suggeriert, dass es besser sei, nur eine Sprache zu sprechen. Genährt wird diese Vorstellung aus mehreren Quellen, unter anderem aus der vor vielen Jahren entstandenen Annahme, dass die Sprachen unterschiedliche Weltsichten prägen und diese verschiedenen Weltsichten in Form von Mehrsprachigkeit das Individuum in seiner psychischen Integrität schädigen. Das Konstrukt der "sprachlichen Zwischenwelt" wurde 1934 von dem nationalsozialistischen Germanisten und Mitglied der "Ahnengruppe" Leo Weisgerber (Weisgerber 1962[3]) unter Bezugnahme auf Wilhelm von Humboldt (Humboldt 1827/29) und andere Wissenschaftler/innen entworfen und besagt, dass jede Sprache eine andere Erkenntnis vermittele. Dieses Konstrukt verstärkt die auch heute allgemein verbreitete Ansicht, dass die Sprachkompetenz am besten und "normalerweise" eine monolinguale Kompetenz zu sein habe; ein Glauben, den Ingrid Gogolin in einer Interviewstudie mit Lehrkräften in Deutschland herausarbeitete und "monolingualer Habitus" nannte (Gogolin 2008: 30f).[2]

Dass Ein-, Zwei- und Mehrsprachigkeit oft als unterschiedliche, sogar konträre, zuweilen miteinander unvereinbare Zustände wahrgenommen werden, geht weniger auf wissenschaftliche Untersuchungsergebnisse zurück als vielmehr auf politisch-ideologische Voraus-Setzungen, die den phantasmatischen Komplex von Sprache und Nation betreffen. Es gibt – so viel kann gesagt werden – keinen an sich, 'natürlich' gegebenen Nachteil von zweisprachigen Biographien oder Mehrsprachigkeit überhaupt. Freilich gibt es bestimmte Kontextbedingungen, in denen Zweisprachigkeit zu einem Problem wird. Die Frage der Kompetenz wird zudem von der Ebene der Bewertung überlagert: Türkisch gilt nicht als "Welt"-Sprache und besitzt höchstens "subversives" Prestige (Dirim & Auer 2004: 225f); Englisch oder Französisch genießen hingegen ein ganz anderes Ansehen. Aus der Perspektive der gesellschaftlichen Machtverhältnisse betrachtet wird deutlich, dass Ein-, Zwei- und Mehrsprachigkeit nicht miteinander gleichzusetzen sind, dass sogar Zweisprachigkeit und Zweisprachigkeit, Einsprachigkeit und Einsprachigkeit nicht gleichzusetzen sind, da es sehr darauf

---

2   Für eine ausführliche Diskussion der Monolingualität in Sprachkonzeptionalisierungen s. Dirim & Heinemann 2016.

ankommt, welche Sprache es ist, die im Rahmen von Ein- oder Zweisprachigkeit gesprochen wird, und welcher Wert dieser Sprache zukommt.

## 4 Die pädagogische Herstellung (il)legitimer Sprachen und Zugehörigkeiten

In der Auseinandersetzung um Sprache geht es um mehr als bloß "technische" Fragen. Es geht in einem sehr grundsätzlichen Sinne um Zugehörigkeiten und Identitäten. Im Disput über die Sprache(n), die als legitime Sprache(n) der Migrationsgesellschaft gilt (gelten), artikuliert sich ein Kampf um Zugehörigkeiten: Wer gehört zu "uns"? Aber noch viel mehr: Wer sind "wir"? Sind wir auch die, die in erster Linie Russisch sprechen? Sind wir auch die, die Deutsch-Türkisch sprechen?

Die Schule als Ort und Gegenstand dieser Auseinandersetzungen ist hierbei nicht allein mit einer außerhalb der Schule produzierten, sozusagen importierten Ungleichheit konfrontiert; eher ist es so, dass die Schule auf der Ebene der Schulorganisation, der curricularen und didaktischen Aspekte und schließlich auch auf der Ebene des Handelns der einzelnen Lehrer/innen als Teil des Gesamtzusammenhangs verstanden werden muss, der die (Wert-)Differenzen zwischen den sprachlichen Praxen der Migrationsgesellschaft produziert. Dies zeigt sich etwa darin, dass die Schule im Wesentlichen auf die Ausbildung des als legitim geltenden Sprachvermögens Wert legt. Schüler/innen werden in der offiziellen Sprache, dem als Standarddeutsch geltenden Deutsch, unterrichtet und (aus-)gebildet. Die Selbstverständlichkeit der Bevorzugung der einen Sprache hängt historisch eng mit dem Prozess der Durchsetzung der Idee der Nation zusammen. In den Reden an die deutsche Nation behauptet Johann Gottlieb Fichte noch beschwörend, was später durch Erziehungs- und Bildungsanstalten zu einer allgemein akzeptierten Fiktion werden sollte: die Reinheit und Ursprünglichkeit der deutschen Sprache als jenen Grundzug gemeinsamer Kultur, der die Einheit der Deutschen als "Volk" anzeige. Die wechselseitig konstitutiven Prozesse der Vereinheitlichung von "Sprache", "Kultur" und "Volk", in deren institutionellem Zentrum die nationale Schule steht, arbeiten mit imaginativen, auf Vorstellungen und Mythen gründenden Verfahren und produzieren einen wirkungsreichen Glauben an das "Wir". Ab dem 18. Jahrhundert setzt in den Schulen der Prozess ein, der darauf gerichtet ist, die sprachlichen Unterschiede der (damals auch schon) polyethnischen Bevölkerung zu überwinden. Der allgemeine Schulbesuch wird zu einem der wichtigsten Instrumente, mit denen Nationalität/Ethnizität als Sprachgemeinschaft und Sprachvermögen als national-ethnische Zugehörigkeit konstituiert wird (Gogolin & Krüger-Potratz 2010: 70).

Mit im 18. Jahrhundert einsetzenden Verhältnissen der Entsprechung zwischen der nationalen Einheit des Arbeitsmarktes und der Einheit des Bildungs- und Sprachmarktes (die die Einheit der Bildungstitel produziert) wird es zu einer "Selbstverständlichkeit", die als legitim geltende, offizielle Sprache sprechen zu müssen. "Selbstverständlich" heißt hier: Der durch Entsprechungsverhältnisse bewirkte Zwang zu der einen Sprache wird auch von jenen, die an diesem Zwang scheitern, mit Sinn versehen und als unzweifelhafter, zuweilen "natürlicher" Zusammenhang betrachtet. Wichtig ist hierbei, dass es sich bei der im offiziellen Kontext der Schule gesprochenen und in ihr gelehrten Sprache um eine handelt, die von der alltagsweltlichen Sprachwirklichkeit der Schüler/innen relativ weit entfernt ist. Diese Sprachvarietät wird im Anschluss an Überlegungen von Cummins, Bourdieu und Habermas als "Bildungssprache" bezeichnet (Gogolin & Lange 2011: 107f). Die Bildungssprache hat mit den Regeln schriftsprachlicher Kommunikation mehr gemeinsam als mit der alltagssprachlichen mündlichen Verständigung.

Die nationale Schule ist nun produktiv nicht nur im Hinblick darauf, dass sie die Vorrangstellung der offiziellen Sprache begründet und befördert. Mit dieser Praxis der Unterweisung im Offiziellen – der legitimen Sprache, der legitime Identitäten zugeordnet sind – sind von Beginn an differenzielle Ansprachen verknüpft, die bestehende Unterschiede zwischen den Sprechweisen der Schüler/innen bestätigen, bekräftigen und in soziale Ungleichheiten verwandeln bzw. bestehende soziale Ungleichheiten ratifizieren. Dass die deutschsprachige Schule Schüler/innen erwartet, die Deutsch in einer bereits differenzierten Weise sprechen können, und dass sie die offizielle schulische Kommunikation in einer Weise strukturiert, die nicht nur an alltagsweltliche Sprachwirklichkeiten der Schüler/innen anschließt, sondern zumindest im (konzeptionell) schriftlichen Sprachgebrauch an eigenen Gesetzmäßigkeiten einer an Schriftsprachlichkeit orientierten Bildungs- und Fachsprache, betrifft alle Kinder und Jugendlichen. Dass ein differenzierter Sprachgebrauch für die Kommunikation ausdifferenzierter Wissensinhalte notwendig ist, soll hier nicht bestritten werden. Die Frage, die uns bewegt, ist eher die Aufnahme der Zugänge der Schüler/innen zu dieser Sprachform. Für bestimmte Schüler/innen, die nicht über die von der Schule erwarteten lingualen, materialen und sozialen Ressourcen verfügen, haben diese Verhältnisse der Nicht-Passung oder Dissonanz gravierende Konsequenzen, da aus ihnen Benachteiligungen in schulischen und außerschulischen Sphären resultieren – für manche Kinder aus Familien mit Migrationsgeschichte beispielsweise. Die Forschungsergebnisse von Bourdieu und die daran anschließenden Arbeiten von u.a. Gogolin (2008), die die Vorrangstellung der Bildungssprache (und Fachsprache) der legitimen Sprache betonen, gelten allerdings in Regionen wie in weiten Gebieten Österreichs und Süddeutschlands, in denen das Dialekt-Standard-Kontinuum des Deutschen auch im schulischen Kontext zum Tragen kommt, aller Wahrscheinlichkeit nach nur eingeschränkt. In diesen Regionen ist vermutlich nicht nur das bildungs- und standardsprachliche Register der nationalen Sprache für die (sprachliche) Beteiligung am Schulunterricht entscheidend, sondern auch die Beherrschung eines komplexen Zusammenspiels von Dialekt, Standard und dem Gleiten auf einem Kontinuum zwischen den Polen Dialekt und Standard. Erste empirische Belege liefert eine Interviewstudie von de Cillia, in der es um den Sprachgebrauch durch Lehrkräfte in Österreich geht: "[…] zum Beispiel/ der XXXLehrer wechselt ganz oft ab. Also es kommt immer ganz auf Thema darauf an. Er erklärt schon Hochdeutsch, damit's ja alle verstehen, und dann schiebt er einen Schmäh rein, den aber nur die halbade Klasse versteht, weil der einfach so im Dialekt ist" (de Cillia 2016, 4) wird einer der jugendlichen Proband/innen von de Cillia zitiert sowie ein/e andere/r Jugendliche/r mit der Angabe: "Ja, sie bemühen sich. […] Aber ja, wir haben auch Lehrer, die halten den kompletten Unterricht durchgehend im Dialekt" (de Cillia 2016, 4). Aus den o.g. Forschungsergebnissen von Gogolin und weiteren Untersuchungen wurden Konsequenzen dahingehend gezogen, dass zahlreiche Konzepte und Methoden für die Kompensation der Nichtpassung der sprachlichen Voraussetzungen der Schüler/innen an die bildungs- und fachsprachliche Varietät der nationalen Sprache Deutsch entwickelt wurden. Die Auswirkungen des Dialekt-Standard-Kontinuums des Deutschen für die sprachliche Beteiligung von Schüler/innen, die zu Hause vornehmlich mit anderen Sprachen als Deutsch aufwachsen, sind allerdings bisher so gut wie gar nicht erforscht worden, sodass von erheblichen Lücken im Erkennen der sprachlichen Benachteiligungen von Schüler/innen an deutschsprachigen Schulen ausgegangen werden muss. Interessanterweise scheint es hier einen blinden Fleck der Forschung und Praxis zu geben, der erneut die Frage nach Mechanismen der Reproduktion der Vormachtstellung deutschsprachiger Majorität virulent werden lässt.

Wenn sich Unterschiede, etwa in den sprachlichen Dispositionen, durch schulische Präferenzen zu Benachteiligungen entwickeln, die sich zu Differenzen und Identitäten dauerhaft verfestigen, trägt das System der Schule zu einer systematischen Reproduktion gesellschaftlicher Ungleichheit bei.

Die Schule ist ein Ort, an dem der Fortbestand der als legitim erachteten Sprache und sprachlicher Varietäten gewährleistet wird (vgl. Gogolin 2008: 253f.). Sie legt Wert auf die Herausbildung und Weitergabe, auf die Verfeinerung des als legitim verstandenen komplexen Sprachvermögens. Dies verschärft die Problematik des sprachlichen Konflikts, in den Eltern und Kinder geraten, sobald sie Mitglieder der Institution Schule werden. Sie werden mit großer Wahrscheinlichkeit Verlierer dieses Konflikts werden, solange die Schule ihnen nicht die nötige Unterstützung im Erwerb des allgemeinsprachlichen und bildungssprachlichen Deutsch in verschiedenen Registern und Kontinua gewährt und zwar unter Berücksichtigung der Bedingungen der Lebenswelt, der prekären Verhältnisse, in denen viele Familien leben, und unter Wertschätzung sowie Eröffnung von Möglichkeiten der Nutzung von Mehrsprachigkeit (Dirim 2006).

## 5 Fazit

Generell lässt sich sagen, dass in Deutschland und anderen amtlich einsprachigen[3], faktisch mehrsprachigen Ländern wie Türkei, Österreich, Ungarn u.a. auf Grund der spezifischen (sprachlichen) Machtverhältnisse Schüler/innen und ihren Eltern, wenn sie zu Hause vornehmlich andere Sprachen als Deutsch sprechen, das Sprechen grundlegend erschwert wird. Die Schule zeigt sich als Ort, an dem die Sprachen bestimmter Familien zum Problem werden. In der Schule erfahren die Schüler/innen, dass ihre nicht-deutschen Familiensprachen zwar auch Kommunikationsmittel sind, dass diese in der Schule aber nicht nur keinen funktionalen Wert haben, sondern oft auch nicht für die private Kommunikation verwendet werden dürfen. Außerdem lernen sie, dass die Sprache, die als "ihre Sprache" gilt, kein Prestige besitzt. Dass Migrationssprachen "ihre Sprachen" genannt werden und – zumindest in Deutschland und Österreich – Deutsch nicht, zeigt, dass zwar großer Wert auf die Beherrschung des Deutschen ihrerseits gelegt wird, aber diese Kinder und Jugendlichen zugleich nicht als Sprecher/innen des Deutschen anerkannt werden. Die Schüler/innen lernen, dass Sprache nicht gleich Sprache ist und dass sie verdächtigt werden, Unbotmäßiges zu tun, wenn sie Migrationssprachen sprechen, dass sie aber auch keinen Anspruch auf das Deutsche als "eigene Sprache" haben. Damit wird die Schule zu einem Ort, an dem die Schüler/innen lernen, wer sie sind. Eltern, Kinder und Jugendliche erfahren in der Institution Schule, ob ihre Sprechweisen und Artikulationsweisen gewürdigt werden, wie 'legitim' oder wie 'illegitim' sie sind und

---

3   In diesen Staaten existieren mitunter regionale Amtssprachen wie das Burgenlandkroatische im Bundesland Burgenland in Österreich. Wir beziehen uns hier auf die überregionale Nationalsprache. Die Bedeutung der regionalen Amtssprachen im Kontext der migrationsbedingten Mehrsprachigkeit wurde bisher in der deutschsprachigen Forschung u.W. kaum berücksichtigt.

dass sie während und auf Grund der Schullaufbahn in unterschiedliche sozial differenzierte ökonomische und kulturelle Positionen eingestuft werden (vgl. Mecheril & Quehl 2006: 362ff).

Sie lernen beispielsweise, dass sie Sprecher/innen von Sprachen mit geringem Ansehen sind. Die Schlechterstellung durch das Bildungssystem kann insofern als produktive Positionierung verstanden werden. Komplementär dazu werden jene, deren sprachliche Praxis der Schulsprache und den sprachlichen Registern der Schule nahe ist, durch das Schulsystem positioniert und lernen zum Beispiel, dass sie Sprecher/innen besser bewerteter Sprachen sind. Diese Positionierungen müssen als Wirkungen einer gesellschaftlichen Unterscheidungspraxis zwischen "Anderen" und "Nicht-Anderen" verstanden werden. Diese Unterscheidungspraxis ist der Schule über- und vorausgelagert, wird in und von der Schule aber aufgegriffen und bestätigt. Dies geschieht einerseits dadurch, dass die Schule einen Beitrag zu einer Verteilung schulischer Abschlüsse leistet, die statistisch mit dem Kriterium der Staatsangehörigkeit oder dem Kriterium Erstsprache = Deutsch korreliert (vgl. Gogolin & Lange 2011: 109f). Zum anderen wird der Habitus der Migrationsanderen (Mecheril 2004: 136) und der Habitus der Nicht-Migrationsanderen profiliert und bekräftigt. Die Praxis dieser gesellschaftlichen Unterscheidung ist hierbei keineswegs festgelegt, sondern im Fluss.

Das System der Schule trägt durch seine sprachlichen Erwartungen und Anforderungen zu einer systematischen und vielfältigen Diskriminierung sowie Reproduktion gesellschaftlicher Ungleichheit bei. Dies gilt in einem besonderen Sinn und seit vielen Jahren für das hochselektive und segregierende deutschsprachige Bildungssystem (Baumert et al. 2003). Es ist aber auch schon lange Zeit so, dass sich dieses Bildungssystem in Richtung auf ein sprachenfreundlicheres und sprachreflexives System wandelt (siehe hierzu Dirim & Mecheril 2010, Dirim 2015). Dem sind allerdings Grenzen gesetzt, da die Behandlung von anderen Sprachen als Deutsch unter den gegebenen Bedingungen keinen Ersatz für die Sprachförderung im Deutschen darstellen kann, u.a. da Migrationssprachen gesellschaftlich nicht derart anerkannt sind wie das Deutsche und qualifiziertes Personal für Unterricht in Migrationssprachen fehlt. Im Disput über die Sprache(n), die als legitime Sprache(n) und Register der Migrationsgesellschaft gilt (gelten), artikuliert sich ein Kampf um Zugehörigkeiten, in der sowohl die Bewahrung eines phantasmatischen identitären "Wir" und die Ermöglichung eines Funktionszusammenhangs durch disziplinierenden Zugriff auf die als "Andere" Geltenden eine prominente Rolle spielen. Sich mit dieser Eingebundenheit in die Machtbeziehungen auseinanderzusetzen, ist für den Umgang mit Sprachen in Bildungsinstitutionen, insbesondere der Schule, bedeutsam. Denn die Schule ist die Institution, die die unterschiedlichen sprachlichen Voraussetzungen der

Kinder und Jugendlichen auf differenzielle Weise anspricht, aufnimmt oder auch ignoriert. Schließlich überführt sie die Sprachpraxen ihrer Schüler/innen in unterschiedliche gesellschaftliche, ökonomische und kulturelle Positionen. Die Schule kann dabei gesellschaftliche Ungleichheiten durch direkte und indirekte Diskriminierungen re-produzieren oder – so der Anspruch jedes pluralistisch-demokratischen Bildungswesens – bestrebt sein, sie zu problematisieren und einen Beitrag zu ihrer Transformation zu leisten.

## Literatur

Baumert, Jürgen, Rainer Watermann. & Gundel Schümer. 2003. Disparitäten der Bildungsbeteiligung und des Kompetenzerwerbs. *Zeitschrift für Erziehungswissenschaft* 6/1, 46–71.

Bourdieu, Pierre. 2005 [1982]. *Was heißt sprechen? Die Ökonomie des sprachlichen Tausches*. Wien: Braumüller.

de Cillia, Rudolf. 2016. Sprache(n) im Klassenzimmer: Spracheinstellungen und Varietätengebrauch im Deutschunterricht aus Sicht der Lehrer/innen und der Schüler/innen. PPP eines Vortrags im Rahmen der Internationalen Tagung "Formen der Mehrsprachigkeit in sekundären und tertiären Bildungskontexten. Verwendung, Rolle und Wahrnehmung von Sprachen und Varietäten". 15–17. September 2016, Univ. Innsbruck. <https://www.uibk.ac.at/germanistik/mehrsprachigkeit2016/index.html.de> (07.04.2019).

Dirim, İnci. 2006. Eine andere Perspektive auf Migrantenfamilien. Wertschätzung, Bildungspotenziale und Unterstützungsformen. In Paul Mecheril & Thomas Quehl (Hgg.). *Die Macht der Sprachen. Englische Perspektiven auf die mehrsprachige Schule*. Münster: Waxmann, 157–168.

Dirim, İnci. 2015. Umgang mit migrationsbedingter Mehrsprachigkeit in der schulischen Bildung. In Rudolf Leiprecht & Anja Steinbach (Hgg.). *Schule in der Migrationsgesellschaft: Ein Handbuch. Band 2: Sprache – Rassismus – Professionalität*. Schwalbach Ts.: Debus Pädagogik, 25–48.

Dirim, İnci & Peter Auer. 2004. *Türkisch sprechen nicht nur die Türken: Über die Unschärfebeziehung zwischen Sprache und Ethnie in Deutschland*. Berlin: de Gruyter.

Dirim, İnci & Paul Mecheril. 2010. Die Sprache(n) der Migrationsgesellschaft. In. Paul Mecheril, María do Mar Castro Varela, İnci Dirim, Annita Kalpaka & Claus Melter. 2010. *Migrationspädagogik*. Weinheim: Beltz, 99–116.

Dirim, İnci & Paul Mecheril. 2016. Warum nicht jede Sprache in aller Munde sein darf? Formelle und informelle Sprachregelungen. In Karim Fereidooni & Meral El (Hgg.). *Rassismuskritik und Widerstandsformen*. Wiesbaden: Springer, 447–462.

Dirim, İnci & Alisha M. B. Heinemann. 2016. Migrationsbedingte Mehrsprachigkeit und der Erwerb sprachlich gebundenen Wissens und Könnens. In Jörg Kilian, Birgit Brouër & Dina Lüttenberg (Hgg.): *Handbuch Sprache in der Bildung*. Berlin, Boston: de Gruyter, 99–121.

Dirim, İnci & Paul Mecherilu.a. 2018. *Heterogenität, Sprache(n) und Bildung*. Stuttgart: UTB.

Gogolin, Ingrid. $^2$2008. *Der monolinguale Habitus der multilingualen Schule*. Münster u.a.: Waxmann.

Gogolin, Ingrid & Marianne Krüger-Potraz$^2$2010. *Einführung in die interkulturelle Pädagogik*. Opladen & Farmington Hills: Barbara Budrich.

Humboldt, Wilhlem von. 1827/29. Ueber die Verschiedenheiten des menschlichen Sprachbaues. In. Wilhelm von Humboldt : *Schriften zur Sprachphilosophie*. [Werke in fünf Bänden, III]. Darmstadt 1963: Wissenschaftliche Buchgesellschaft, 144–365.

Gogolin, Ingrid & Imke Lange. 2011. *Durchgängige Sprachbildung: Eine Handreichung*. Münster: Waxmann.

Mattheier, Klaus J. & Edgar Radtke. (Hgg.). 1997. *Standardisierung und Destandardisierung europäischer Nationalstaaten*. Frankfurt/M., Berlin u.a.: Peter Lang.

Mecheril, Paul. 2004. *Einführung in die Migrationspädagogik*. Weinheim: Beltz Verlag.

Mecheril, Paul. 2008. 'Diversity'. Differenzordnungen und Modi ihrer Verknüpfung. <https://heimatkunde.boell.de/2008/07/01/diversity-differenzordnungen-und-modi-ihrer-verknuepfung> (07.04.2019).

Mecheril, Paul & Thomas Quehl. 2006. Sprache und Macht: Theoretische Facetten eines (migrations)pädagogischen Zusammenhangs. In Dies. (Hgg.). *Die Macht der Sprachen: Englische Perspektiven auf die mehrsprachige Schule*. Münster: Waxmann, 355–381.

Rose, Nadine. 2012. *Migration als Bildungsherausforderung: Subjektivierung und Diskriminierung im Spiegel von Migrationsbiographien*. Bielefeld: transcript.

Scherr, Alabert, Aladin Mafaalani & Yüksel, Gökcen (Hgg.). 2017. *Handbuch Diskriminierung*. Wiesbaden: Springer.

Settinieri, Julia. 2011. Soziale Akzeptanz unterschiedlicher Normabweichungen in der L2-Aussprache Deutsch. *Zeitschrift für Interkulturellen Fremdsprachenunterricht* 16/2, 66–80 <http://zif.spz.tu-darmstadt.de/jg-16-2/beitrag/Settinieri.pdf> (08.04.2019).

Weisgerber, Leo. $^3$1962. *Grundzüge der inhaltbezogenen Grammatik: Von den Kräften der deutschen Sprache I*. Düsseldorf: Pädagogischer Verlag Schwann.

Wenning, Norbert. 2003. Staatliche Schulpolitik für andere ethnische Gruppen. Einflussfaktoren und Motive. In Ingrid Gogolin, Jürgen Helmchen, Helma Lutz & Gerlind Schmidt (Hgg.). *Pluralismus unausweichlich? Blickwechsel zwischen vergleichender und interkultureller Pädagogik.* Münster: Waxmann, 75–97.

Patricia Martínez-Álvarez (New York City) &
Bàrbara Roviró (Bremen)

# Facing the Complexity of Bilingual Special Education: An Activity Theoretical Approach to Understanding Anxiety-Mediated Tensions in Discussions with Teachers and Administrators Serving Bilingual Children with Disabilities

**Abstract.** This article examines the impact of pressure and fears among educators and teachers in US schools to successfully teach an increasing number of bilingual students with migrant backgrounds while ensuring appropriate conditions for inclusion. The authors make it clear that the corresponding anxiety discourses among teachers at inclusive bilingual schools (Spanish-English) lead to potentially-expansive tensions. They empirically base their observations on the critical analysis of interviews with the teachers concerned. Internal aspects such as curricular requirements and the conditions of teacher evaluation, but also extra-curricular factors such as the social family environment of the emergent bilinguals are discussed in the data analysis. This reveals a systemic difficulty in meeting the requirements of bilingualism and those of inclusion equally and appropriately.

**Keywords:** emergent bilinguals, disabilities, special education, inclusion, learning needs, cultural historical activity theory, change laboratory

## 1 Introduction

Feeling anxious is a natural, collective experience of any human being. However, feelings of anxiety are exponentially accentuated by today's rapidly evolving, and media-inundated, world, as well as by social processes in which we engage daily.

### 1.1 Anxiety and the media

Reading the newspaper or watching the news, for instance, could easily increase most people's feelings of anxiety as events are portrayed with a constant sense of urgency. A search for articles using the word "anxiety" within their texts published in the New York Times just this year already results in an astonishing 1,620 entries. Additionally, periodicals often use the concept of anxiety without inserting the actual word as they describe high levels of uncertainty, fear, worry, unease, or nervousness, just to name some close concepts; or they might explain how concepts of "anxiety" are used to take advantage, or move a particular agenda. For instance, the title of a recent article in the New York Times stated "Trump invoking 'crisis' at the border as voting nears: A presidential theme is built around a fear of immigrants" (Shear 2018). Furthermore, the content of this particular article includes expressions aiming to communicate a sense of urgency, and thus intending to further feelings of anxiety such as "Raising fears about immigrants has been a central theme for Mr. Trump since he first announced he was running for president"; or inserting particularly intense quotes without supporting them with a context such as in, "If you don't want America to be overrun by masses of illegal immigrants and massive caravans, you better vote Republican" (Trump 2018, as cited in Shear 2018: A17).

Another recent publication by the Fox News Network read "what does border patrol need to solve the crisis at the southern border? U.S. Customs and Border Protection San Diego sector Chief Rodney Scott says his agents do not have the time to do deep dive interviews to detect fraudulent families" (Dorman 2019). The use of the word *crisis* in this subtitle suggests the severity of the contested issue of overcrowding at the Mexico-United States border while words such as *fraudulent* criminalize immigrants searching for a new life. Both examples can foster a reader's anxiety in today's catastrophic news-inundated environment. However, anxiety can be seen from multiple other perspectives as illustrated in the next section.

## 1.2 Anxiety as a productive tool in education

Anxiety can be understood from a medical perspective as a disorder, and defined as a "state of apprehension and psychic tension occurring in some forms of mental disorders" (Anxiety [Def. 3] n.d.). However, from a productivity perspective, anxiety can also be seen as a catalyst to mediate action. In fact, anxiety can be additionally described as "earnest but tense-desire; eagerness" (Anxiety [Def. 2] n.d.), and in this sense, it is situated as a tool for change. This, more positive perspective of anxiety, is the one analyzed in this study.

While the culture of anxiety to which we are exposed affects many collective arenas, this study utilizes cultural historical activity frameworks to explore how anxiety discursively surfaces potentially-expansive tensions and contradictions in reference to the education of immigrant children, who are still learning the language of instruction in the United States. In this study, we refer to these children, who are often labeled as English language learners in schools in the United States, as emergent bilinguals to highlight their assets (García, Kleifgen & Falchi 2008).

Educating emergent bilinguals requires educational systems to attend to a series of factors marked as differences when comparing to an imagined norm; differences for which systems might not be fully prepared. Specifically, as bilingual children enter public schools, they bring abilities, cultures and languages, which might not naturally align with prescribed curricular demands and language expectations. The result of marked differences sometimes results in the need to identify bilingual children with disabilities so that they can receive services attending to their socially-perceived learning difficulties. The field that attends to the teaching and learning of bilingual children with disabilities is referred to as bilingual special education (BiSPED). Today's rapid influx of emergent bilinguals in public schools across the United States is thus often perceived as an *issue*, as it demands change in public schools. Such perception of diversity and the processes of transformation it demands often exacerbate general feelings of anxiety across those involved in the education of immigrant populations.

Nowhere is the presence of anxiety-heightening processes more present than in today's U.S. sociopolitical and educational context. Adding to the historical opposition to bilingual education in the United States, and the, now long-standing, English testing accountability demands, we are currently experiencing the consequences of racists and discriminatory public discourses, shaped by anecdotes and simplified generalizations which influence the public opinion in powerful and unfortunate ways. A "post-truth" paradigm (see Enfield 2017), which downplays the role of evidence, has likewise rapidly expanded across the world.

Discourses formations surrounding the phenomena of immigration and its consequences within today's post-truth era, have great relevance in education; and "education is itself part of these discursive relationships" (Mecheril & van der Haagen-Wulff 2018: §2). This study aims at uncovering ways in which socially-induced anxiety among a group of educators discursively mediates the surfacing of tensions, and how tensions relate to the larger historical aspects of the activity of teaching and learning with emergent bilinguals of immigrant background. To do so, this study employs concepts rooted in the legacy of Vygotsky and his cultural historical theory.

## 2 Cultural historical activity theory: Surfacing tensions to expand activity

Cultural historical activity (CHAT) theorists build on the legacy of Lev Vygotsky (1896–1934), and particularly his idea that action was mediated by artifacts and was concerned with an object or motif. Artifacts can be described as any tools, both internal and external, which are utilized by participants with the intent to mediate and transform the direction of their activity (Vygotsky 1978). Vygotsky proposed that the artifacts themselves are also transformed during their use in mediational processes. For example, when a teacher reflects on the use of the school calendar during a discussion, and then uses this artifact (the calendar) to ensure communication across several participants in different kinds of color-coded school-related meetings, not only is the artifact mediating the newly designed way of organizing events, but the calendar itself is also transformed during its use. Likewise, teachers' beliefs about students are tools, which mediate their teaching activity but also teacher beliefs ought to be impacted and hopefully transformed as they interact with their students.

## 2.1 Collective elements mediating activity

A CHAT perspective allows socio-historical and cultural influences and the elements of division of labor, community, and rules to be placed at the forefront of any analysis aiming to better understand learning experiences (Daniels 2014; Artiles 2009). That is, as one participates in a certain activity, that person carries also the history of his/her system as well as related issues of working load, or who physically and/or intellectually "does" what; aspects related to community such as how to collaborate with related organizations or groups of interest; and the rules guiding the endeavor such as curriculum, standards, tests, or schedules for example. Activity systems, and the collective elements they carry along, and through which participants mediate their movement toward a certain object to obtain an outcome, are typically visually represented in CHAT with a triangular representation shown in Figure 1.

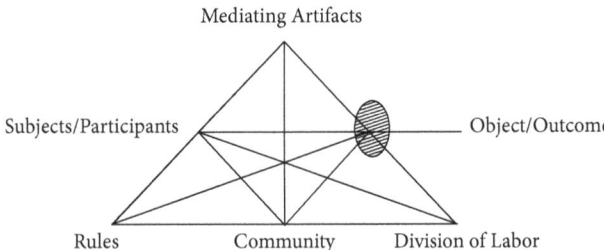

Figure 1. The structure of a human activity system (adapted from Engeström 1987).

Vygotsky's Zone of Proximal Development (ZPD) is employed in this study to represent the distance between the present actions in the school where the work is taking place, and the imagined new activity that could be generated collectively as participants from different activity systems come together to discursively negotiate the teaching and learning activity in inclusive bilingual classrooms. Consequently, in contrast to a more individual-level interpretation, this study enacts a collective understanding of a figurative ZPD in relation to the reimagined activity (Edwards & Mackenzie 2008; Engeström 1987).

## 2.2 Expansive learning

According to CHAT, the internal contradictions, which might surface as participants from different activity systems engage in discursively negotiating their practice, are essential in processes of transformation. In CHAT, internal contradictions manifest as systemic tensions. Such tensions might take the form of double binds – through which participants encounter similarly unacceptable alternatives related to a certain aspect of their larger activity, with no easy way out (Bateson 1972). These internal contradictions or tensions are not understood as problems. Rather, tensions are drivers of opportunities for participants to enact agency and generate novel artifacts to mediate a new model of their previously unsatisfactory activity (Leont'ev 1981). The process of resolving contradictions through mediating artifacts that redirect the activity onto uncharted trajectories is referred to as *expansive learning* (Engeström 1999). In this study, discursively-stimulated anxiety is understood to mediate the surfacing of persistent tensions related to the education of emergent bilinguals of immigrant background.

## 2.3 Systemic tensions and the levels of the activity

The present study builds on the general structure of activity, which Leont'ev (1978) depicted as including the three closely connected parts of activity, action and operation. While operations include, and are directed, by the circumstances and tools available and/or beeing used at the precise moment, actions are shaped by goals. In this study, actions take the form of speech actions, which become signs as they are enunciated in multivoiced conversations across activity systems. The activity level is the one that is guided by partially shared objects or motifs, and encompasses operations and actions.

Actions involve short life terms, but can be easily articulated by participants, while operations are often less conscious. Actions thus assist in surfacing and eventually while addressing systemic tensions within the larger activity. Actions are influenced by the different elements forming one's closest activity system (i.e., artifacts, division of labor, community, rules, and outcomes/object).

This study is built on the assumption that tensions emerge on all three parts, or levels, of the activity (i.e., operations, actions, and activity). While tensions therefore can discursively manifest in speech actions during a collective experience promoting reflection, it is important to realize how these relate to the larger shared activity under study. Thus, this study explores two research questions: (1) How do tensions appear in anxiety-mediated discussions at the level of discursive actions? And, (2) how do these tensions relate to the larger activity of teaching and learning bilingual children of immigrant background, with and without disabilities?

## 3 Teaching and learning with bilingual children of immigrant background

In this case, the larger activity under study is the teaching and learning experience of a group of teachers across multiple disciplines and spaces, and the administration team in charge of supervising them All of these participants also work across different activity systems within their school. The school enacts a Spanish-English dual language bilingual school, which includes children with and without disabilities in its classes.

The teaching and learning of emergent bilinguals of immigrant background in the United States has historically been an area of tension. Specifically, while dual language bilingual learning has been shown to provide better overall outcomes for children (Collier & Thomas 2004; Kabuto 2010), the country's English only stance continues to dominate the educational arena of the United States immigrant population. As a result of restrictive policies, emergent bilinguals who are labeled as English language learners, or ELLs, in schools graduate at a much lower rate than monolingual students across states. This is the case of, for example, the state of New York where only 39% of emergent bilinguals graduated from high school in 2019 (New York State Education Department [NYSED] 2019). The graduation rate of bilingual children with disabilities is even lower as it is further compromised by pervasive lower expectations and resulting reductionist processes (Shifrer, Callahan & Muller 2013). Despite restrictive policies, dual language bilingual programs are rapidly growing in the United States (Liebtag & Haugen 2015).

Given the migrant patterns we are witnessing around the world, the number of ELLs entering the U.S. public school system is expected to continue to grow, and thus the number of ELLs with disabilities will continue to increase as well. In New York City, where this study is located, almost ten percent of the school-aged children are emergent bilinguals (labeled as English language learners or ELLs in schools; New York State Education Department [NYSED] 2017).

## 3.1 Primary contradictions when working with emergent bilingual children with disabilities

There are emergent bilinguals, who require special services for multiple reasons, among which is the fact that they have ways of learning which contrast with those privileged in schools (Martínez-Álvarez 2017). Unfortunately, in some cases, emergent bilinguals experience learning difficulties in school due to language and cultural related factors, which could be addressed outside the special education system (see literature addressing issues of disproportionality; most recently, Sullivan & Artiles 2011; Sullivan & Bal 2013; Wiley, Brigham, Kauffman & Bogan 2013).

While working in bilingual schools with children with and without disabilities, there are two primary (or historical) contradictions which are often raised during teaching practice and in the existing literature. On the one hand, while bilingual children with disabilities need services attending to both, their bilingual assets as well as their disability, taking a balanced approach to their learning and services has proven difficult for our public schools (disability or inclusion, and language or bilingual aspects). In fact, institutions might end up prioritizing one form of services and/or identities over the other (see Martínez-Álvarez 2018 for a recent literature review in relation to bilingual learning and disability). On the other hand, the second primary contradiction resonates with Dewey's (1902) classic article "The Child and the Curriculum". This contradiction arises from the tensions teachers who work in bilingual special education services feel between providing the individualized approach outlined in the federal laws, and the restrictive standards currently guiding instruction in schools (standardization or rules, and individualization).

## 4 Methodology

This qualitative study applies a cultural historical activity theory approach to understanding anxiety-mediated tensions in discussions with bilingual teachers and administrators serving children with disabilities.

### 4.1 Authors' positionality

As native speakers of Spanish with immigrant backgrounds (one within Europe and one within the United States), we bring to our research an understanding of the relevance of language in one's culture and identity. Influenced by our backgrounds, in our roles as teacher educators, we prioritize advocating for the right of all children to learn bilingually and to have opportunities to achieve to their fullest potential. We realize we must monitor these experiences and the beliefs we bring to the teaching and learning space when we engage in collecting and analyzing data. To increase the credibility of this study we approached our process of data analysis from multiple angles, served as check points for each other by frequently discussing our insights around data, and engaged in deep and diverse forms of arriving to our findings (i.e., used landmarks and expressions but also mediated our meaning-making using analytical tools such as tables and a graph). Creating visual representations of data, alongside critical analysis of discourse, assisted us in the process of identifying relevant patterns in the data gathered for this study.

## 4.2 Context and participants

The study took place in a relatively new elementary, Spanish-English dual language school. The school is located in a diverse neighborhood, with a large representation of Spanish immigrants from the Dominican Republic. The school was founded by the principal, Dr. Utter (all names are pseudonyms except for those of the researchers) five years ago. The school is unique in that it has one class per grade level, which is bilingual and inclusive, and has children with and without disabilities and two teachers. These classes are referred to in New York as 'integrated co-teaching classrooms' or 'ICT rooms'. Another class in each grade level in this school is a side-by-side class, where students change classrooms and teachers to receive instruction in each of the languages.

The school population is largely Latinx[1] of immigrant background, qualifying for free or reduced lunch, which is a measure of socio-economic status in the United States and half of their children having been labeled by the system as English language learners. About a quarter of the school children have been categorized as having a disability, whose instruction, according to the United States federal law guiding the education of children with disabilities, is to be organized around an individualized education plan (IEP).

In addition to one of the researchers (Patricia), there were 9 participants present during the discussion sessions in this study. Two of them were administrators, while seven were bilingual teachers with different roles in the school. The two administrators were Dr. Utter, and Laila, who assisted him in administrative tasks. Both administrators held doctorates in bilingual/bicultural education. The teachers had different roles, cultural identities, and years of experience in the school. Additional information about participants is listed in Table 1.

---

1   We use Latinx as a gender-neutral term, to refer to a person born in Latin America. or of Latin American descent.

Table 1. Participants' roles and years in the school.

| Participant's Pseudonym | Cultural Identity | School Position | Years in the School |
|---|---|---|---|
| Dr. Utter | White | Founder and Principal | Five |
| Laila | Latina | Assistant of Administrator | Five |
| Kimberly | Latina | Spanish, first-grade, ICT room | Four |
| Hanna | Latina | Spanish, Second-grade, ICT room | Three (and one semester student teacher) |
| Martha | Latina | Spanish, Third-grade, side by side room, and special education teacher support services (SETSS) provider | Two |
| Clemen | Latina | Spanish, Dance teacher | Two |
| Jaimie | White | English, fourth-grade, side by side room, English as second language certified | One |
| Andrés | Latino | Spanish, physical education teacher | One |
| Sonia | White/Latinx background | Spanish, Kindergarten, ICT room | One (and one semester student teacher) |

While all participants were part of the larger teaching and learning activity in the bilingual inclusive school where they worked, they also brought into the research work elements from their own activity systems as representatives of different fields of studies (i.e., Teaching English as a second language, bilingual education, or special education). The different activity systems and the elements in the study are represented in Figure 2.

## 4.3 Change laboratory CHAT experience

The study was organized following a developmental work research methodology called 'change laboratory' (Engeström 1987). This methodology aims to explore the "practical validity and relevance in interventions that aim at the construction of new models of activity jointly with the local practitioners" (Engeström 1999: 35). While the entire process in a change laboratory experience typically lasts for a longer period of time and includes a series of phases, this study analyzes the first five multi-voiced weekly meetings of the seven-session experience. The reason for analyzing sessions one through five in this study is that the sixth

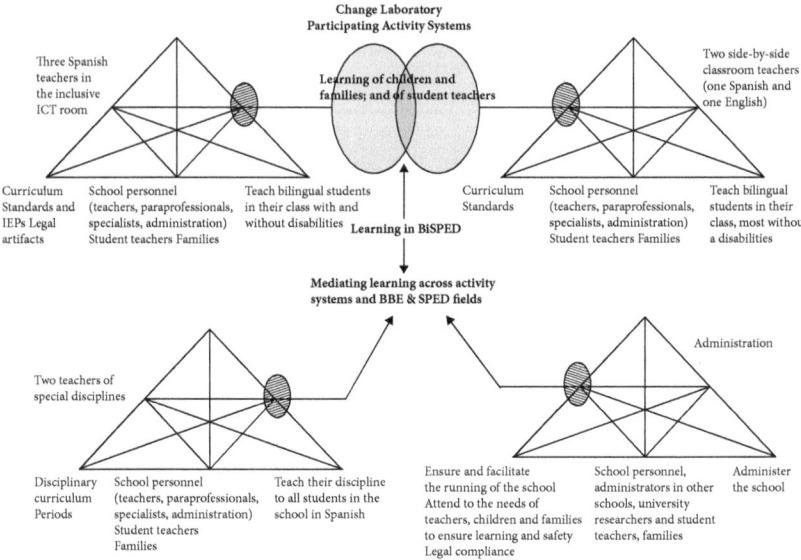

**Figure 2.** Systems interacting in the larger activity (adapted from Engeström, 1999)

and seventh sessions were slightly different as participants were during those meeting times either preparing for, or presenting to, the rest of the school personnel. Three of the meetings were attended only by the teachers and the first author, while two of them included one of the school administrators as well. During the meetings pieces of data were brought in by the researcher present at the sessions, from previous interviews with school personnel, her previous research experiences in the school, and email communications. Participants' work was mediated by several artifacts such as interviews with a colleague or a parent from the school, and what we called a disturbance diary where the teachers captured tensions or disturbances along a one week period, the ways in which they had addressed each disturbance, and the anticipated future actions in relation to the documented disturbance. This researcher also analyzed data in between the weekly meetings, and brought these analyses back, as well as theoretical tools (i.e., triangular representations of surfacing contradictions and excerpts from previous meetings), as mirror and thinking material.

### 4.4 Data collection and analysis

Data analyzed for this study included participants' interviews that they themselves conducted with someone related to school, participants' disturbance diary entries, and seven audio-files, lasting between 60 and 90 minutes each. The files were transcribed, divided into meaningful utterances for each participant, and numbered by session. Each meaningful utterance was labeled using first the number of the session where it was stated (i.e., S1, S2, etc.), then the two-digit number of the utterance within the transcript, and finally the initial of the participant who produced the utterance. For example, the second statement from session 2, stated by Kimberly was labeled as [S2-02-K]. This manuscript centers on the data from the first five audio files of the study, where a total of 545 utterances were numbered.

Inspired by the analytical approach proposed by Hannele Kerosuo (2003) in reference to boundaries, a multi-step approach to analyze the data was followed. The first step to analyze the identified utterances consisted on reading the transcripts several times and marking *landmarks*, which could be interpreted as manifesting anxiety. For this, words and short expressions from session 1 pointing to exaggeration or diminishing beyond a certain fact, signaling struggle or suffering, suggesting an extreme comparison of ability or behavior, or using words signifying anxiety such as nervous, fear, uncertainty, or stress among others, were identified. These words and short expressions were then extracted and used as a guide for consequent analysis of other transcripts, while still adding new terms as deemed necessary.

Next, landmarks were traced back to their discursive context, where expressions surrounding these signifiers of anxiety had been initially highlighted. The resulting 210 marked expressions were interpreted as speech acts, and were thus extracted, with their corresponding label, onto a chart where we coded them for several theoretical categories: a) Main anxiety-mediated tension addressed following an inductive approach (with initial descriptions and follow up grouping of categories of tensions); b) Activity system elements addressed (i.e., artifact, community, division of labor, outcome/object, rules, or subject); c) coded for categories of expression depending on their perceived intention (i.e., surfacing or clarifying, maintaining, questioning, or transforming or offering new directions).

The last part of the analysis consisted in identifying the relationship of each speech act to the larger activity of teaching and learning with bilingual children with and without a disability. To do this, an analytical tool showing the primary contradictions in this larger activity, represented in a coordinate system with two axes, was designed. The vertical dimension of the system addressed the contradiction of needing to take a balanced approach and attend to both children's bilingual as well as disability identities and related aspects, and was synthesized with the themes of "disability-inclusion" at the top, and "language-bilingual" at the bottom. The horizontal dimension represented the second primary contraction in the field of bilingual education with students with and without a disability, referring to tensions around taking an individualized approach and the restrictive standards guiding instruction in public schools, is shown in the horizontal axe, synthesized with the themes of "standardization-rules" on the left, and "individualized-child centered approaches" on the right side of the axis. Figure 3 shows this analytical tool, with the definition of each letter-code, where the labels for each of the 210 identified anxiety-mediated tensions were plotted.

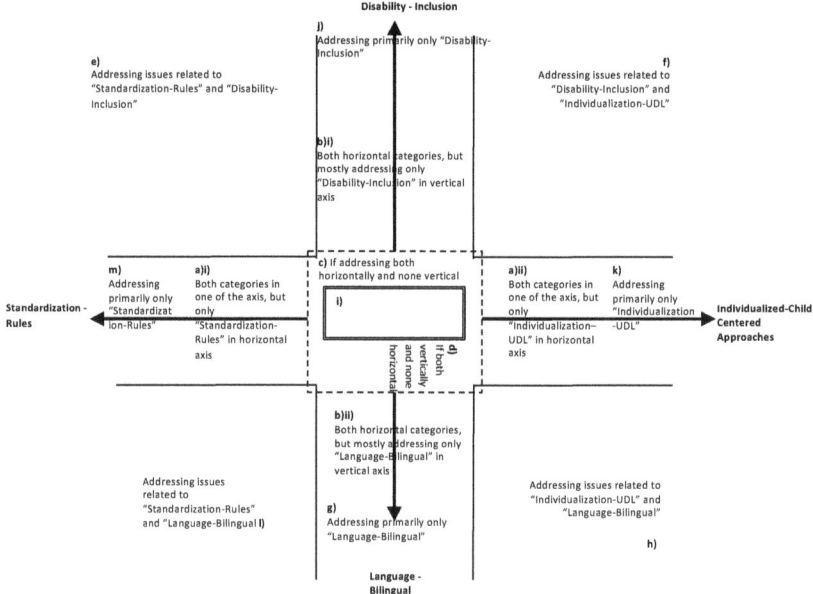

**Figure 3.** Analytical tool to plot speech acts in the context of the larger activity (adapted from Kerosuo 2003)

## 5 Anxiety-mediated tensions surfacing at the level of discursive actions

The first research question addressed in this study explored the kind of anxiety-mediated tensions that surface at the level of discursive actions in discussions with bilingual teachers and administrators serving children with disabilities. Findings related to this question are discussed next.

The anxiety-mediated tensions were communicated using many different landforms in the speech of the discussions with the bilingual teachers and

Facing the Complexity of Bilingual Special Education   259

administration. Figure 4 represents the frequency of the landmarks in speech, which appeared more than once in the discussions. In this figure, a larger font represents a higher frequency of a word used in the discussions.

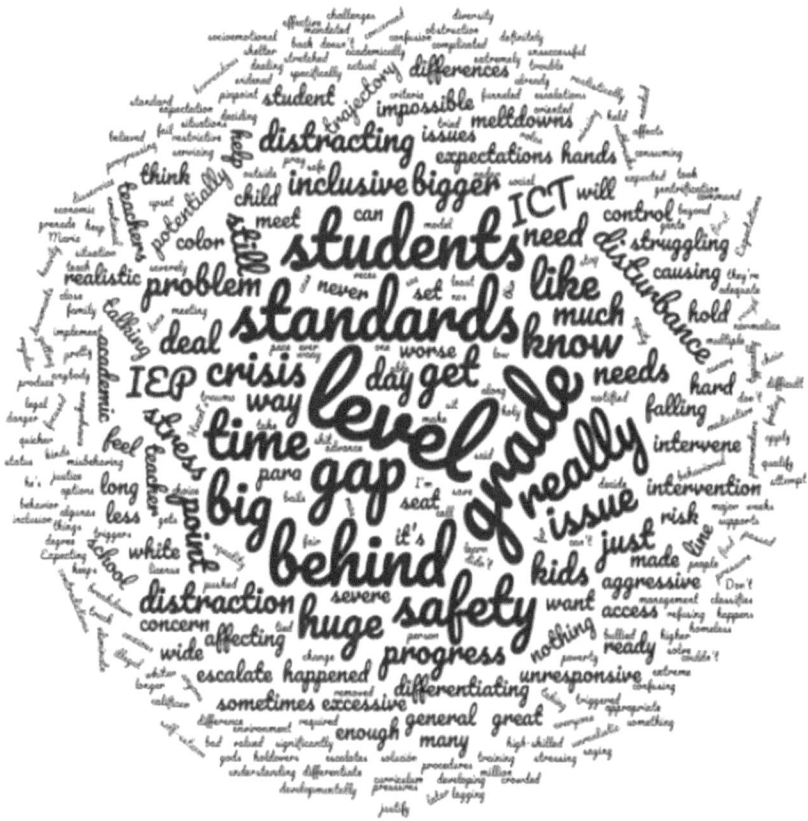

Figure 4.  Most frequent landmarks of speech surfacing anxiety-mediated tensions

As shown, the most common landmarks in speech were "level", with eight instances; "grade", with seven instances; and "standards", "students", "behind", and "gap", all of which occurred six instances in the discourse data. The landmarks of "safety" and "time" were also frequent (with five occurrences in the data). Alongside, further analysis of the expressions where these landmarks were situated, highlighted 13 anxiety-mediated tensions. Each of the tensions manifested discursively in several occurrences, which provided further information about the multiple layers of the tension, and the role anxiety played in reinforcing these tensions. The 13 tensions, alongside the elements of the activity system they addressed as well as the number of surrounding expressions of tensions, which acted as discursive actions, coded within each tension, are detailed in the Appendix. The 13 tensions, alongside the elements of the activity system they addressed, are summarized below in Table 2.

Table 2. Anxiety-mediated tensions and elements of the activity addressed.

| Anxiety-mediated Tensions in Analyzed Discussions | Activity System Elements |
|---|---|
| Addressing the level of the bilingual children with and without disabilities and the expectations related to standards | |
| 1. Attending to individual needs while addressing the curricular demands | Artifacts, Community, Rules |
| 2. Socially promoting versus retaining students and not having enough tools to meet the needs of students who are not meeting the standards at each grade level | Outcome/object, Rules |
| 3. Consequences from having many children who need individualized instruction in one class and the law requirements. Tension between laws, needs of children, and realities faced in school | Rules |
| 4. Teaching standards for grade levels where the child is placed, or focusing on IEP goals | Rules |
| 5. Differences (including behaviors) being so large from the standard/ average that it is not possible to address them and teach well. Gap and differences becoming larger over the years | Artifacts, Rules, Local History |
| Aspects affecting the education of the bilingual children served in the school, which the participants in the discussions felt were beyond the control of the school or were too challenging for the resources they had as an institution | |
| 6. Aspects beyond the school's control, or which were too challenging for available resources | Subject |
| 7. Differentiating for multiple levels takes too much time and it's unclear. Impossibility of attending to the whole group and individual needs | Community, Division of labor |
| 8. Support is needed also outside the classroom | Community, Rules |
| Institutional factors impacting pedagogy | |
| 9. Issues related to the administration and impact on their pedagogy; Teacher evaluation and resources available to teachers | Artifacts, Rules |
| 10. Tensions surrounding educators in school who are not teachers (i.e., paraprofessionals); the training and the planning in which they should participate | Artifacts, Community, Rules |
| 11. Children's placement in the inclusive room (ICT) is challenging (i.e., decision making sometimes not involving teachers), and there is not space for all who need services | Artifact, Rules |
| Tensions related to bilingual learning for children with disabilities | |
| 12. Bilingual children with disabilities and the standards | Rules (ableism), Subject |
| Other tensions manifesting personal anxiety around one's ability to teach | |
| 13. Expressions of struggle, suffering, feelings of inadequacy, of not having enough knowledge | Artifacts, Outcome/object |

The landmarks, as well as the analysis of the expressions of tensions, manifest levels of anxiety among the teachers and the administrators in the school where the study took place. The anxiety they manifest seems to reframe their perspectives around: First, the level of the children, with and without disabilities, and the expectations outlined in the standards for the grade level in which the children were placed; Second, their perspectives about aspects affecting the education of the bilingual children served in the school. This shifting was revealed as often the participants in the discussions often felt these different aspects were beyond the control of the school, or were too challenging for the resources and services they had as an institution.

The following sections synthesize these two anxiety-mediated tensions using data to illustrate the multiple layers within each one of them.

### 5.1 The learning of the bilingual children and grade-level and standards-based expectations

In this first tension, participants' anxiety appeared to mediate their perceptions about the learning level of the children, with and without disabilities, and the expectations outlined in the standards for the grade level in which the children were placed.

As part of this tension, participants discussed individual students' needs, which requires teaching that is tailored to children's IEP goals, but also reflected on the need to teach for the standards established for the grade level where children are placed. In Jaimie's words,

> Jaimie: "[There is] great degree of diversity of ability [in classes] causing confusion [...] students] having trouble [and] trying to figure out ways to differentiate for all while keeping the curriculum going." [S1-31-J]

Specific ways in which the layers within this tension materialized were, for example in a conversation around differentiating homework to make sure that children with a disability could do their work at home. As Hanna explained that she was sending home differentiated homework for children with a disability, Martha challenged Hanna's choice explaining,

> Martha: "In terms of giving the differentiating, these homework packets, how do the parents know what the standards are for the grade level if you're giving them homework that is probably tied below two grade levels the expectation?" [S1-72-M]

However, Kimberly further explained the need to send work home that children could actually complete independently,

Kimberly: "I would also say that if we send homework that is on grade level and that the student does not meet, then we are reinforcing that they are not adequate. [...] but reinforcing that they are not on grade level over and over again doesn't help." [S1-74-K]

Teachers mediated this conversation of addressing children's individual needs while also teaching to the standards using the commonly used metaphor of a "gap", which they employed to refer to gaps along both academic, and behavioral differences. This is illustrated in the following exchange among three of the participants,

Sonia: "it's my first time being in Kindergarten and just to see, it's October in Kindergarten and the differences are wide so wide and they are just 4 years old." [S1-61-S]

Kimberly: "that gap, over the years. In the beginning, I was like, ok it's pretty crazy but I can manage it, but now I have students in third grade at a pre-K level like, how do you teach that?" [S1-64-K]

Hanna: "It's really hard my first year I had a student who was pre-K comenzando Kinder and then another child who was like ready for 4th grade. It was my first year teaching. Like, we [had] just opened 2nd grade. It was a huge gap and she went to a different school, but every year this is happening the gap keeps on getting bigger and bigger." [S1-65-H]

This discussion shows how the teachers used the idea of a gap to situate differences, and how they amplify its effect by placing it within the short history of the school. This historical perspective, as well as the use of expressions of wonder (i.e., "how do you teach that?"), or signifiers communicating exaggerated representations of the tensions (i.e., "a huge gap" or "the gap keeps on getting bigger and bigger"), and expressions of hardship (i.e., "it's really hard") increases the eventual impact of tensions and manifest ways in which anxiety processes work discursively.

As the discussion progressed, the tension to attend to the individualized needs while also progressing along grade-level expectations showed how the teachers could not fully rely on the children's IEPs and that, in the end, children were indeed situated as not making progress. Consequently, interventions such as having the children repeat a grade level during their elementary school years, were discussed almost as a natural consequence of having a disability. During the first session, Hanna explained the importance of doing this retention early on in the educational experience of a child with a disability,

Hanna: "When I think about this child, in particular, I had him in second and we tried to hold him back in second but then it comes back to the point if we had held him back earlier, would it have made a difference?" [S1-59-H]

In the second session, though, participants furthered this idea realizing that they were now, as a school, trying to attend more to the progress of the child according to their IEP, and expressing the need to maybe develop new tools to help them capture children's learning trajectories,

> Hannah: "Are we looking at, are they meeting the standards or the IEP goals? […] looking at the IEP goals when thinking about the holdovers [children who were not going to be promoted to the next level] and the progress? So, for me that was a shift I would say. I think my first year, I didn't hear as many of those types of conversations. And, in my second year, we had more conversations like that of um who was getting promotion based on progress and looking at IEP goals." [S2-13-H]

Another participant, Kimberly, added,

> Kimberly: "A structure that is in place for us to keep track of students who have IEPs that we feel are not progressing since Kindergarten, and when do we say, this is enough? You know? Do they need somewhere different? Should they be held back?" [S2-16-K]

In session 2, participants seemed to be aiming for transformation (proposed new tools such as "[a] structure that is in place for us to keep track of students who have IEPs"); however, in session 3, they expressed renewed anxiety around the same layer of this tension of considering both individualized learning trajectories and established grade standards. This is shown by Clemen's words,

> Clemen: Because like, it's a big deal. He's in third grade. Like, he's going to be in middle school in 2 years. [S3-56-C]
> […]
> I think, with Ryan, it is going to be passed along but then, at what point we need to stop because he needs to learn? [S3-116-C]

Expressions of anxiety in this excerpt included, "it's a big deal" or "at what point we need to stop […]?" and anticipated difficulties as the child approached a certain educational landmark (i.e., "middle school"). The analyses across sessions suggest that processes mediated by anxiety can be cyclical and result in closed patterns rather than moving toward addressing historical contradictions. This finding surfaces the need to further explore when the right time to disrupt anxiety mediated processes might be, so that expansive learning processes can thrive.

## 5.2 Aspects beyond the control of the school, or too challenging for the institution

The second anxiety-mediated tension was marked by the participants' identification of aspects affecting the education of the bilingual children in the school, which, as explained by the participants, were beyond the control of the school, or which the participants felt were too challenging for the resources and services they had as an institution.

Teachers' anxiety-mediated tensions did include aspects that went beyond the school. For example, in session 1 Kimberly explained,

> Kimberly: "it's more confusing for me because of our population […] socioeconomic status plays a big role and who we are classifying into SPED [special education], as well as language, as well as trauma, as well as a million things" [S1-36-K]

Sonia furthered this idea as follows,

> Sonia: "[I]t's like most of them are beyond the school problem, that we then as the school have to address. Like, its, so many other things, It's economic." [S1-62-S]

As shown, discussions of factors affecting children outside school placed children's learning difficulties within social factors. Placing children's difficulties outside of school appeared to be a way for teachers to feel they were doing everything they could to help children learned, as some were "beyond the school problem".

In consequent sessions, this initial thesis was addressed as issues of intersectional layers of difference, at the level of disability and immigration,

> Clemen: "[A] word that came to us was diversity and inclusion. How are we making, how do we work in a classroom that is diverse in terms of the demographics of the students, socioemotional needs, economic status, academic challenges, as well as creating a classroom that is inclusive of all of those differences." [S2-19-C]

When discussing these multiple differences in the context of behavior, anxiety manifested through concerns around "safety". This is illustrated in the following conversation from session 3, addressing the learning experience of a child who lives in a shelter and has a disability,

> Martha: "[W]e were following through counseling and therapy for him, services provided for him by [social workers] […] So, he has two strategies already in place but it's a severe case, because he's like a grenade, anything can cause him to have like…" [S3-29-M]

> Clemen: "I've been calling downstairs security, the main office, because this is a safety concern." [S3-61-C]

> Hanna: As a school, we need to think of some ways that, if a child is in the crisis, what are the next steps? [S3-71-H]

Session 4 situated the discussion in the specific case of a child of color. During this discussion, of factors situated outside of school were discussed along aspects of race and, implicitly, his disability,

Martha: We even called his family [...] He was completely unresponsive, even to the fact that now the police were there [...] Nothing was working with this student. [S4 09/10-M]
[...]
That is something I didn't want to push, being that [Child] is a male of color. Right? That's not the stigma that I wanted. I didn't want to escalate it to that situation. [S4–27-M]
[...]
I feel like everyone here is already stretched too far and too thin. [S4–30-M]

These excerpts show how during our sessions, participants' anxiety mediated the surfacing of tensions, as well as some initial questioning of existing practices and structures, and that in the process different layers of each tension manifested.

## 6 Systemic tensions and the larger activity of bilingual teaching and learning

This section addresses the second research question exploring how identified tensions relate to the larger activity of teaching and learning bilingual children of immigrant background, with and without disabilities.

The analytical tool used to plot the expressions of anxiety-mediated tensions in relation to the primary contradictions in the larger activity manifested a pattern in the ways participants addressed these primary contradictions. One of the two primary contradictions, addressing the need to take a balanced approach and attend to both children's bilingual as well as disability identities and related aspects, is shown in the vertical axe. This contradiction is synthesized with the themes of "disability-inclusion" at the top, and "language-bilingual" at the bottom. The second primary contraction in the field of BiSPED, referring to tensions around taking an individualized approach and the restrictive standards guiding instruction in public schools, is shown in the horizontal axe. This second contradiction is synthesized with the themes of "standardization-rules" on the left, and "individualized-child centered" on the right side of the axe. These patterns, which have important implications for the field of bilingual special education, and for this particular school, are represented in Figure 5.

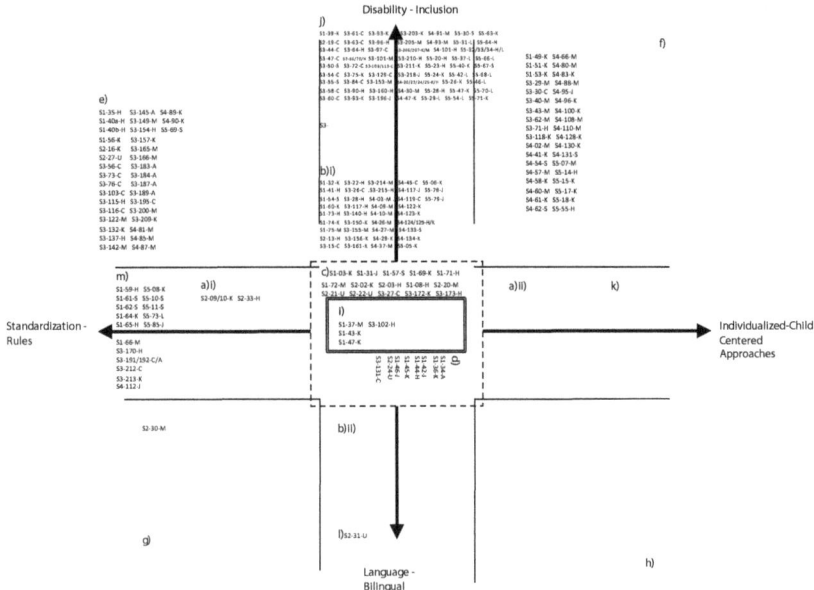

**Figure 5.** Analytical tool showing expressions of tensions along primary contradictions

The plotting of the different landmarks and expressions onto the analytical tool shows that the participants manifested anxiety-induced tensions, which mostly centered on "disability". In fact, 183 expressions were located in areas connected to disability (bi, d, e, f, i, j). In addition, some of the expressions plotted as addressing "individualization" would also indirectly connect to disability, but these are not even included among the 183 disability expressions. The analysis showed how 61 of the expressions addressed disability as a separate topic, without embedding it in the context of any of the other parts of the primary contradictions in the field.

On the other hand, as shown in Figure 5 there were only a few expressions of anxiety-mediated tensions, which addressed language and bilingualism. Specifically, merely 16 expressions were plotted along the language/bilingual topics axe (ai, bii, d, g, i, l). Of these 16 instances, only one of the expressions was indicated to addressed language and bilingualism as a stand-alone topic, without relating it to the rest of the aspects of the primary contradictions.

This finding suggests that language and bilingualism are relegated to a secondary role when anxiety mediates the surfacing of tensions related to teaching and learning in bilingual inclusive contexts.

Finally, the analysis also showed that, as illustrated by the previous examples, most of the expressions surfaced, questioned, or indicated the need to develop a series of tools for dealing with the present situation in the school but also in the larger sociopolitical context. As has been suggested could be the case when examining anxiety culture, which in this study took the form of anxiety as a mediator of tensions, the process did not lead immediately to a new model or to definitive answers (c.f., Schapira, Hoinkes & Allegrante 2017). However, there were a few speech actions, which did generate new ideas or possibilities, which could act as germs pursued by the participants in the change laboratory experience. Expressions included, for example, suggestions to generate ideas for better communicating with families as shown in Martha's words,

> Martha: I guess making the families aware of like what are the expectations and how to help their kids meet those expectations. [S1-75-M]

Creating and implementing new school-level structures, which Kimberly explained as follows,

> Kimberly: But that's not ok. Don't normalize! That's not ok [...] That's something we can look into our legal documents so like, a part of being ICT maybe, it shouldn't be 10 hours of math, 10 hours of literacy [...] maybe, it should be divided differently so there is a para[professional] in gym and dance. [S3-75-K]

Or, rethinking the way existing artifacts were mediating the teaching and learning activity. This surfaced as part of the use of IEPs illustrated in the following statement,

> Kimberly: if we pay more attention to those legal documents and say this is what the child's goals are, and we don't say we have to hold them to 1st grade, 2nd grade or 3rd grade standards; then, it is more realistic for that child and it is less of stress for us, because we aren't trying to help them achieve something that is not developmentally appropriate. [S1-51-K]

And, as part of the ways teachers were being evaluated in the system,

> Kimberly: [W]hy focus on the reading level? Why? Why do we? Because, *así es que nos califican como maestras* (that is how they grade us as teachers). That how's my rating is done at the end of the year. That's not what I want. [S1-56-K]

Occasionally, the proposed transformation consisted on embracing tensions as part of their activity, rather than trying to find alternative trajectories. This is explained by Sonia as follows,

> Sonia: [I]t's like most of them are beyond the school problem, that we then, as the school, have to address. Like it's so many other things. It's economic… [S1-62-S]

In summary, our discussions manifested multiple tension, which were mediated by anxiety, and included several layers. The process served to stimulate a sense of agency in the participants and resulted in them questioning, and even proposing to transform, the state of their teaching and learning practice in their bilingual inclusive school.

## 7 Discussion

Despite the prevalence of a culture of anxiety in today's world contexts (in reference to climate change, technological advancements, terrorism, or mass migration for example), processes related to anxiety are still not well-understood. This study has taken a CHAT perspective to explore how anxiety mediates tensions in educational processes. Specifically, the idea of anxiety as a mediator to surface contradictions in education, has been applied to analyze discussions among bilingual teachers who work with children with disabilities of immigrant backgrounds.

The study's cultural historical approach has stimulated an exploration of how anxiety manifests discursively in audio-taped conversations stimulated by teachers' and administrators' discontent with the current state of affairs in their bilingual inclusive school. The analysis showed that while anxiety is mediating the surfacing of tensions, the participants rarely used the word *anxiety* in their conversations. Rather, anxiety manifested through landmarks, which in this particular context included words, short sentences, or metaphorical expressions such as level, grade, standards, students, behind, gap, safety, or time. Teachers and administrators often used short phrases to signal anxiety related to difficulties with their own practice. These phrases included expressions pointing to the end of all possibilities. Examples included, having "no other options", or speaking of heightened feelings of "stress", or of having their own "safety on the line". Exaggerating conditions was also utilized with words such as "a huge gap" or expressions of hardship like "it's really hard". These expressions can be expected to surface in similar conversations addressing the primary contradictions in the activity of teaching and learning with bilingual children of immigrant background with disabilities.

A total of 13 anxiety-mediated tensions surfaced in the analyses. As shown in Table 2, the 13 tensions were grouped into four themes: 1) Addressing the level of the bilingual children with and without disabilities and the expectations related to grade level standards; 2) Aspects affecting the education of the bilingual children served in the school, which the participants felt were beyond the control of the school or which were too challenging for the resources and services they had as an institution; 3) Institutional factors impacting pedagogy; and 4) Other tensions manifesting personal anxiety around one's ability to teach. Most of the 210 expressions surrounding the anxiety landmarks fell within the first two themes.

The first main theme addresses the primary contradiction across standardization/rules and individualized/child centered approaches. The tension is built on several of the historical issues in relation to teaching and learning with children of immigrant background. The pervasive underachievement of children of color and those who are learning the language of instruction in the United States is probably something mediating the participants' speech acts. As immigrant children are identified with disabilities, they are supposed to be protected by the federal law regulating special education. The law ensures children with disabilities receive an individualized education plan (IEP). Such plan should safeguard their right to learn at their own rhythm, while following diverse ways of meaning-making (Martínez-Álvarez 2017), and integrating their own knowledge and practices in culturally relevant ways (see Ladson-Billings 1995).

Simultaneously, the participants in this study discursively engaged with the unintended consequences of special education (see Valle & Connor 2011). Specifically, as teachers questioned current practices in their school, they reflected on the need to ensure high expectations for all learners and to address what they described as a *gap* between immigrant students of color and white non-immigrant students. From a disability studies in education perspective (DSE; Gabel 2005), the emphasis on keeping all students within certain pre-established standards, which have been constructed socially and from a majoritarian cultural group in power, is interpreted as reaffirming ableist perspectives. Ableist perspectives compare all children to the ideal learner fitting within the shape of the well-known bell-curve (Baglieri, Bejoian, Broderick, Connor & Valle 2011; Kilinc 2019). Practices reinforcing an ableist perspective include the common use of retention for children with disabilities described by teachers in this study.

The second main theme along the surfaced tensions more directly addressed race and ethnicity, as well as issues of socio-economic differences. The participants employed an intersectionality perspective to try to elucidate how the combination of multiple layers of difference, including cultural, linguistic and dis/ability played out in the teaching and learning experience they were enacting (Crenshaw 1991). The complexity of learners' multiple identities was used by the participants in the discussion to place responsibility elsewhere other than the school. At the same time, along the several weeks through which this study took place, teachers tried to take responsibility within their own hands and within their school, as they demanded more resources, more structures, and in general, more holistic approaches to their students' learning experience.

The discursive analysis here employed reified the cyclical nature of anxiety-mediated discussions addressing the tension of meeting the standards while teaching in individualized ways. In fact, teachers in this study seemed to, at times surface and question, while at other times, surface and aim to maintain, the practices within their school. This points to a double-bind where participants encounter unacceptable options related to their teaching and learning activity, and they initially feel there is no way out (Bateson 1972). However, it is at these points of contradiction that involving multiple activity systems the potential for *expansive learning* becomes most evident (Engeström 1999). In these circumstances of tension, anxiety can indeed be understood as the tool for change guiding this study, as there is the opportunity to generate new artifacts to mediate a new direction for the partially-shared object guiding the larger activity.

While there were discursive negotiations around the bilingual learning of the children with the study's participants, the analysis of data shows that in general, there were far more tensions and arguments made around disability and inclusion than around language and bilingual learning. Unfortunately, this disparity has been reported as a consequence of being identified with a disability in the United States (see Martínez-Álvarez 2018). In fact, research shows that when working with emergent bilinguals with disabilities, there is a tendency to prioritize issues related to disability while placing bilingual learning and cultural aspects of teaching and learning in the backdrop (Pugach1 & Blanton 2012).

## 8 Conclusions and implications

This study has illuminated ways in which taking an activity theoretical approach to understanding anxiety can help surface historical tensions. The analytical process takes Kerosuo's (2003) approach into a new context with potential to stimulate new research.

The study has implications for those working in the school as they could utilize existing data to then design a new model for their practice. Furthermore, the study has implications for other institutions addressing the learning needs of bilingual children of immigrant background with and without disabilities, as the local tensions surfacing in the study were connected to the historical primary contradictions in the larger activity.

Some limitations include how, at times, the process seems to follow cyclical patterns. Longer future studies could explore the cyclical nature evident in the conversations to illuminate ways to disrupt what we would call in Spanish *la pescadilla que se muerde la cola*, or in English "the snake that bites its tail" so that transformation takes place at an accelerated pace.

Likewise, this study served to show participants' efforts to surface and question historically established tensions in their school and in the larger education system in the United States. However, processes of transformation where new artifacts are produced to mediate a new form of functioning in the larger activity were less evident and should be further explored. Analyzing the second set of data from this study and ensuring that future research documents more parts of change laboratory processes can help address these needs.

## References

Anxiety [Def. 3]. n.d. In *Dictionary.com*. <https://www.dictionary.com> (10 October 2018).

Anxiety [Def. 2]. n.d. In *Dictionary.com*. <https://www.dictionary.com> (10 October 2018).

Artiles, Alfredo J. 2009. Re-framing disproportionality research: Outline of a cultural-historical paradigm. *Multiple voices for ethnically diverse exceptional learners* 11/2, 24–37.

Baglieri, Susan, Lynne M. Bejoian, Andrea A. Broderick, David J. Connor & Jan Valle. 2011. [Re]claiming "inclusive education" toward cohesion in educational reform: Disability studies unravels the myth of the normal child. *Teachers college record* 113/10, 2122–2154.

Bateson, Gregory. 1972. *Steps to an ecology of mind*. New York: Ballantine Books.

Collier, Virginia P. & Wayne P. Thomas. 2004. The astounding effectiveness of dual language education for all. *NABE journal of research and practice* 2/1, 1–20.

Crenshaw, Kimberlé. 1991. Mapping the margins: Intersectionality, identity politics & violence against women of color. *Stanford law review* 43/6, 1241–1299.

Daniels, Harry. 2014. Learning contexts for children and young people with learning differences. *National Society for the Study of Education* 113/2, 515–534.

Dewey, John. 1902. *The child and the curriculum*. Chicago, IL: University of Chicago Press.

Dorman, Sam. 2019. May 11. Border apprehensions to reach 13-year high in 2019: Report. *Fox News Network*. https://www.foxnews.com (10 February 2020).

Edwards, Anne & Linn Mackenzie. 2008. "Identity shifts in informal learning trajectories." In Bert van Oers, Wim Wardekker, Ed Elbers & Rene van der

Veer (eds.). *The transforming of learning: Advances in cultural historical activity theory*. Cambridge: Cambridge University Press, 163–181.

Enfield, Nick. 16 November 2017. We're in a post-truth world with eroding trust and accountability: It can't end well. Retrieved from <https://posttruthinitiative.org> (originally published by *The Guardian*).

Engeström, Yrjö. 1999. "Innovative learning in work teams: Analyzing cycles of knowledge creation in practice." In Yrjö Engeström, Reijo Miettinen & Raija-Leena Punamäki (eds.). *Perspectives on activity theory*. Cambridge, MA: Cambridge University Press, 377–404.

Engeström, Yrjö. 1987. *Learning by expanding: An activity-theoretical approach to developmental research*. Helsinki: Orienta-Konsultit.

Engeström, Yrjö, Juhana Rantavuori & Hannele Kerosuo. 2013. Expansive learning in a library: Actions, cycles and deviations from instructional intentions. *Vocations and learning* 6, 81–106.

Gabel, Susan (ed.). 2005. *Disability studies in education: Readings in theory and method*. New York: Peter Lang.

García, Ofelia, Jo Anne Kleifgen & Lorraine Falchi. 2008. From English language learners to emergent bilinguals. *Equity matters: Research review*, no. 1, January. A research initiative of the Campaign for Educational Equity. New York, NY: Teachers College, Columbia University, 1–59.

Kabuto, Bobbie. 2010. *Becoming biliterate: Identity, ideology, and learning to read and write in two languages*. New York: Routledge.

Kerosuo, Hannele. 2003. Boundaries in health care discussions: an activity theoretical approach to the analysis of boundaries. In Neil Paulsen & Torr Hernes (eds). *Managing boundaries in organizations: Multiple perspectives*. Palgrave, Basingstoke, UK, 169–187.

Kilinc, Sultan. 2019. "Who will fit in with whom?" Inclusive education struggles for students with dis/abilities. *International journal of inclusive education*, 23, (12), 1296–1314. https://tandfonline.com/loi/tied20 (10 February 2020).

Ladson-Billings, Gloria. 1995. Toward a theory of culturally relevant pedagogy. *American educational research journal* 32, 465–491.

Leont'ev, Aleksei N. 1981. The concept of activity in psychology. In: James V. Wetsch (ed). *The concept of activity in soviet psychology*. Armonk, NY: M. E. Sharpe, 37–71.

Leont'ev, Aleksei N. 1978. *Activity, consciousness, and personality*. Englewood Cliffs: Prentice-Hall.

Liebtag, Emily & Caitlin Haugen. 14 May 2015. Shortage of dual-language teachers: Filling the gap. *Education Week*. http://blogs.edweek.org/edweek/

global_learning/2015/05/shortage_of_dual_language_teachers_filling_the_gap.html (10 February 2020).

Martínez-Álvarez, Patricia. 2017 [published online 2016]. Special ways of knowing in science: Expansive learning opportunities with bilingual children with learning disabilities. *Cultural studies of science education* 12/3, 521–553.

Martínez-Álvarez, Patricia. 2018. Dis/ability labels and emergent bilingual children: Current research and new possibilities to grow as bilingual and biliterate learners. *Race Ethnicity and Education* 22/2, 174–193.

Mecheril, Paul & Monica van der Haagen-Wulff. 2018. Migration, Europe, and staged-affect scenarios. *Europe now* 19. https://www.europenowjournal.org/issues/issue-19-july-2018/ (10 February 2020).

New York State Education Department (2019). ELL demographics & performance 2018-2019. Retrieved from https://data.nysed.gov/enrollment.php?year=2019&state=yes

Pugachl, Marleen C. & Linda, P. Blanton. 2012. Enacting diversity in dual certification programs. *Journal of Teacher Education* 63/4, 254–267.

Shear, Michael D. 2 November 2018. Trump invoking 'crisis' at the border as voting nears. *The New York Times* A1, A17.

Shifrer, Dara, Callahan, Rebecca M. & Muller, Chandra. 2013. Equity or marginalization? The high school course-taking of students labeled with a learning disability. *American educationalresearch journal* 50, 656–682.

Sullivan, Amanda & Alfredo J. Artiles. 2011. Theorizing racial inequity in special education: Applying structural inequity theory to disproportionality. *Urban education* 46, 1526–1552.

Sullivan, Amanda L. & Aydin Bal. 2013. Disproportionality in special education: Effects of individual and school variables on disability risk. *Exceptional children* 79, 475–494.

Valle, Jan W. & David J. Connor. 2011. *Rethinking disability: A disability studies approach to inclusive practices*. New York, NY: McGraw Hill.

Vygotsky, Lev S. 1978. *Mind in society: The development of higher psychological processes*. Cambridge: Harvard University Press.

Wiley, Andrew L., Frederick J. Brigham, James M. Kauffman & Jane E. Bogan. 2013. Disproportionate poverty, conservatism, and the disproportionate identification of minority students with emotional and behavioral disorders. *Education and treatment of children* 36, 29–50.

# Appendix

Anxiety-mediated tensions in landmarks/expressions, elements and frequency

| Anxiety-Mediated Tensions in Analyzed Discussions | Sample Discursive Expression of Tension Around the Landmarks | Activity System Elements | Frequency |
|---|---|---|---|
| Addressing the level of the bilingual children with and without disabilities and the expectations related to grade level standards | | | |
| 1. Attending to individual needs while addressing the curricular demands | "In terms of giving the differentiating these homework packets, how do the parents know what the **standards** are for the **grade level** if you're giving them homework that is probably tied **below** two **grade levels** the **expectation**?" [S1-72-M] | Artifacts Community Rules | 9 |
| 2. Social promoting versus retaining students and not having enough tools to meet the needs of students who are not meeting the standards at each grade level | A structure that is in place for us to **keep track** of students who have IEPs that we feel are **not progressing** since Kindergarten, and when do we say, this is enough? You know? Do they need somewhere different should they be **held back**? [S2-16-K] | Outcome/ object Rules | 5 |
| 3. Consequences from having too many children, who need individualized instruction in one class and the law requirements. Tension between laws, needs of children, and realities faced in school | "So, you have 14 to 10 [children] so there is how are we giving them the support. So, right there; and then you are setting up our classrooms **to fail** because, first of all **it's illegal** [...] And don't even complain [...] so I think, as a school, we need to think about that" [S1-41-H] | Rules | 4 |
| 4. Teaching standards for grade levels where the child is placed, or focusing on goals of their IEP | "[...] we work so hard to **close the gap**. We feel the **pressure** but, in reality, it all comes down to what **standards** do we hold them to" [S2-08-H] | Rules | 9 |

| Anxiety-mediated Tensions in Analyzed Discussions | Sample Discursive Expression of Tension Around the Landmarks | Activity System Elements | Frequency |
|---|---|---|---|
| 5. Differences (including behaviors, which are too challenging) being so large from the standard/average that it is not possible to address them and teach well. Gap and differences becoming larger over the years | "**It's really hard**. My first year I had a student who was pre-K [level] *comenzando* (starting) Kinder, and then another child who was like ready for 4th grade. It was my first year teaching. Like, we [had] just opened 2nd grade. It was a **huge gap** and she went to a different school, but every year this is happening the **gap** keeps on getting **bigger and bigger**" [S1-65-H] | Artifacts Rules Local History | 10 |
| Aspects affecting the education of the bilingual children served in the school, which the participants in the discussions felt were beyond the control of the school or which were too challenging for the resources and services they had as an institution ||||
| 6. Aspects beyond the control of the school, or which were too challenging for the resources available | "[…] a word that came to us was **diversity** and **inclusion**. How [are] we making, how [do] we work in a classroom that is diverse in terms of the demographics of the students, socioemotional needs, economic status, academic **challenges.** as well as creating a classroom that is inclusive of all of those **differences**" [S2-19-C] | Subject | 35 |
| 7. Differentiating for multiple levels takes too much time and it's unclear. Impossibility of attending to the whole group and individual needs | "And, something that came up is that in the side-by-side where let's say I'm with a small group, and the para[professional] is working with one-on-one for the kid. Where is the **management** for everyone else?" [S3-215-H] | Community Division of labor | 2 |

| Anxiety-mediated Tensions in Analyzed Discussions | Sample Discursive Expression of Tension Around the Landmarks | Activity System Elements | Frequency |
|---|---|---|---|
| 8. Support is needed also outside the classroom | "[…] that's not an activity I'm **mandated** to go to; had I not been there, it would've been coaches that don't have the **training** to work with kids or those types of strategies, or might not […] know what to do. So, it just made me think about […] outside the classroom like what kinds of **supports** do they have in afterschool programs? What type of implications are put in for those students? Can they only be in the programs if their families go to give that additional support, or something in that situation? Because that was a huge **safety issue**. He could have just gotten up and ran in the middle of the street. We had 30 students lined up waiting to go, and the student was **unresponsive** to anything, not looking, not talking, not moving, nothing" [S4–03-M] | Community Rules | 12 |
| Institutional factors impacting pedagogy | | | |
| 9. Issues related to the administration and impact on their pedagogy; Teacher evaluation and resources available to teachers | "[…] students that are two or three **grade levels behind** […] how are we supporting them […] [they are] **struggling** […] all the support I can give them is ICT in the IEP, and maybe add SETS, and that's all I can do" S1–40a-H; "[…] our hands are tight because again Dr. Utter doesn't believe in 12 to one" S1–40b-H | Artifacts Rules | 12 |

Facing the Complexity of Bilingual Special Education 277

| Anxiety-mediated Tensions in Analyzed Discussions | Sample Discursive Expression of Tension Around the Landmarks | Activity System Elements | Frequency |
|---|---|---|---|
| 10. Tensions surrounding educators in school who are not teachers (i.e., paraprofessionals); the training and the planning in which they should participate | "[…] my **disturbances** which have happened **many times**: Like let's say I have a child that is either **misbehaving**, or [doing] **excessive** talking, a para[professional] will **intervene**, and that will **escalate** the situation, or the para[professional] is causing a **distraction** during instruction. It's kind of annoying, and it has happened many times" S3-183-A | Artifacts Community Rules | 14 |
| 11. Children's placement in the inclusive room (ICT) is challenging (i.e., decision making sometimes not involving teachers), and there is not space for all who need services | "[…] it varies from place to place. I think that's the **issue** here, like, we need to **save** our ICT classrooms because so many behavioral **issues** are being funneled into ICT, and that's not the point of ICT" [S3-156-K] | Artifact Rules | 18 |
| Tensions related to bilingual learning for children with disabilities | | | |
| 12. Bilingual children with disabilities and the standards | "[Children] **struggling** with the math, and writing complete sentences. How the dual language program might **affect** these students? How are they being served, or **debilitated** by day-to-day constancy in the language?" S1-42-J; "[…] or how are we **modifying the standards** for the students. Because I don't ever think dual language **debilitates** any student regardless of learning needs, but I do think the **trajectory** throughout school is going to look **different** than a monolingual school. We don't know enough about it for BiSPED" [S1-43-K] | Rules (ableism) Subject | 8 |

| Anxiety-mediated Tensions in Analyzed Discussions | Sample Discursive Expression of Tension Around the Landmarks | Activity System Elements | Frequency |
|---|---|---|---|
| Other tensions manifesting personal anxiety around one's ability to teach | | | |
| 13. Expressions of personal struggle, suffering, feelings of inadequacy, feelings of not having enough knowledge | "*Mira, Patricia cuando una está en esa situación* (look, Patricia, when one is in that situation). You know when you have a bunch of other kids. Like, I've been at the point where I'm like 'holy shit', like, I don't want to do this to you, but my license is **on the line**, and your **safety** is **on the line**; So, I don't really want to have to do this, but I'm gonna have to do this. And, I've been *this* close to do this. And, I'm **completely against** [calling the police on a child] […] So, I understand, and I think we are all very **social justice** oriented here, and we are all **very aware** of the school to prison pipeline. I don't think we want to intentionally create that pathway for any of our students, but sometimes when you see yourself with **no other options** you are thinking, like, what am I gonna do?" [S4–83-K]; "I don't know if we can **solve** all of this" [S1–37-M] | Artifacts Outcome/ object | 7 |

Liya Yu (New York)

# Inside the No-man's-land Between Cultural Identities: A Neurophenomenological Exploration of Intercultural Life

**Abstract.** How do intercultural individuals experience the no-man's-land between two cultures at the brain and phenomenological level? Based on ten in-depth interviews and recent findings in cultural neuroscience, this article develops a neurophenomenological perspective to understand how intercultural individuals navigate their self-identity, authenticity and belonging in this no-man's-land, where isolation and self-doubt loom large, and intergenerational conflict is a common struggle. It argues that we need to find a radically new methodological and philosophical framework to understand these individuals, in order to avoid a politics of self-hate and anger.

**Keywords:** migration, intercultural experience, cultural identity, brain studies, neurophenomenology

## 1 Introduction

Edward Said, one of the master chroniclers of no-man's-land spaces created by colonial empires and modern nation states, famously declared that "exile is strangely compelling to think about but terrible to experience" (2001: 173). For those who have ever traversed or were forced to set up rudimentary dwellings in what I call the no-man's-land between different cultures, Said's quote most likely rings painfully true.

Being intercultural is understood by many outsiders as an exciting plethora of criss-crossing cultural, linguistic and culinary experiences, unrivalled and intimate access to the cultural discourses taking place in the public arenas and living rooms of differing societies, and intercultural individuals' seemingly eerie ability to switch effortlessly between their multiple cultural and linguistic identities. Yet as Said's quote indicates, as soon as one turns around the compelling corner of exile's merits, the actual lived experience of existing in the no-man's-land between cultures – a special kind of double exile – hits one like a brick wall.

What is it about this everyday experience between two (or more) cultures that makes it both strangely compelling and yet heartbreakingly painful for intercultural individuals to endure? Why are intercultural individuals never completely at home in either of their two cultures? How do they deal with the conflicting emotions of pride and contentment, but also bewilderment, embarrassment and shame, in regard to their existential displacement? How do their private, social, mnemonic, sensual, physical and neurocognitive selves adapt to and inhabit the landscape of this peculiar no-man's-land? How does life in the no-man's-land between cultures affect their sense of reality, stability and well-being?

This paper tries to outline this peculiar no-man's-land experience through ten, in-depth interviews with a diverse group of individuals in Germany, the US and Canada, who all live between "Eastern" and "Western" cultures, and have either first or second generation refugee or immigrant experience. The interviews offer a phenomenological window into the everyday lived experience of intercultural people, showing that despite significant differences in their biographies, family backgrounds and age, the interview subjects share a number of common struggles and anxieties.

However, I argue that a phenomenological account is incomplete without an understanding of the corresponding neurobiological dimensions of the intercultural experience. Investigations into how biculturality and bilinguality affect our brains have already yielded promising results in the new field of cultural neuroscience (Ames & Fiske, 2010; Chiao & et al., 2010). Cultural environments can significantly shape anything from our visual perception to our sense of self at the neural level, even if we enter new cultural environments – such as through immigration and refugee experiences – as adults. Moreover, bicultural individuals' brains seem to have special abilities in terms of 'identity switching', allowing them to activate distinct neural networks depending on which cultural environment they are in.

The reasons for introducing a neurophenomenological perspective are not arbitrary: the everyday lived experience in the intercultural no-man's-land takes place first and foremost in the bodies and brains of its inhabitants. Indeed, it is one's body that becomes one of the major battlegrounds over which identities are ascribed and denied, the place where one's humanity and dignity are at stake in the most visceral and inescapable way. Including a neurobiological dimension therefore acknowledges the fact that the intercultural experience is biologically real and not just an imaginary construct, and lends a corporeal visibility and concreteness to an experience often marked by invisibility, isolation and self-doubt.

The cultural cross-cutting potential of the neurophenomenological perspective is echoed in Shylock's famous speech in Shakespeare's *The merchant of Venice*. Shylock, a Venetian Jewish moneylender, himself stuck between religious and socio-cultural identities as Jew in Christian Venice, pleads in this passage:

"I am a Jew. Hath not a Jew eyes? Hath not a Jew hands, organs, dimensions, sense, affections, passions; fed with the same food, hurt with the same weapons, subject to the same diseases, heal'd by the same means, warm'd and cool'd by the same winter and summer, as a Christian is? If you prick us, do we not bleed? If you tickle us, do we not laugh? If you poison us, do we not die? And if you wrong us, do we not revenge? If we are like you in the rest, we will resemble you in that." (Act 3, Scene 1, 58–68)

It is remarkable that Shakespeare chooses to chiefly use imagery of Shylock's body, his organs and physiological experience to plead his shared humanity with the rest of society.

This is why in this paper I contend that linking the neurobiological dimension of the intercultural existence with its philosophical and conceptual foundation is both enlightening and necessary: for intercultural people, the physical and neurobiological part of their existence is an inescapable stage on which the everyday negotiations about their identity, dignity and humanity play out in full force. Therefore developing a neurophenomenological perspective to make sense of the conditions of intercultural existence is a first step towards creating a new language and framework through which intercultural people can relate to themselves, and leave behind the bitter shores of isolation and self-doubt.

Thus this paper differs from previous approaches in intercultural and transcultural studies, where the focus has either rested on a more sociological framing of intercultural communication (Heringer, 2010; Lüsebrink, 2016) or more abstract, philosophical investigations couched almost exclusively in Western philosophical theories about belonging and cosmopolitanism (Welsch, 1995). Instead, what this paper aims to do is to give an intimate phenomenological insight of the underchronicled intercultural voices within the no-man's-land, by letting them speak directly through the interviews below, as well as by investigating their experience of biculturality at the brain level. This, I argue, is necessary in order for us to create a genuinely new language and framework through which we can relate to the inhabitants of this no-man's-land, and through which they might be able to finally relate to themselves.

## 2 Interview method

The interviews for this paper were conducted in face-to-face settings, except in one case, where a skype setup was used instead. Interview subjects were asked questions from a prepared set of twelve questions[1] on the topics of intercultural

---

1  See Appendix.

experience in the West, bilinguality, intergenerational issues, self-identification and the meaning of home. In order to protect the anonymity of the interview subjects, each subject has been assigned a number and will be referred to e.g. as 'subject 1' or 'S1'.

## 3  Displacement and estrangement

"My sense of place is warped" – this is how S8 sums up her experience of migration and dislocation between the US and Korea. Born in the 1970s in the US to Korean parents, S8 moved back to Korea with her mother and siblings when she was nine months old. Her father stayed behind in the US and was sent recorded cassette tapes from Korea of S8 speaking toddler Korean. Now these tapes are a haunting trace from the past for S8, since she does not speak fluent Korean anymore. When she was two years old, they moved back to the US and reunited with her father, beginning a journey of successful immigrant assimilation there, but also one of first language loss. S8 was highly successful academically, graduating with a Ph.D. degree in Russian literature from an ivy league university, speaking many languages by the time she reached adulthood – except Korean.

She reports that feeling stuck between identities, and the resulting shame and frustration from this, only lasted until elementary school for her, where she wanted to "feel invisible". After elementary school, the question of identity was not so much in doubt as the ability to ascribe herself to a place. "Where are you from is such a basic question, but hard to answer for me", S8 says, "My answer is a paragraph rather than a word. Even on my facebook profile I leave it blank".

It is interesting that even though S8's immediate experience of dislocation took place in her toddler years, the scattered memories and stories from that period, as well as her parents serving as a reminder of their family's criss-crossing journeys between two countries and cultures, are powerful enough to affect her sense of geocultural dislocation and estrangement way into adulthood.

It is encouraging to note that S8 felt that her sense of shame of about her Korean background faded away shortly after elementary school, which might be credited to the US's relatively flexible and open definition of what it means to be an American, as well as the fact that possessing a hyphenated identity (Korean-American) was already an integral part of the American immigrant landscape and, to a degree, also the educational discourse.

Another example of this kind of cultural-linguistic displacement can be observed in the life story of S5, who grew up in East Germany with Mongolian parents; they had initially arrived into the Communist GDR. The Mongolian community in East Germany back then (and still today) was extremely small or non-existent, which increased a sense of cultural estrangement and isolation during S5's childhood. S5's father, an academic and researcher, was the one who upheld Mongolian culture at home, yet when he died a young death, leaving behind S5's mother and her siblings who were left to fend for themselves in a newly reunified Germany, only her mother was left to continue the family's bicultural legacy. This just increased S5's sense that "my parents were the last anchor of Mongolian culture for me".

Even when her father was still alive, S5 reports that "Mongolian culture was always experienced in a surrogate form". S5 reports feelings of regret and sadness about the elusive nature of her Mongolian heritage, as well as a painful sense of loss of a world, language and culture that always figured as a crucial backdrop to her life growing up in Germany, and yet feels perpetually unattainable.

However, cultural memories might not always be sought out, as S7's account of avoiding "cultural triggers" shows. S7 was born and grew up in Armenia until her parents fled the Nagorno-Karabakh War in the late 1980s to escape violence and ethnic cleansing, fleeing first to Russia and then the US. S7 remembers clearly the traumatic period of flight, fear and instability, which deeply marked her late childhood and youth. Despite these hardships, S7 fulfilled her dream of becoming a designer by studying in New York after her arrival in the US and taking up a designer job in Virginia, where she engages in volunteering and activism for refugees in her community.

Despite her empowering refugee story, and her eventual success in US society, S7's relationship to her Armenian identity is ambivalent. On one occasion, she is reluctant to go to an Armenian food festival held in her area because she does not know which traumatic memories the event, the food and Armenian people there will potentially trigger, making her decide to avoid the festival altogether. This "cultural trigger" avoidance is not due to S7's denial of her Armenian past, nor her lack of care for the Armenian community, on the contrary, she conveys much thoughtfulness, empathy and concern on how to keep her refugee experience alive through her community activism and service. Rather, her story shows that intercultural individuals, especially those with traumatic pasts, have to make difficult and conflicting decisions in their everyday lives about how they relate to their 'home' culture, weighing the needs for their communal responsibilities against their own mental and emotional wellbeing.

Estrangement also appears in the context of social relationships. S6, an Indian-American immigrant who grew up in India and Singapore until he reached adulthood, says that what makes him feel most estranged within his intercultural identity are social relationships. "I am too blunt for Americans", he explains, which often leads to feelings of displacement and non-belonging in social contexts and his workplace. Yet when he is back in India, he notices his American socialization and the way it clashes with Indian social mores.

This 'double identity exile' is also reported by S3, a Chinese musician who spent her young adulthood in the 2000s in music conservatories in Austria and Germany, and now lives in Berlin. In a telling quote, she exclaimed with some exasperation that "In Germany I feel like the Chinese, but when I return to China I feel like I am German."

Although Chinese is her first language and she identifies as Chinese in many ways, S3 describes how the 'double identity exile' plays out in social relationships when she visits China today: "Chinese society is undergoing such rapid changes; when I go to China I can get anxious about interacting with friends and acquaintances because we often seem to misunderstand each other. The social rules and cues about communication and status are shifting constantly, at times I have offended people without knowing why (especially on social media) or people talk to me in such a convoluted and indirect fashion that the German in me just blurts out to them 'Can you please say that again in a straightforward way?' It's exhausting."

In another Chinese-German identity story from an older generation, S1 recounts the dizzying turn of events that led her to leave China for Germany in the early 1980s. Born in 1963 in Wuhan province, S1 made it to Germany on a coveted Chinese government scholarship to study bioengineering. he first learned English during the Maoist years with a teacher who had studied in the UK and had been branded as a "rightwing element" by the Communists. She was lucky, had she entered her high school three years earlier, she would have been sent to the countryside for backbreaking labor, forfeiting any chance at an education.

Instead, S1 went on to win the first English competition staged in her province after the end of Mao Zedong's dictatorial reign, which helped her being admitted to Wuhan University at age 17. Through an exchange with Shanghai's Goethe Institute, she was tasked to learn German from scratch, giving her only one and a half years to learn the language and take the notoriously difficult German Abitur high school examination. When S1 arrived in Germany, her bioengineering professors in Hamburg could not believe that she had just begun learning German less than two years ago, and that she had passed the German Abitur within this incredibly short time.

The existential pressures under which S1 acquired both English and German in China, her family's efforts at providing an education for their daughter in a country that had been politically and culturally ravaged to the point of almost complete destruction under Mao, and the fact that failing at learning these foreign languages was not an option contributed to S1's sense of pride, but also bewilderment at that part of her life's history. "Sometimes when I look back at that period I wonder, did this really happen? How did I manage all those hurdles? It seems surreal. It is scary to think about what would have happened if things hadn't worked out. Politics messed up our lives. Yet when I remember my past self then, I was upbeat, I just threw myself in completely."

Her sense of 'double exile' emerged when she temporarily moved back to Shanghai in the 1990s due to her husband's work placement. She recounts with anger and hurt the way how she and her husband were treated by the Chinese local authorities and border guards, who subjected them to searches and inspection, with a threat of violence. "They treated us 'returning Chinese' with a special mix of hostility, envy and lack of respect. After that traumatic experience, I didn't feel Chinese anymore. We went back to Germany pretty soon afterwards."

The Tiananmen Massacre in 1989 increased her sense of alienation from a government on which she and many in her generation had pinned a lot of hope for reform after the dark Maoist years. With a bittersweet chuckle, she says "Someone once asked me, in my early years in Germany, what I would do if I won the lottery. Without any hesitation, I replied: 'Donate the money to the Chinese Education Ministry, so they can send out even more students on scholarships, just like myself.' How stupid and naive I was then!".

Estrangement and isolation do not just affect an intercultural individual's private sense of self and place, but they can also have political consequences. S9, a Chinese woman who came to the US to study for her Ph.D. and now holds a high-level position in finance in New York, recounts how during the 2016 Presidential election, many of her fellow Chinese friends and colleagues turned against the Democrats because they felt that Democrats did not care about racist jokes and attacks against Chinese that had taken place in the US media and public sphere in the previous years. Most important however, they felt that Democrats' support for Affirmative Action effectively discriminated against Asians who performed well academically, since the policy favored admission of other disadvantaged groups such as African-Americans and Latinos.

> "Theoretically we should be for the Democrats, they are more pro-immigrant", S9 explains, "but this time, I know a lot of Chinese who support Trump, simply because we feel totally ignored and even actively discriminated against under the identity politics that the Democrats are carrying out. We know that Trump is not on the side of immigrants. But then, currently, no one is speaking up for us. We are being punished under Affirmative Action for doing too well, it just feels incredibly enraging and unfair. I studied and worked here for so many years, and yet I don't feel that there might ever be a dignified place for Chinese like me in US society."

This is a reminder that feeling estranged and ignored in one's cultural-political identity is potentially destabilizing for liberal democratic society, because of the erosion of trust in fair treatment that takes place. As Devleena Ghosh warns us, "exile does not necessarily produce liberal cosmopolitan citizens, it may easily create unreconstructed nationalists and fundamentalists" (Ghosh, 2008: 279). The political effects of not feeling at home in one's host country should not be underestimated, since it can actively fuel distrust in government and the fairness of liberal democratic society, isolationism from other groups and the erosion of cross-cutting solidarity. In its most extreme form, it fosters the preference for a more divisive and aggressive kind of politics.

## 4 Self-erasure and authenticity

For intercultural individuals, answering simple questions such as "Where are you from?" or "What's your nationality?" can seem like an impossible feat.

S6, the Indian-American who reported estrangement in social relationships, sums it up most devastatingly as "I've given up telling my life story". He explains that he usually makes his answers about his biography and belonging dependent on who listens, presuming to be misunderstood in social encounters in the first place. This preemptive self-erasure reported by S6 is an integral part of the everyday life of intercultural individuals, and can have crushing long-term effects on one's sense of personal self-worth, dignity and belonging (McCormick, 2003; Santa Ana, 2004).

Similarly, S7, the former Armenian refugee who now lives in the US as a designer, says that

> "The story that I tell about my life varies, depending on who listens. If people just went by my accent, they'd think I am Russian. In fact, few people know about my Armenian background and traumatic life story attached to it. I carefully choose who I can reveal myself fully to, to avoid judgment and awkwardness".

S7 chooses to reveal her whole self during certain settings, such as her community activism and volunteering for refugees, serving as a speaker for the International Rescue Committee (IRC) who advocates for acceptance towards refugees and volunteering her design skills

S7 persists against objections of her mother, who would prefer that she didn't speak about the traumatic events in their family's life in their newfound home in the US. "You want people to know you for some reason. Speaking publicly about my refugee story helps me to own that part of my past.", S7 says, trying to make sense of her quest for authenticity and the regaining of control over her life's narrative.

A person's name can become another intimate intercultural battleground over which one's authenticity is fought out. S2 is a distinguished Chinese-American young architect whose parents' immigration journey led her from China to Germany, Canada and finally the US. S2 speaks about her two names – one Chinese, one Western – as a source of anguish in the US.

> "I gave myself my Western name", she says, "but I am also my Chinese name – it feels odd to be split like this. In the US, well-meaning White Americans will ask me why I don't use my Chinese name, so that I can return to my 'heritage', as if this were a switch button. Even if I used my Chinese name, there is no way for me to go back to a pristine, unadulterated heritage of my identity. I am my Western name, even though I am also my Chinese name."

S2's self-naming speaks to a determined effort at agency and self-inventiveness, yet it also shows that even with those efforts, intercultural minorities are still unable to eschew interrogative examinations about their 'roots' and 'heritage', effectively having to constantly to prove that they belong – even if they feel that both their bicultural names are authentic representation of their self.

One of the most intimate spheres where self-erasure and authenticity is at stake for interculturals is in the realm of romantic relationships. How does one love others from within the no-man's-land between cultures? How can one stay true to one's intercultural self in this potentially most fickle and vulnerable realm of social relationships?

S3, the Chinese musician who now lives in Berlin, recounts her loneliness during her years at musical conservatories in Austria and Germany as a young adult. Having left Beijing's music conservatory as a rising star for Austria at age 18, and subsequently winning two International music competitions, pressure was high on her to focus on her musical career in Europe rather than explore intimate social relationships in her new home county.

When she moved to Berlin, her first boyfriend there was German but she ended up marrying a Chinese man. She recounts that being with a German compared to a Chinese man felt very different. Her German boyfriend was verbally and emotionally very affective and generous, and professed respect towards her individuality and freedom, however, he would at times display a bothersome cultural and didactic condescension towards her Asian woman, as if, despite her own accomplishments on the European stage, he had to educate her about what it meant to become a (cultured) European. The Chinese boyfriend that S3 met after him pursued a somewhat more conservative and partrichal approach to romantic relationships, benignly but still persistently stalking her with Chinese food and medical care until she relented to go out with him, however paying much less attention to explicit verbal and emotional affection.

Yet she went on to marry her Chinese boyfriend because

> "I realized that I was my least true authentic self with my German boyfriend, I was always trying to be this German me, which is part of me, but just too exhausting to uphold everyday in the romantic realm, where you are supposed to find relaxation and ease. With my Chinese boyfriend, I could say a phrase in Chinese to describe reality, and he knew immediately what I meant. Strangely, in a sense I felt more at home with my Chinese boyfriend, even though my German boyfriend had a better sense of who I was in my new identity in the West".

S3's account is exemplary for the dilemma that many intercultural individuals face when it comes to deciding which part of their intercultural selves they want to reveal and pursue with those people most intimate and closest to them. It is also representative for the sacrifices made in one's authenticity in order to find happiness with a significant other, who might never be able to grasp the full extent of the landscape of one's intercultural no-man's-land. Whoever S3 would have chosen, her feelings of cultural dislocation and the seemingly impossible quest for complete authenticity could not have been fully attained with either of the two men.

Finally, at the intellectual and creative level, intercultural individuals face similar challenges. S2, the Chinese-American young architect, expresses frustration at the fact that in architecture school, a dogmatic kind of Western functionalism often leaves very little room for other cultural and gendered aesthetic ideals. For example, S2 recounts how her architecture professors chide her for wanting to use color and decorations in her models, even though for her,

> "color, decorations and culture-specific ornaments in a living structure are deeply emotional expressions for me, yet I am told that it's superfluous and wrong. I can have a strong emotional reaction upon entering a Gothic church without actually being religious".

Eventually, due to her own determination, S2 is awarded a special fellowship to travel to India to explore these questions in the context of Indian architecture.

How does S2's vision, influenced by her experience of living between the cultures as an Asian woman, fit into the mainstream Western architectural standards of 'the good life', as defined in relation to aesthetic space? What possible negative effects does this have on S2's faith in her intercultural aesthetic sense of judgment?

From another intellectual perspective, S1 is a Indian research mathematician who moved to Canada much later in her life, when many fundamental aspects of her cultural identity were already formed by her Indian years. Unlike some of the other younger interview subjects, S1 does not experience such a strong disruption to her sense of self and place upon her move to the West, rather, what stands out most is the experience of clashing values between two cultures.

In describing what bothers her most, she gives an account of the different cultural research communities, in which "the Indian approach to knowledge is not centered on personal glory", compared to the Western approach to science that forces people on individualist and at times egotistical tracks. After surviving a life-threatening illness, S1 reassesses her own relationship to her previously predominantly 'Western' way of doing mathematics, rediscovering what she describes as the 'artistic' aspects of maths, in addition, she revisits more spiritual sources within Indian culture, such as Indian classical dance and music, as a way of connecting to the world.

Her moving out of India allows her to reassess her home culture, where she operated in a mainly 'Western' intellectual way when she lived there, with a new-found holistic, intercultural authenticity of her mind and body. This shows that even when cultural dislocations happen later in life, they can still have a profound effect in terms of one's values and worldviews.

## 5 Intergenerational dilemmas and conflict

Without doubt, one of the most conflicted and devastating areas in which intercultural individuals come to feel the pains and limits of their cultural belonging is within their intergenerational relationships with parents, siblings and their own children. It is one thing if an outsider accuses you of being "too Korean" or "too American", or of having "betrayed your heritage", it is yet another, more devastating blow if this accusation comes from within your most intimate family circle.

When commenting on how their intercultural identities are experienced intergenerationally, all interview subjects report varying degrees of tension, dilemma and despair. For S8, her Korean parental generation, also known as "the great generation", was known to keep traumatic historical and personal events hidden from others and to speak of the painful past as little as possible. This is summed up best in the laconic opening line of Min Jin Lee's novel *Pachinko* (2017) about a Korean immigrant family's journey in Japan in the 20th century: "History has failed us, but no matter".

In a similar vein, the topic that appeared across a majority of the interviews was the way how first generation immigrants struggle to provide support or even just acknowledge the painful challenges their children face in light of living between two (or more) cultures. "Growing up in the West, you don't know what suffering is compared to what our generation went through"; "Why do you need to keep bringing up our refugee past? I would rather you didn't talk about this in our new life, things are not as bad as you say."; but also "You have become too

German/American, you are forgetting where we came from", were all commonly uttered phrases in intercultural families.

Indeed, the topics of intergenerational memory erasure, blame and guilt, and questioning of the second generation's identity authenticity are central in academic studies and literary works on the intergenerational transmission of trauma to Holocaust survivors' children (Brett, 1994; Wiseman, Metzl, & Barber, 2006), as well as amongst present-day refugee populations (Sangalang & Vang, 2017).

The sense of isolation from the cultural and historical narratives of one's parental generation is increased by the fact that even siblings in intercultural families can accuse each other of identity inauthenticity and betrayal. S6 reports how his younger sister, who came to the US at a much earlier age than him, has told him that he was "too Indian", in turn, the sister had been reprimanded by him that she had become "too American" since they arrived in their new home country.

This irritation and frustration at another family member's 'swaying' towards one particular geocultural identity can also be experienced by the second generation towards the first one. In a special biographical twist, S4, a Chinese-German young man who grew up in France and Germany, but then moved back to China with his parents as a teenager and lived there in the German expat community in Beijing, describes how alienating it felt when his mother, upon returning to China, changed in her personality and behavior.

> "She was two different people in these two countries; in Germany she embodied her former foreign student and immigrant identity, being patient and humble around others; in China, she was short-tempered and domineering. "

The change, he suggests, could be attributed to the exploitative socio-economic power structures that were taking form in China during the early 2000s, and which might have contributed to changing his mother's behavior upon her re-submersion into Chinese society. This story reflects how "exiles internalize the double consciousness of their originary place and their present location" (Ghosh, 2008: 279), and with an added twist in S4's biography, how this double consciousness can turn against itself upon the return of his family to their so called 'originary place'.

From different generational perspective, S1 describes her anxieties as a first generation immigrant towards her children who grew up in Germany. She worries that she might be unable to pass down the memory of her Chinese years to her sons, since they are out of touch with the China of her childhood and youth, as well as present-day China. One reason why she agreed to be interviewed is to preserve her story and memory for the second generation.

In another more racially charged account of self-censure, S1 talks about her concern for her sons when growing up in German society as Asian young males. She was aware that their Chinese body types did not fit into the German standard of male strength and beauty, which is why she encouraged them to do physical exercise and workout, in order to become physically more appealing to their peers and teachers. One is unsure whether one should feel more pain at S1's attempts at changing her son's physically authentic selves in order to fit into the standards of the White German mainstream, or the fact that her efforts at preempting racist exclusion of her children might have inadvertently instilled further body shaming.

This is a poignant example of how the first intercultural generation faces impossible decisions in terms of self-erasure, authenticity and survival for their children, where well-meaning strategies of assimilation can lead to further isolation and alienation of both generations into their respective no-man's-land between the cultures.

## 6 Cultural and private sense of home

Given the chilling realities of estrangement, loneliness and self-erasure that intercultural individuals have to face in their everyday lives, one would assume that a quest for 'home' would be discarded as hopeless and futile.

Yet, as Said has put it,

"exiles, émigrés, refugees and expatriates uprooted from their lands must make do in new surroundings, and the creativity as well as sadness that can be seen in what they do is one of the experiences that has still to find its chroniclers" (2001: xiv).

Indeed, the interview subjects engaged in exactly this melancholic creativity highlighted by Said – through their inventiveness and resilience in creating new personal and intercultural homes wherever they settle anew, often creating new value systems and coping mechanisms to achieve this goal (Kim, 2015).

At the heart of this, I argue, lies a radical reclaiming of the neurophenomenological reality that has been denied to them by both sides of the cultural borders, by the societies where they felt the crippling effects of racial and cultural exclusion, as well as by parents and family members who accuse them of having betrayed their heritage. This radical reclaiming stands in contrast to a hostile *Lebenswelt* (lifeworld) in which the most basic biological, physical and emotional ways of being human can never be taken for granted and are always threatened by the uncertainty and dissolution of one's cultural and historical belonging.

The process of this radical reclaiming is reflected in how various interview subjects describe how they try to create a sense of home through a kind of mindfulness about their physical and geocultural presence in their everyday lives, where memories of and responsibilities towards their specific cultural communities and traumas are weaved into as integral but separate strands. "I try to be absolutely present", S7 says, "finding home in the relationships that I built, in who I am in this moment irrespective of my biography and background, that's how I ground myself". S6 describes how he learned to separate his sense of self does from his sense of place during his immigration experience.

> "It made me very aware of the present and who is in my life", he says, "and of how I can be at peace with my body and all its incoherencies through my own awareness of it. Being aware helps me own present existence".

Various interview subjects also report seeking out friends who have similarly intercultural and displaced biographies, attaining a sense of home from the company of those who know what cultural homelessness means.

S8, on the other hand, finds a sense of home in the nomadic motion that has marked her life: moving around.

> "I don't think I could live in one place forever", she explains, "I get a sense of freedom and strangely, home, from moving, from having the freedom to move, even if that's within one town."

The responsibilities of parenthood and the question of what we are to our own intercultural children can also shift one's sense of home. S3 describes how the birth of her son changed her sense of home dramatically. Whereas beforehand, she felt neither completely at home in China or Germany after she had moved out of China as a young adult, she now claims her home in Berlin because that is where her son is growing up.

> "This is our responsibility", she says, "to be the home of our children. My son is growing up as a child of Chinese parents in Berlin, he has many identities, too. All I can give him is my own self as his stable home."

In perhaps the most poignant and moving example of reclaiming of neurophenomenological reality, one of the interview subjects says that she used to feel that

> "when I was in Germany, I didn't belong to the extent that it didn't seem that the birdsong outside of the window was meant for me. It was meant for someone else, someone with German ears, someone who could justify their physical existence in this place. Now I don't feel that way anymore. The birds are singing for me, too."

## 7 Culture in the brain

In addition to experiencing similar phenomenological experiences of living inside the no-man's-land between cultures, intercultural individuals also share a unique neural signature due to their biculturality. The neurobiological foundation of intercultural experience highlights an acutely physical and visceral aspect of an experience that is frequently denied its reality.

It would exceed the scope of this paper to give an exhaustive account of the field of cultural neuroscience, however, a couple of insights are worth mentioning here in connection with the interview insights:

(1) Previously, cultural psychologists have studied how culture shapes our sense of self, distinguishing between collectivist (e.g. China, Japan, Korea) vs. individualist societies (e.g. the USA) and their respective ideas of the self (Markus & Kitayama, 1991). Cultural neuroscientists tested this theory at the brain level, with remarkable findings: In fMRI studies that asked Westerners and Chinese to think about themselves and their mother, the brain area usually implicated in self-reference was activated for both groups when prompted to think about themselves, however, only in Chinese did this *same brain area* for self-reference activate *as well* when prompted to think about their mother (Zhu, Zhang, Fan, & Han, 2007). This was interpreted as evidence at the brain level that Chinese did indeed view their mother as identical to themselves, as a member of a more collectivist and interdependent society would.

When we connect this neurocognitive finding to the interviews discussed in this paper, it makes sense that many interview subjects reported feeling estrangement and displacement: If the way how an intercultural individuals relates to their family and wider society differs so significantly at the brain level – to the extent that compared to Westerners, wholly different brain regions are involved when thinking about others – it makes sense that the immigration experience of moving from a non-Western to a Western country would feel so disorienting and estranging. The idea we have about our Self and how it relates to others is such a fundamental basis for our *Lebenswelt* that any disruption of this idea must undoubtedly be experienced as neurobiologically challenging. It ruptures not only our sense of place but also our sense of home, both issues which arose repeatedly in the interviews.

(2) Recent neuroimaging evidence suggests that there exist cultural differences in how East Asians and Westerners process situations visually and conceptually. Compared with East Asians, Westerners' visual processing is more

object-focused, whereas the East Asians pay more attention to the background and context (Goh & et al. 2007). In addition, the same study showed that elderly East Asians showed a near absence of object-processing at the neural level, much more so than younger participants, probably due to the former group's longer immersion in East Asian culture due to their age.
These findings could potentially help illuminate the neurocognitive dynamics at play during the intergenerational conflicts reported amongst almost interview subjects: If East Asians ascribe so much more importance to the background and holistic context of a situation than Westerners, one would expect that within one intercultural family, confusion and frustration would easily arise when interpreting and discussing social situations, other people's behavior and the morality behind one's own actions. Added to this, if culture is able to 'solidify' these habits of perception and moral worldviews at the neural level as people age, it is not surprising that intergenerational conflicts were experienced by second generation immigrants as especially intractable and hopeless.

(3) In a study on Asian-Americans and their ability to switch between their respective bicultural identities, Joan Chiao and her colleagues (2009) found that even though some Asian-Americans participants might express behaviorally or in their self-judgment a preference for being American or Western (e.g. in order to conform to social expectations of the host country), when actually studied at the neural level, their cultural self-construal *also* activated Asian collectivist neural structures.

In fact, when studied at the brain level, bicultural individuals were showed remarkable agility in switching between their two identities, depending on which one was primed. The fact that only fMRI methods were able to detect this dynamic bicultural identity switching (whereas traditional survey or behavioral methods might only pick up a Western identity) shows how important it is to involve cultural neuroscience in understanding the subconscious or suppressed identities of intercultural people. This corresponds to the fact that many interview subjects reported self-erasure of their 'Eastern' identity in public, and a constant and often hidden switching between their two cultural identities as they try to negotiate the social world around them. We should use the brain data on bicultural identity switching to dispel shame around being bicultural in the West, and to highlight the enormous cognitive capacities and skills bicultural individuals learned to develop as they attempt to establish their humanity between two cultures. This can provide the basis for a novel identity authenticity based on self-worth and visibility.

## 8 Conclusion

The aim of this paper was to draw a first neurophenomenological sketch of life inside the no-man's-land between cultures, from the point of view of its inhabitants' lived experience, as well as the neurobiological basis of their intercultural brains. The vision is to find a new language and framework through which intercultural individuals can begin to understand and describe themselves. It is a first step towards humanizing these people in a holistic way, which also includes the bodily and neurobiological basis of their everyday lived reality.

Finding a new humanizing language means to finally step outside of the boundaries of the no-man's-land between cultures – a land in which intercultural individuals have hitherto suffered and survived in largely by themselves, often underchronicled and voiceless, and in isolation from their Western host society's discourses on politics and the good life. This isolation, if turned inwards, can lead to disastrous outcomes in terms of mental well-being, self-erasure and sense of belonging. If turned outwards, it can potentially fuel a politics of distrust, division and anger — dangerously undermining the kind of cross-cultural solidarity that is needed in today's hyperdiverse liberal democracies.

This is why a neurophenomenological perspective is so crucial — because it allows us to say this:

"Yes, you are an inhabitant of the no man's between cultures. Both you and the landscape of this no-man's-land are real, taking place through and within your brain and body. Your brain and body are marked by being simultaneously at home in two (or more) cultures, and yet not being at home fully in either of them. You carry the unique neurobiological manifestation of your intercultural existence within you. And no matter how much others and eventually you yourself come to doubt the everyday experiences that you are going through in this no-man's-land, you are not completely isolated in the peculiar singularity of your intercultural predicament but connected to others through the universal basis of the human brain – this one biological reality that at once humbles and unites us."

Once words like these are uttered, a new dialogue on cross-cutting solidarity in a hyperdiverse, divided world stands a chance to begin.

## References

Ames, Daniel L. & Susan T. Fiske. 2010. Cultural neuroscience. *Asian journal of social psychology.* 13/2, 72–82.

Brett, Lily. 1994. *Just like that.* South Yarra, Vic.: Pan Macmillan Publishers Australia.

Chiao, Joan Y., Tokiko Harada, Hidetsugu Komeda, Zhang Li, Yoko Mano, Daisuke N. Saito, Todd B. Parrish, Norihiro Sadato & Tetsuya Iidaka. 2009. Dynamic cultural influences on neural representations of self. *Journal of cognitive neuroscience.* 22/1, 1–11.

Chiao, Joan Y., Ahmad R. Hariri, Tokiko Harada, Yoko Mano, Norihiro Sadato, Todd B. Parrish & Tetsuya Iidaka. 2010. Theory and methods in cultural neuroscience. *Social cognitive and affective neuroscience* 5/2–3, 356–361.

Ghosh, Devleena. 2008. "Coda: Eleven Stars over the Last Moment of Andalusia". In: P. Allatson & J. McCormack (eds.).*Exile Cultures, Misplaced Identities.* Amsterdam, New York: Rodopi. 277–287.

Goh, Joshua O., Michael W. Chee, Chow Tan Jiat, Vinod Venkatraman, Andrew Hebrank, Eric D. Leshikar, Lucas Jenkins, Bradley P. Sutton, Angela H. Gutchess & Denise C. Park. 2007. Age and culture modulate object processing and object-scene binding in the ventral visual area. *Cognitive, affective, and behavioral neuroscience,* 7, 44–52.

Heringer, Hans-Jürgen. 2010. *Interkulturelle Kommunikation.* 4. Aufl. Stuttgart: UTB Verlag.

Lüsebrink, Hans-Jürgen. 2016. *Interkulturelle Kommunikation: Interaktion, Fremdwahrnehmung, Kulturtransfer.* Stuttgart: J. B. Metzler Verlag.

Kim, Young Y. 2015. Finding a "home" beyond culture: The emergence of intercultural personhood in the globalizing world. *International journal of intercultural relations* 46, 3–12.

Markus, Hazel R. & Shinobu Kitayama. 1991. Culture and the self: Implications for cognition, emotion, and motivation. *Psychological review,* 98. 224–253.

McCormick, Jennifer. 2003. "Drag me to the asylum": Disguising and asserting identities in an urban school. *The urban review* 35/2, 111–128.

Said, Edward. 2001. *Reflections on exile and other essays.* Cambridge, MA: Harvard University Press.

Sangalang, Cindy & Cindy Vang. 2017. Intergenerational trauma in refugee families: A systematic review. *Journal of immigrant and minority health* 19/3, 745–754.

Santa Ana, Jeffrey J. 2004. "Affect-identity: The emotions of assimilation, multiraciality and Asian American subjectivity". In Eleanor Rose Ty & Donald C. Goellnicht (eds.) *Asian North American identities: Beyond the hyphen.* Bloomington, In.: Indiana University Press. 15–42.

Welsch, Wolfgang. 1995. Transkulturalität: Zur veränderten Verhasstheit heutiger Kulturen. *Zeitschrift für Kulturaustausch* 45/1, 39.

Wiseman, Hadas, Einat Metzl & Jacques P. Barber. 2006. Anger, guilt, and intergenerational communication of trauma in the interpersonal narratives of second generation holocaust survivors. *Journal of orthopsychiatry* 76/2, 176–184.

Zhu, Ying, Li Zhang, Jin Fan & Shihui Han. 2007. Neural basis of cultural influence on self-representation. *NeuroImage*. 34, 1310–1316.

# Appendix

*12 interview questions*

1. Tell me your life story until now, especially moments that involved moving from East to West (or vice versa).
2. Which life story do you usually tell people in the West and non-Western world?
3. How does your bi-or multilinguality affect your emotions and thinking in everyday life?
4. Do you ever feel stuck between your identities? Please specify situations.
5. What is your sense of home?
6. How much does a sense of place matter to you, i.e. does your birthplace affect you, is there a specific place where you would like to be buried one day?
7. What is your relationship to moving and being settled?
8. What is your relationships with your parents' and family's cultural identity?
9. Do you ever feel torn, ashamed or rejected about not belonging fully to one cultural society?
10. Do you ever hide your bicultural identity in order to fit in?
11. Is there a place in this world – social, political, aesthetic – where you feel you can express all of your identities freely?
12. How would you like to be treated as a full human being, in terms of your different identities? What is your sense of well-being in the intercultural no-man's-land?

# Die Autorinnen und Autoren dieses Bandes / The Authors of this Volume

CANTONE, KATJA FRANCESCA. Katja Francesca Cantone (geb. 1975 in Catania/Italien), Promotion 2004 an der Universität Hamburg. Nach Stationen an den Universitäten Hamburg, Hannover und Bremen seit 2009 Professorin für Deutsch als Zweit- und Fremdsprache an der Universität Duisburg-Essen. Forschungsschwerpunkte: Zwei- und mehrsprachiger Erwerb und Spracherhalt in der multilingualen Gesellschaft, Code-switching, Sprachvergleich, Professionalisierung von zukünftigen Lehrkräften mit Hinblick auf Mehrsprachigkeit. Buchveröffentlichungen: *Code-switching in bilingual children* (Springer, 2007); *Einführung in die Mehrsprachigkeitsforschung* (mit N. Müller, T. Kupisch und K. Schmitz, Narr 2011, 3. Auflage).
**Web:** https://www.uni-due.de/daz-daf/Cantone-Altintas. shtml.
**E-Mail:** Katja.cantone@uni-due.de

DAUSSÀ, EVA J. Eva J. Daussà has been working at the University of Groningen (NL) in the Minorities and Multilingualism program since 2014 (tenured in 2019). She started her career as a theoretical linguist, and in 2003 she received her PhD degree from the University of Massachusetts, Amherst (USA) within the field of morphosyntax. She got tenured at the State University of New York at Buffalo in 2011, having in the process developed a second specialization while studying the Catalan American community in New York City, on the role parental attitudes play in family language transmission, the impact of macro-sociolinguistics at the micro level, and other topics within the sociology of language and linguistic anthropology. She has also published about language policies in Catalonia with her collaborator Tilman Lanz, centered on the relationship between local and migrant communities. Recently she has returned to her grammatical studies, by investigating the linguistic dynamics of language contact and the resulting contact dialects spoken by what are now called *heritage speakers*, the population she studied in New York, to which she has added Catalan German speakers from Hamburg (Germany). At the same time, she keeps investigating the factors influencing family language transmission in the minoritized context of migration, having a keen interest on the effect that language maintenance and shift have on the wellbeing of people in this situation. She is interested in, and publishes about, both Catalan emigrants and Catalan immigrants.
**Web:** https://www.rug.nl/staff/e.juarros.daussa.
**E-Mail:** e.juarros.daussa@rug.nl

DIRIM, İNCI, Dr. phil., Deutschlehrerin, Übersetzerin, Germanistin, Erziehungswissenschaftlerin. Studium in Ankara und Bremen; Promotion 1997 an der Universität Hamburg. 2003-2007 W1-Professur an der Leibniz Universität Hannover (W1 Schulpädagogik mit dem Schwerpunkt 'Empirische Lehr- und Lernforschung unter besonderer Berücksichtigung von Kindern mit Migrationshintergrund'; 2007-2010 W2-Professur an der Universität Hamburg (Erziehungswissenschaft unter Berücksichtigung der Pädagogischen Diagnostik und Förderkonzeptionen für Erziehung und Bildung in kulturell, sprachlich und sozial heterogenen Konstellationen); seit März 2010 Universitätsprofessur für Deutsch als Zweitsprache an der Universität Wien. Arbeitsschwerpunkte: Spracherwerb und –gebrauch unter Bedingungen von Migration; türkisch-deutsche Zweisprachigkeit; Didaktik und Methodik des Deutschen als Zweitsprach-Förderunterricht und der sprachlichen Bildung, bilinguale und mehrsprachige Unterrichtsmodelle, migrationspädagogische DaZ-Didaktik, hegemonietheoretische, poststrukturalistische und postkoloniale Zugänge zum Forschungs- und Arbeitsgebiet 'Deutsch als Zweitsprache'. Auswahlbibliographie: *"Var mı lan Marmelade?" –Türkisch-deutscher Sprachkontakt in einer Grundschulklasse* (Waxmann, 1998); (mit Peter Auer) *Türkisch sprechen nicht nur die Türken – über die Unschärfebeziehung zwischen Sprache und Ethnie in Deutschland.* (De Gruyter, 2004); (mit Ingrid Gogolin & Thorsten Klinger) *Förderung von Kindern und Jugendlichen mit Migrationshintergrund FörMig: Bilanz und Perspektiven eines Modellprogramms* (Waxmann, 2011); (mit Merle Hummrich & Nicolle Pfaff & Christine Freytag, Hgg.) *Kulturen der Bildung: Kritische Perspektiven auf erziehungswissenschaftliche Verhältnisbestimmungen* (Springer, 2016); (mit Paul Mecheril und MitarbeiterInnen) *Heterogenität, Sprache(n) und Bildung* (Julius Klinkhardt, 2018); (mit Anke Wegner, Hgg.) *Normative Grundlagen und reflexive Verortungen im Feld DaF_DaZ\*.* (Barbara Budrich, 2018).
**Web:** https://www.univie.ac.at/germanistik/inci-dirim.
**E-Mail:**inci.dirim@univie.ac.at

HOINKES, ULRICH, born 1961 in Münster / Westfalia (Germany), studied Romance Philology and German Studies in Münster, Barcelona (Catalonia, Spain) and Louvain-la-Neuve (Belgium). PhD 1990, Habilitation 1999, since 2001 professor of linguistics and subject specific teacher education at the Seminar of Romance Studies of the Christian-Albrechts-Universität of Kiel. Main areas of research (on French, Spanish and Italian): Variety linguistics, regional languages (Catalan, Occitan), multilingualism, lexical semantics, history of linguistics. Research projects and management: ‚Viducation' (Filmmaking by Students), ‚Anxiety Culture` (interdisciplinary research project in cooperation with

Columbia University, New York, cf. anxiety-culture.net). Book publications: *Die kleineren Sprachen in der Romania. Verbreitung, Nutzung und Ausbau*, Frankfurt a.M. 2013. Regionaler Sprachgebrauch in Fachkontexten, Kiel: MACAU 2018 (online: nbn-resolving.org/urn:nbn:de:gbv:8-publ-22052)
**Web:** https://www.romsem.uni-kiel.de/hoinkes/de
**E-Mail:** hoinkes@romanistik.uni-kiel.de

KREMNITZ, GEORG, geb. 1945, 1965-1970 Studium in Göttingen, Berlin (FU), Montpellier, Tübingen. 1971-1973 Lektor für Deutsch in Bordeaux. 1974-1986 Akademischer Rat bzw. Oberrat in Münster, 1986-2012 o. Univ. Prof. in Wien, seither emeritiert. 1993-2005 Präsident der Association Internationale d'Etudes Occitanes, 2005-2007 des Deutschen Romanistenverbandes. 2014 korrespondierendes Mitglied der Secció Filològica des Institut d'Estudis Catalans. Arbeitsschwerpunkte: Soziologie der Kommunikation, romanische Sprachwissenschaft, v.a. Soziolinguistik und Sprachsoziologie von Minderheitensprachen, Geschichte der Disziplin, literarische Mehrsprachigkeit.
**E-Mail:** georg.kremnitz@univie.ac.at

LANZ, TILMAN: Tilman Lanz (born 1971 in Esslingen, Germany) is Assistant Professor in the Minorities and Multilingualism Programme at the Rijksuniversiteit Groningen (Netherlands). Dissertation: University of Massachusetts, Amherst 2005. Previous positions at Smith College (2004-2005), the University at Buffalo (2005-2013), and Hobart and William Smith College (2013-2014). Director of two research workshops: Time and Culture (2007-2010) and Islam and the West (2010-2013). Lanz is presently directing the research project Integration and Retrenchment, which examines cross-cultural differences in approaches to integration in various Western European contexts. Research Interests: Muslim migration to Europe, retrenchment from globalization, integration policies in Europe; temporality and migration, language and migration, religious practice in migration contexts, ageing and migration.
**Web:** https://www.rug.nl/staff/t.lanz/research.
**E-Mail:** t.lanz@rug.nl

KUYUMCU, REYHAN, geb. 1970 in Samsun, Türkei, Studium an der Istanbuler Universität (Englisch als Lehramt) und an der Christian-Albrechts-Universität zu Kiel (Sprachwissenschaft), Promotion an der Europa Universität Flensburg, mehrjährige Tätigkeit an den Universitäten Kiel, Hamburg, Flensburg und an der FH Kiel und Forschungsprojekte zu bilingualen Kitagruppen in Kiel, Lübeck und Essen. Forschungsbereiche: Spracherwerb im frühkindlichen Alter, Erst- und Zweitspracherwerb, Deutsch als Zweitsprache, migrationsbedingte

Mehrsprachigkeit, Migration und Sprachaneignung, Literalität im Migrationskontext, Bilingualität im Vorschulalter. Buchveröffentlichungen: *Sprach(en)entwicklung und Sprachreflexion: Drei Fallstudien zu zweisprachig aufwachsenden Vorschulkindern mit Erstsprache Türkisch und Zweitsprache Deutsch*. Tübingen: Stauffenburg Verlag (2014).
**Web:** https://www.islam.uni-kiel.de/de/mitarbeiter/dr.-phil.-reyhan-kuyumcu.
**E-Mail:** kuyumcu@islam.uni-kiel.de

LORENZ, ELIANE. Since October 2019, Eliane Lorenz has been a post-doctoral researcher in English linguistics and multilingualism at the Department of Teacher Education at the Norwegian University of Science and Technology in Trondheim. From April 2016 until September 2019, she was a PhD student and research assistant at the Department of English and American studies at the University of Hamburg, where she finished her PhD in English linguistics in August 2019. In her doctoral dissertation she focused on unbalanced bilingual heritage speakers in the context of the acquisition of tense and aspect in the additional language English. Further research interests include second and third language acquisition, multilingualism, contrastive linguistics, varieties of English, and corpus linguistics.
**Web:** https://www.ntnu.edu/employees/eliane.lorenz.
**E-mail:** eliane.lorenz@ntnu.no

MAÑES-BORDES, MAR. Mar Mañes-Bordes was born in Barcelona, Catalonia in 1988. In 2011 she completed her studies in Translation and interpreting at the Universitat Autònoma de Barcelona with a Master's degree. In 2016 she obtained her Ph.D. in 'Translation and culture studies' at the Universitat Autònoma de Barcelona and since 2017 she has been working as a lecturer at Christian-Albrechts-Universität zu Kiel (Germany) teaching Spanish linguistics and Catalan language and culture. She is also the project coordinator of the 'Anxiety culture' research project. Her research interests include minority languages (focus on Catalan), standardisation, language contact, second language acquisition, translation of literary texts, translation from and into minority languages as well as translation under censorship.
**E-mail:** manes@romanistik.uni-kiel.de

MARTÍNEZ-ÁLVAREZ, PATRICIA. Patricia Martínez-Álvarez is assistant professor in the program in Bilingual/Bicultural Education in the department of Arts and Humanities at Teachers College, Columbia University. Her research interests lie at the intersection of bilingualism/biculturalism and critical disability studies. A long time inclusive bilingual education teacher, Dr. Martínez-Álvarez is

an Early Career AERA Bilingual Education Research SIG Award recipient. Her work helps to develop awareness of the rich resources bilingual children with disabilities bring to school. Her publications appear in venues such as the *Journal of Teacher Education*, the *Bilingual Research Journal*, the *Journal of Urban Education*, or the *Teachers College Record*.
**Web:** https://www.tc.columbia.edu/faculty/pm2593.
**E-mail:** pm2593@tc.columbia.edu

MECHERIL, PAUL. Prof. Dr. Paul Mecheril ist Professor für Erziehungswissenschaft mit dem Schwerpunkt Migration an der Fakultät für Erziehungswissenschaft der Universität Bielefeld. Zuvor war er als Universitätsprofessor an der Carl von Ossietzky Universität Oldenburg (2011-2019) sowie der Universität Innsbruck (2008-2011) tätig Promotion in Psychologie mit einer Arbeit über das sprachliche Geschehen in Psychotherapiegesprächen an der Universität Münster (1991), Habilitation in Erziehungswissenschaft mit einer Arbeit zu (Mehrfach) Zugehörigkeiten in der Migrationsgesellschaft (2001). Paul Mecheril beschäftigt sich unter anderem mit dem Verhältnis von Zugehörigkeitsordnungen, Macht und Bildung. Letzte Buchveröffentlichungen: (mit Martin Butler & Lea Brenningmeyer, Hgg.) *Resistance: Subjects, Representations, Contexts* (transcript, 2017); (mit İnci Dirim u.a.) *Heterogenität, Sprache(n), Bildung: Die Schule der Migrationsgesellschaft.* (Klinkhardt, 2018); (mit Susanne Gottuck & Irina Grünheid & Jan Wolter, Hgg.)*Sehen lernen und verlernen: Perspektiven pädagogischer Professionalisierung*(Springer VS, 2019); (mit Yasemin Karakaşoğlu & Jeannette Goddar)*Pädagogik neu denken! Die Migrationsgesellschaft und ihre Lehrer_innen.* (Beltz, 2019).
**Web:** https://www.uni-bielefeld.de/erziehungswissenschaft/ag10/mecheril.
**E-Mail:** paul.mecheril@uni-bielefeld.de

MEYER, MATTHIAS L.G. Nach dem Magisterstudium der Fächer 'Englische Philologie', 'Amerikanische Philologie' und 'Galloromanische Philologie' (Abschluss 1986) und nach dem 1987 abgeschlossenen Staatsexamen in den Fächern 'Englisch' und 'Französisch' promovierte Matthias Meyer 1991 mit einer Arbeit zum englischen Perfekt (Niemeyer, 1992) an der Universität Würzburg und wurde dort 1998 auch habilitiert. Die 2002 bei Winter erschienene Habilitationsschrift trägt den Titel *Determination in der englischen Nominalphrase: Eine korpuslinguistische Studie*. Seit 2002 ist Matthias Meyer Inhaber des Lehrstuhls 'Englische Philologie (Sprachwissenschaft)' an der Universität Kiel. Forschungsschwerpunkte sind die Standardvarietäten des Englischen unter besonderer Berücksichtigung des kanadischen Englisch, grammatische und phonologische Aspekte des Englischen (besonders Verbkomplementation und Phonemsysteme im

Wandel), sowie Lewis Carroll aus sprachwissenschaftlicher Sicht. Jenseits der Lingustik ist Matthias Meyer auch Mitautor von *Die Form der wissenschaftlichen Arbeit: Grundlagen, Technik und Praxis für Schule, Studium und Beruf* (mit Ewald Standop; 18. Auflage 2008, Quelle und Meyer).
**Web:**  http://www.anglistik.uni-kiel.de/de/fachgebiete/linguistik/prof.-dr.-m.-meyer.
**E-mail:** mmeyer@anglistik.uni-kiel.de

PATZELT, CAROLIN. Promotion 2007 an der Universität Siegen, Habilitation 2014 an der Ruhr-Universität Bochum; mehrjährige Tätigkeit an den Universitäten Siegen, Hamburg (SFB Mehrsprachigkeit), Bochum und Berlin; seit 2015 Professorin für Romanische Sprachwissenschaft an der Universität Bremen. Forschungsschwerpunkte: Kontaktlinguistik, Sprachwandel (insbes. unter den Bedingungen von Migration und Diaspora), variationelle und interaktionale Soziolinguistik. Buchveröffentlichungen: *Aktionsartdifferenzierung im spanischen Fachstil: Die Funktion und Positionierung verbaler Analytismen im Aktionsartsystem* (Lang, 2007); *Sprachdynamiken in modernen Migrationsgesellschaften. Romanische Sprachen und romanisch-basierte Kreolsprachen in Französisch-Guayana*. (Franz Steiner, 2016).
**Web:** http://www.fb10.uni-bremen.de/lehrpersonal/patzelt.aspx.
**E-Mail:** cpatzelt@uni-bremen.de

PERA-ROS, RENÉE. Renée Pera-Ros has been working as a Catalan lecturer at the University of Marburg (Germany) since 2017. She studied a BA in Catalan and English Philology at the Universitat Autònoma de Barcelona, with a minor in Linguistics, and in 2017 she received her MA degree in Multilingualism at the University of Groningen (NL), where she researched the management of language policies and heritage languages in Catalonia for her MA thesis. She intends to pursue her academic career by aiming at a PhD degree investigating the management of multilingualism in Catalonia. Alongside her lectures on Catalan as L2 and Catalan sociolinguistics in Marburg, she is also researching the transmission of Catalan as a heritage language in Germany.
**E-Mail:** renee.peraros@uni-marburg.de

ROVIRÓ, BÀRBARA. Bàrbara Roviró ist Universitätslektorin am Fachbereich für Sprachen und Literaturen der Universität Bremen. Dort bildet sie angehende Fremdsprachenlehrkräfte im Bereich der Didaktik der romanischen Sprachen aus, vorrangig im *Master of Education* für das Fach Spanisch, so wie auch in den Spanisch-*Bachelor*-Programmen. Ihre Forschungsinteressen liegen an der Schnittstelle zwischen Mehrsprachigkeit und Spracherwerb, sowohl in

Unterrichts- als auch in Migrationskontexten, darüber hinaus auch in der Diskursanalyse.
Web: http://www.fb10.uni-bremen.de/lehrpersonal/roviro.aspx.
E-Mail: roviro@uni-bremen.de

SCHÖNTAG, ROGER. Geb. 1971 in München, Studium der Romanischen Philologie und der Alten Geschichte an der LMU München, Magister 1999, Promotion 2003; IT-Zentrum Sprach- und Literaturwissenschaften der LMU, 2003-2009; seit 2009 am Institut für Romanistik der FAU Erlangen, seit 2013 Habilitand. Forschungsschwerpunkte: Sprachkontakt, Migrationslinguistik, Lexikographie, romanische Sprach- und Sprachwissenschaftsgeschichte. Herausgeber der Reihe "Studia linguistica et philologica". Buchveröffentlichungen: *Sprachkontakt: Grammatische Interferenz im Französischen?Der Einfluß des Englischen auf das Stellungsverhalten des attributiven Adjektivs* (Utz, ²2009, ¹2003); *Diasystematische Markierungen in einsprachigen Wörterbüchern des Französischen.* (Books on demand, 2009); (mit Barbara Schäfer-Prieß) *Spanisch-Portugiesisch kontrastiv* (Walter de Gruyter, 2012); *Das Verständnis von Vulgärlatein in der Frühen Neuzeit vor dem Hintergrund der* questione della lingua: *Eine Untersuchung zur Begriffsgeschichte im Rahmen einer sozio- und varietätenlinguistischen Verortung. Von Leonardo Bruni und Flavio Biondo bis Celso Cittadini (1435-1601)* (Berlin, in Vorb.).
Web: https://www.romanistik.phil.fau.de/institut/mitarbeiterinnen/schoentag.
E-Mail: roger.schoentag@fau.de

SIEMUND, PETER. Peter Siemund has been Professor of English Linguistics at the University of Hamburg since 2001. He pursues a cross-linguistic typological approach in his work on reflexivity and *self*-intensifiers, pronominal gender, interrogative constructions, speech acts and clause types, argument structure, tense and aspect, varieties of English, language contact, and multilingual development. His publications include, as author, *Pronominal gender in English: A study of English varieties from a cross-linguistic perspective* (Routledge, 2008) *The amazing world of Englishes: A practical introduction* (with Julia Davydova and Georg Maier; Mouton de Gruyter, 2012), *Varieties of English: A typological approach* (CUP, 2013), and *Speech acts and clause types: English in a cross-linguistic context* (OUP, 2018), and, as editor, *Language contact and contact languages* (with Noemi Kintana; John Benjamins, 2008), *Linguistic universals and language variation* (Mouton de Gruyter, 2011), *Foreign language education in multilingual classrooms* (with Andreas Bonnet; John Benjamins, 2018), and *Multilingual global cities: Singapore, Hong Kong, and Dubai* (with Jakob Leimgruber; Routledge, 2020).

Peter Siemund has directed or co-directed several research projects and centers, involving substantial external funding: *Collaborative Research Center on Multilingualism* (1999–2011), *Linguistic diversity management in urban area* (Cluster of Excellence, 2009–2013), *Multilingual development: A longitudinal perspective* (2014–2019), *How multilingual are Singaporeans really? Studying the linguistic ecology of Singapore* (2015–2016), *Language repertoires and attitudes of students in the United Arab Emirates* (2019–2020).
**Web:** https://www.eng-ling.uni-hamburg.de.
**E-Mail:** peter.siemund@uni-hamburg.de

YU, LIYA. Liya Yu (geb. 1986 in Changsha, China) ist deutsch-chinesische politische Philosophin und Schriftstellerin. In Deutschland aufgewachsen, absolvierte sie 2005 an der Deutschen Botschaftsschule Peking ihr Abitur. 2005-2008 Studium der Social and Political Sciences, mit Schwerpunkt Politische Philosophie und Internationale Politik, am Christ's College, University of Cambridge (B.A.). 2009-2017 interdisziplinäre Promotionsforschung zur politischen Neurowissenschaft des Rassismus und der Dehumanisierung in liberalen Demokratien, an der Politikwissenschaftsfakultät der Columbia University in New York (M. Phil, Ph.D.). Lehr-und Forschungstätigkeiten an Columbia University's Global Mental Health Laboratory und der University of Virginia, Charlottesville. Literarische Veröffentlichungen und Preise auf Deutsch, Chinesisch und Englisch. Zur Zeit lebt sie als Schriftstellerin in Berlin und arbeitet an zwei Büchern über Identität und Bikulturalität, einem Essayband *An mein Zwillingsheimatland: Sieben Briefe an Deutschland* und einem Roman *Lotte in Peking*.
**Web:** liyayu.com.
**E-Mail:** ly2221@columbia.edu

**Kieler Forschungen zur Sprachwissenschaft**

Herausgegeben von Michael Elmentaler
für das Forschungszentrum Arealität und Sozialität in der Sprache

Band 1 Michael Elmentaler (Hrsg.): Deutsch und seine Nachbarn. 2009.

Band 2 Michael Elmentaler / Ulrich Hoinkes (Hrsg.): Gute Sprache, schlechte Sprache. Sprachnormen und regionale Vielfalt im Wandel. 2011.

Band 3 Lieselotte Anderwald (Hrsg.): Sprachmythen – Fiktion oder Wirklichkeit? 2012.

Band 4 Hirofumi Hosokawa: Zeitungssprache und Mündlichkeit. Soziopragmatische Untersuchungen zur Sprache in Zeitungen um 1850. 2014.

Band 5 Oliver Niebuhr (Hrsg.): Formen des Nicht-Verstehens. 2014.

Band 6 Alastair G.H. Walker (Hrsg.): Classics Revisited. Wegbereiter der Linguistik neu gelesen. 2016.

Band 7 Elmar Eggert / Jörg Kilian (Hrsg.): Historische Mündlichkeit. Beiträge zur Geschichte der gesprochenen Sprache. 2016.

Band 8 Lieselotte Anderwald / Jarich Hoekstra (Hrsg.): Enregisterment. Zur sozialen Bedeutung sprachlicher Variation. 2017.

Band 9 Thorsten Burkard / Markus Hundt (Hrsg.): Sprachmischung – Mischsprachen. Vom Nutzen und Nachteil gegenseitiger Sprachbeeinflussung. 2018.

Band 10 Saskia Schröder: Sprachräumliche Praxis. Sprachraumkartierung in der Wahrnehmungsdialektologie. 2019.

Band 11 Ulrich Hoinkes / Matthias L.G. Meyer (Hrsg./eds.): Der Einfluss der Migration auf Sprach- und Kulturräume / The Impact of Migration on Linguistic and Cultural Areas. 2020.

www.peterlang.com